Schnitt in die Seele

Mabuse-Verlag

Umschlagbild: »The Unfulfilled« (Die Unerfüllte) von Helen Idehen aus der Gemäldeausstellung »Weibliche Genitalverstümmelung. Künstlerinnen und Künstler aus Nigeria klagen an« (Abdruck mit freundlicher Genehmigung von FORWARD Germany e. V.).
Das Bild zeigt die Schwester der Künstlerin. Sie soll in eine andere Ethnie zwangsverheiratet werden, die die genitale Verstümmelung praktiziert, und sich für die Heirat dieser Tradition unterziehen. Daraufhin versucht sie sich umzubringen.

TERRE DES FEMMES
Menschenrechte für die Frau e. V. (Hg.)

Schnitt in die Seele

Weibliche Genitalverstümmelung – eine fundamentale Menschenrechtsverletzung

Mabuse-Verlag
Frankfurt am Main

Bibliografische Information der Deutschen Nationalbibliothek

Die Deutsche Nationalbibliothek verzeichnet diese Publikation in der Deutschen Nationalbibliografie; detaillierte bibliografische Angaben sind im Internet unter http://dnb.d-nb.de abrufbar.

Informationen zu unserem gesamten Programm, unseren AutorInnen und zum Verlag finden Sie unter: www.mabuse-verlag.de.

Wenn Sie unseren Newsletter zu aktuellen Neuerscheinungen und anderen Neuigkeiten abonnieren möchten, schicken Sie einfach eine E-Mail mit dem Vermerk „Newsletter“ an: online@mabuse-verlag.de.

2., überarbeitete und aktualisierte Auflage 2015

Kasseler Str. 1 a
60486 Frankfurt am Main
Tel.: 069–70 79 96-13
Fax: 069–70 41 52
verlag@mabuse-verlag.de
www.mabuse-verlag.de

Satz: Björn Bordon/MetaLexis, Niedernhausen;
Sonja Siegert, Frankfurt am Main
Redaktion: Gritt Richter, TERRE DES FEMMES e.V.
Schlussredaktion: Sylvia Rizvi, Tübingen; Charlotte Weil, Berlin
Umschlaggestaltung: Franziska Brugger, Frankfurt am Main
Umschlagbild: Helen Idehen

Druck: Beltz, Bad Langensalza
ISBN: 978-3-86321-245-2
Printed in Germany

Inhalt

---

* Dieser Artikel ist ein Nachdruck des Textes von 2003. Die Inhalte wurden seither nicht aktualisiert und die Wortwahl nicht angepasst.

* Dieser Artikel ist ein Nachdruck des Textes von 2003. Die Inhalte wurden seither nicht aktualisiert und die Wortwahl nicht angepasst.

* Dieser Artikel ist ein Nachdruck des Textes von 2003. Die Inhalte wurden seither nicht aktualisiert und die Wortwahl nicht angepasst.

Exkurse

Anhang

* Dieser Artikel ist ein Nachdruck des Textes von 2003. Die Inhalte wurden seither nicht aktualisiert und die Wortwahl nicht angepasst.

Vorstellung der Organisation

TERRE DES FEMMES ist eine gemeinnützige Menschenrechtsorganisation, die für ein selbstbestimmtes und freies Leben von Mädchen und Frauen weltweit eintritt. Ziel ist ein partnerschaftliches und gleichberechtigtes Geschlechterverhältnis. Der Verein engagiert sich mittels Öffentlichkeits- und Lobbyarbeit für verfolgte und von Diskriminierungen betroffene Mädchen und Frauen ungeachtet ihrer konfessionellen, politischen, ethnischen und nationalen Zugehörigkeit. Darüber hinaus fördert die Organisation einzelne Projekte von Frauen und berät direkt Betroffene.

TERRE DES FEMMES
Menschenrechte für die Frau e. V.
Brunnenstraße 128
13355 Berlin
Tel.: 030/40504699-0
Fax.: 030/40504699-99
E-Mail: info@frauenrechte.de
www.frauenrechte.de

Danke!

Auf diesem Wege möchte sich TERRE DES FEMMES ganz herzlich bei all jenen bedanken, die zum Gelingen dieses Buches beigetragen haben, sei es durch ihre Mitarbeit, durch Tipps und Anregungen oder konstruktive Kritik.

Unser besonderer Dank gilt Marion Hulverscheidt, Petra Schnüll, Ute Binder, Martina Fieker, Karin Miedler, Beate Merkle, Corinna Feil, Ruth Hofbauer, Alessandra Jacobi, Verena Riedl, Nina Wöhrmann, Sabrina Kopp, Andrea Tivig, Sina Fahr, Ines Staiger, Fanny Pertoft, Elisabeth Gniosdorsch, Katharina Kunze, Linda Ederberg, Milena Fusaro, Charlotte Weil, Ulla Barreto, Regine Bouèdibéla-Barro, Christoph von Gleichen, Hanny Lightfoot-Klein, Gleice Mere, Tobias Frisch, Franziska Brugger, Maria-Anna Gräber, Mirja Nissen, Sylvia Rizvi und Jean Faustin Kamena Fongang.

Vielen Dank!

Für Aminata und Tobe

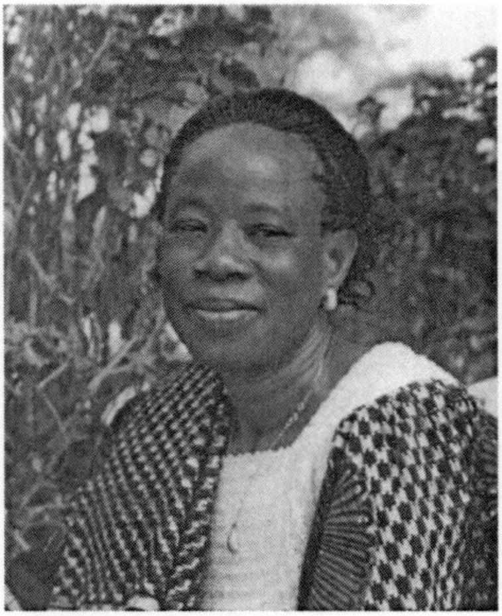

Aminata Sigué
Foto: Regine Bouèdibéla-Barro

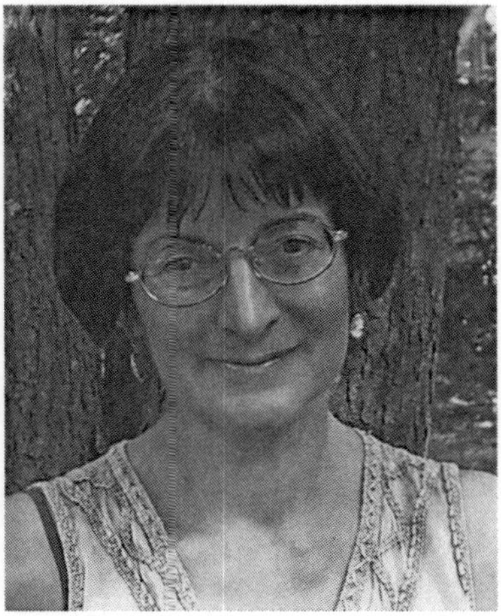

Tobe Levin
Foto: Christoph von Gleichen

Heidemarie Wieczorek-Zeul

Grußwort der Bundesministerin für wirtschaftliche Zusammenarbeit und Entwicklung a. D.

Weltweit sind allein im Subsahararaum und im Irak über 130 Millionen Frauen und Mädchen Opfer der Genitalverstümmelung; in anderen Ländern des Nahen Ostens und in Südostasien gibt es wahrscheinlich noch einmal so viele Betroffene und Millionen Gefährdete. Eine erschreckende Zahl, die zeigt, wie wichtig der Kampf gegen diese Menschenrechtsverletzung ist.

Die Arbeit von TERRE DES FEMMES ist beispielhaft für das Engagement zur Verwirklichung der Menschenrechte von Mädchen und Frauen. Sie unterstreicht die Notwendigkeit der Solidarität mit Frauen auf der ganzen Welt und des Schutzes junger Mädchen in allen Ländern, in denen die Genitalverstümmelung auch heute noch praktiziert wird. Aufklärungsarbeit in Burkina Faso und Sierra Leone sowie die Förderung von Nicht-Regierungsorganisationen und die Aufklärung der Öffentlichkeit sind dabei eine zentrale Aufgabe.

Auch und gerade der Arbeit von TERRE DES FEMMES ist es zu verdanken, dass sich immer mehr Menschen in Deutschland mit dieser Problematik auseinandersetzen und uns unterstützen. Einen wichtigen Beitrag zur Aufklärungsarbeit leistet zum Beispiel die von TERRE DES FEMMES erstellte Unterrichtsmappe zur Vermittlung dieses schwierigen Themas an Schulen, die Handlungsempfehlung für Personen in pädagogischen, medizinischen und sozialen Berufen und die Ausstellung „Sie versprachen mir ein herrliches Fest", die ausgeliehen und überall gezeigt werden kann.

Auch die Entwicklungszusammenarbeit trägt ihren Teil zum internationalen Engagement gegen Genitalverstümmelung bei. Die Bundesregierung unterstützt zum einen gemeinsame Vorhaben und Programme auf internationaler Ebene, zum anderen fördern das Außenministerium und das Bundesministerium für Entwicklungszusammenarbeit im Rahmen der bilateralen Zusammenarbeit mit unseren Partnerländern eine Vielzahl von Organisationen und Initiativen, die wesentlich zur Sensibilisierung und Aufklärung beitragen und die Bevölkerung zur Abschaffung der Genitalverstümmelung aufrufen.

Nur gemeinsam, im Schulterschluss mit den Ländern des Südens, internationalen Organisationen und mit der Unterstützung durch die Bevölkerung und Institutionen wird es möglich sein, das angestrebte Ziel, „das Ende der Genitalverstümmelung von Mädchen und Frauen", zu erreichen – und damit die Rechte und den Status von Frauen und Mädchen zu stärken.

Ich möchte daher an dieser Stelle der Organisation TERRE DES FEMMES, die sich seit langem in vorbildlicher Weise für die Menschenrechte von Frauen einsetzt, nochmals meinen Dank und meine Anerkennung aussprechen und wünsche ihr weiterhin den Erfolg und die Solidarität, die sie zur Erreichung ihrer Ziele so dringend braucht.

Heidemarie Wieczorek-Zeul,
Bundesministerin für wirtschaftliche Zusammenarbeit und Entwicklung a. D.

Gritt Richter und Petra Schnüll

Einleitung

> „Mein Ziel ist es, den Frauen in Afrika zu helfen. Ich möchte, dass sie stärker werden, nicht schwächer. Die Verstümmelung ihrer Genitalien schwächt sie körperlich und seelisch. Da Frauen aber das Rückgrat Afrikas sind und die meiste Arbeit verrichten, male ich mir gern aus, wieviel sie erreichen könnten, wenn man sie als Kinder unversehrt ließe und nicht für den Rest ihres Lebens verstümmelte."[1] (Waris Dirie, UN-Sonderbotschafterin)

Das alte und das neue Buch

1999 erschien im Verlag von TERRE DES FEMMES (TDF) die rasch vergriffene Textsammlung *Weibliche Genitalverstümmelung – Eine fundamentale Menschenrechtsverletzung*.

Ehrenamtliche TDF-Aktivistinnnen hatten damals beschlossen, einen Mangel zu beheben und endlich ein geeignetes Fachbuch in deutscher Sprache herauszugeben, das es Interessierten ohne Vorkenntnisse ermöglicht, sich systematisch nach dem Prinzip von *Wer-Was-Wann-Wo-Wie-Warum* zu informieren. Gleichzeitig stieg der Bedarf an verlässlichen Informationen. Immer mehr Menschen begannen, sich mit dieser Problematik zu beschäftigen. Zudem sollte die umfangreiche Textsammlung der kontraproduktiven Sensationsberichterstattung in Massenmedien mit anspruchsvoller Information begegnen und jeder Form von Voyeurismus eine klare Absage erteilen.

Damals wie heute freut uns die großartige Kooperationsbereitschaft der von uns angesprochenen Autorinnen und Autoren. Tatsächlich hätten wir uns kein positiveres Feedback für den Erfolg unserer Netzwerkarbeit und die Akzeptanz unserer jahrelangen Bemühungen wünschen können. Und erneut ist es uns ein besonderes Anliegen, eben nicht nur europäischen und US-amerikanischen, sondern *gerade* auch den Stimmen afrikanischer Frauen und Männer eine Plattform zu bieten. Das Konzept ist der erfolgreichen Vorlage von 1999 also treu geblieben, allerdings wurde ein neues Kapitel eingefügt, und die meisten Beiträge sind zugunsten aktueller Fragestellungen

[1] Dirie, Waris; Miller, Cathleen, 1998: Wüstenblume, München, S. 346 (Erstausgabe)

ausgetauscht worden. Nur wenige Artikel sind in ihrer ursprünglichen Form erhalten geblieben, dann aber aktualisiert worden. Schließlich entstand ein völlig neues Buch mit einem neuen Titel und im neuen Gewand.

Weibliche Beschneidung versus weibliche Genitalverstümmelung

Anstelle des lange ausschließlich verwendeten Begriffs „weibliche Beschneidung“ (Female Circumcision, FC) hat sich heute auf politischer Ebene der Terminus „weibliche Genitalverstümmelung“ (Female Genital Mutilation, FGM) etabliert. Diese Begriffsverwendung geht ursprünglich auf Forderungen afrikanischer Aktivistinnen zurück, die damit zum Ausdruck bringen wollen, dass die „weibliche Beschneidung“ ungleich schwerwiegender ist als die (Vorhaut-)Beschneidung bei Männern und somit nicht mit letzterer vergleichbar.[2] Das anatomische Äquivalent zu einer „weiblichen Beschneidung“ wäre die teilweise oder komplette Amputation des Penis, nicht lediglich die Entfernung von Teilen der Vorhaut.

Abgesehen davon wird der Begriff „weibliche Beschneidung“ von GegnerInnen der Praktik häufig als Euphemismus wahrgenommen, und wir können wohl davon ausgehen, dass die nicht medizinisch indizierte Amputation von zum Beispiel Nase oder Ohr ganz selbstverständlich „Verstümmelung“ und nicht „Beschneidung“ genannt und somit eindeutig als Menschenrechtsverletzung wahrgenommen werden würde.

Zwar hat sich die Verwendung des Begriffs „Female Genital Mutilation“ auf politischer Ebene längst durchgesetzt, doch ein Teil der AktivistInnen zieht die Bezeichnung „weibliche Beschneidung“ auch weiterhin vor. In vielen Fällen handelt es sich um Menschen, die in der Aufklärungsarbeit vor Ort tätig sind: Im direkten Umgang mit Betroffenen ist es nicht üblich, diese als „verstümmelt“ zu bezeichnen, weil dies als entwürdigend und beleidigend empfunden wird. Um einen Mittelweg zwischen der begrifflichen Verharmlosung einer Genitalverstümmelung und der emotionalen Verletzung der betroffenen Frauen und Mädchen zu finden, sind in jüngerer Zeit eine

---

[2] Die Forderung, den Begriff „Female Genital Mutilation“ zu verwenden, wurde unter anderem von Feministinnen und Menschenrechtlerinnen gestellt. 1990 wurde der Ausdruck vom Inter African Committee (IAC) und kurz darauf von den Vereinten Nationen übernommen. Anm. d. Red.: Zum IAC vgl. auch den Artikel von Nina Wöhrmann zu internationalen Initiativen gegen FGM in diesem Buch.

Reihe weiterer Termini in der Debatte um Begriffe aufgetaucht, darunter auch „Female Genital Cutting" (FGC). Dieser Ausdruck ist nur schwer ins Deutsche zu übertragen und kann wohl am ehesten mit „weiblicher Genitalschnitt" übersetzt werden.[3]

Dieser kleine Exkurs zeigt, wie wichtig die Reflexion darüber ist, in welcher Situation die verschiedenen Begriffe jeweils verwendet werden. In der Praxis wird man jedoch – wie auch an mancher Stelle in diesem Buch – feststellen, dass sie zuweilen durchaus synonym gebraucht werden.

Beschneidung – Verstümmelung – Menschenrechtsverletzung?

Das Thema „Menschenrechte" ist längst nicht so eindeutig, wie es vielleicht scheint. Tatsächlich wird teilweise heftig darüber diskutiert, was Menschenrecht ist und was nicht in die Menschenrechtsdebatte fällt. Auch herrscht Uneinigkeit über den universalen Geltungsanspruch der *Allgemeinen Erklärung der Menschenrechte* der Vereinten Nationen, da sich einige Artikel nicht mit allen existierenden Kulturen vollständig vereinbaren lassen. Es ist eine Tatsache, dass die Menschenrechte auf vielen Ebenen beständig weiter ausgehandelt werden müssen. So sind MenschenrechtlerInnen bisweilen gezwungen, sich in der konkreten Arbeit auf eine Gratwanderung zu begeben: Wer Menschenrechtsarbeit leistet, weiß, dass es auf manche Fragen keine klaren Antworten wie „Ja" oder „Nein", „Richtig" oder „Falsch" gibt. Im Zweifel kann der entscheidende Impuls nur vom eigenen inneren Rechtsgefühl ausgehen.

In diesem Zusammenhang ist der gelegentliche Vorwurf einer pauschalen Übertragung westlicher Wertvorstellungen auf andere Kulturen keineswegs unberechtigt, doch darf er nicht zum Klischee verkommen. Wer allzu schnell Totschlagargumente wie „unberechtigte Einmischung" oder „Kulturimperialismus" vorbringt, macht es sich zu einfach. Oft verbirgt sich hinter einer solchen Haltung nicht viel mehr als der Versuch, mangelnde Zivilcourage als Toleranz auszugeben, um so die eigene Untätigkeit zu legitimieren. Dies würde in unserem Fall bedeuten, die weibliche Genitalverstümmelung weiterhin zu dulden, um bei denjenigen nicht anzuecken, die sie befürworten und ausführen. Eine unhaltbarer Gedanke für all diejenigen, die gerade der

[3] Zum Begriff siehe auch das Glossar im Anhang dieses Buches.

Überzeugung sind, dass im Falle von Menschenrechtsverletzungen erst mit der Einmischung der Respekt für andere Kulturen zum Ausdruck kommt. Alles andere erschiene ihnen zutiefst unaufrichtig, ja sogar rassistisch. Denn wie kann es sein, dass schwere Körperverletzung und die Verweigerung von Gesundheit in unserer Kultur absolut indiskutabel sind, in fremden Kulturen aber toleriert werden? Es ist eben *nicht* egal und es kann eben *nicht* sein, dass Sabine, Doreen und Friederike aus Europa das Recht auf einen unversehrten Körper haben, Binta, Mary und Aisha aus Afrika aber nicht.

Zum Inhalt

In fünfundzwanzig Artikeln setzen sich Autorinnen und Autoren aus zehn Ländern mit der Problematik der genitalen Verstümmelung auseinander. Sie kommen fast ausnahmslos aus der Praxis und setzen sich auf unterschiedlichen Ebenen für betroffene Mädchen und Frauen ein – angefangen von der Aufklärungsarbeit in Afrika und der Beratung von MigrantInnen in Deutschland bis hin zur Unterstützung im Asyl- und Strafrecht.

Im ersten Kapitel „Daten und Fakten“ werden Grundlageninformationen über die verschiedenen Formen der Genitalverstümmelung, ihre Verbreitungsgebiete und Ursachen gegeben, und es wird auf die gesundheitlichen Auswirkungen von FGM eingegangen. Dieses Kapitel bildet somit die Basis zum Verständnis aller folgenden Texte.

Im zweiten Kapitel „Erfahrungen und Meinungen“ äußern sich vor allem afrikanische AktivistInnen und bringen ihre Sichtweisen und Meinungen sowie ihre ganz persönlichen Erfahrungen unter anderem aus Gambia, dem Sudan, Nigeria, Somalia und dem Senegal ein.

Das dritte Kapitel „Aktionen und Projekte“ stellt zunächst Ansätze dar, die in der Projektarbeit in Afrika zum Einsatz kommen. Vor diesem Hintergrund wird die konkrete Arbeit der TDF-Projekte in Burkina Faso, Kenia und Tansania sowie deren Strategien im Kampf gegen Genitalverstümmelung leichter verständlich. Parallel dazu wird in einem Artikel die intensive Öffentlichkeitsarbeit von TDF in Deutschland näher beschrieben. Eine Zusammenstellung internationaler Initiativen gegen weibliche Genitalverstümmelung beschließt das Kapitel.

Im vierten Kapitel „Recht und Gesetz“ wird die gängige Asylpraxis in Deutschland im Zusammenhang mit weiblicher Genitalverstümmelung diskutiert. Daneben werden Informationen über strafrechtliche Regelungen in Afrika und Europa gegeben. Eine Autorin aus Frankreich stellt die Position unseres Nachbarlandes dar, das mit der konsequenten strafrechtlichen Verfolgung der Praktik in Europa noch immer alleine steht.

Mit dem fünften Kapitel „Unterstützung und Beratung" geben wir einer ermutigenden Entwicklung in Deutschland Raum: dem mittlerweile bestehenden, doch leider immer noch recht bescheidenen Beratungsangebot von Afrikanerinnen für MigrantInnen zum Thema weibliche Genitalverstümmelung. Dieses Kapitel wird erste Erfahrungen in diesem Bereich sichtbar machen, aber auch das Spannungsfeld aufzeigen, in welchem Beratung in der Bundesrepublik stattfindet.

Die „Exkurse" bestehen aus Texten, die auf den ersten Blick über das eigentliche Thema dieses Buches hinausgehen. Mit den Ausführungen über die Verstümmelung weiblicher Genitalien im Europa des 19. Jahrhunderts wird klar, dass Genitalverstümmelungen keineswegs kulturspezifische Erscheinungen sind. An dieser Stelle wird auch das häufig bagatellisierte Thema der Vorhautbeschneidung von Jungen aufgegriffen. Parallelen zur weiblichen Genitalverstümmelung sind reichlich vorhanden. Ein Artikel über das weibliche Lustorgan beschließt die Exkurse.

Im Anhang finden sich eine Materialzusammenstellung zur weiblichen Genitalverstümmelung, ein Glossar mit den wichtigsten Begriffen sowie Informationen zu den Autorinnen und Autoren.

Zur Widmung

Erst kürzlich lasen wir eine im Antiquariat ergatterte Ausgabe von *Materialien zur Unterstützung von Aktionsgruppen gegen Klitorisbeschneidung*, erschienen 1979, eine längst vergriffene 80-Seiten-Publikation.[4] Fast eine Zeitreise, denn es handelt sich um das erste in Deutschland erschienene Buch zum Thema. Was uns daran sofort auffiel, ist die drastische Darstellung der Genitalverstümmelung, die LeserInnen nicht schont. Diese beherzte Vorgehensweise war damals nötig, um sich überhaupt Gehör zu verschaffen, denn es handelte sich bei der genitalen Verstümmelung nicht um ein

[4] Braun, Ingrid; Levin, Tobe; Schwarzbauer, Angelika, 1979: Materialien zur Unterstützung von Aktionsgruppen gegen Klitorisbeschneidung, Frauenoffensive, München

Thema, mit dem die Frauen offene Türen einrannten. Dem haftet jedoch nichts Sensationslüsternes an, im Gegenteil: Die Beiträge sind mit sehr viel Empathie geschrieben, in klaren Worten und in kämpferischem Ton.

Dieses Buch wird nun im nächsten Jahr ein Vierteljahrhundert alt und noch immer existiert die genitale Verstümmelung. Doch die Autorinnen haben längst eine große Schar Mitstreiterinnen und -streiter gefunden und Projekte in Afrika verzeichnen erste und wichtige Erfolge.

In diesem Zusammenhang stellt sich für die Zukunft die Frage, wie man mit den bereits beschnittenen Mädchen umgehen wird. Da immer mehr junge Frauen unversehrt aufwachsen werden, ist eine Stigmatisierung bereits Betroffener innerhalb ihrer Gemeinschaften zu befürchten. Wie dies verhindert werden kann, darüber wird aktuell unter ExpertInnen diskutiert. Eine schnelle Lösung ist jedoch nicht in Sicht, und es wird auch sicher kein Patentrezept geben.

Doch zurück zu unseren Vorkämpferinnen. Stellvertretend für all jene, die hier in Deutschland sozusagen als „Frauen der ersten Stunde" versucht haben, die Aufmerksamkeit der Öffentlichkeit auf ein Thema zu lenken, das bis dato nahezu unbekannt war, ist dieses Buch einer der Herausgeberinnen dieser Schrift gewidmet: Tobe Levin.[5] Ihre Arbeit hier in allen Einzelheiten aufzulisten, würde den Rahmen unserer Einleitung sprengen, aber so viel sei gesagt: Tobe hat in ihrem Engagement für die Abschaffung der Genitalverstümmelung nie die Würde, die Interessen und die Stimmen derjenigen aus den Augen verloren, um die es hier geht – die Betroffenen selbst.

Des Weiteren soll dieses Buch Aminata Sigué aus Burkina Faso gewidmet sein, die im Januar 2002 nach einem schweren Krebsleiden viel zu früh von uns gegangen ist. Aminata steht für die vielen Frauen, die sich in ihren Heimatländern allen Widerständen zum Trotz für die Beendigung der Genitalverstümmelung einsetzen. Aminata „zog in den Kampf", wie sie es immer ausdrückte. Wer sie kannte, wusste, dass sie dies mutig, zäh und unbeirrbar tat. Sie kämpfte gegen Unwissenheit und Ignoranz, gegen Aberglauben und Tradition, und um die Herzen der Menschen, so wie es viele andere AktivistInnen tun, denen wir mit unserer Publikation eine Stimme verleihen möchten.

---

[5] vgl. auch den Artikel von Tobe Levin in diesem Buch, Anm. d. Red.

Daten und Fakten

Petra Schnüll

Weibliche Genitalverstümmelung in Afrika[1]

> „Es ist aber ganz unglaubhaft, dass Menschen irgendeiner Kultur in ihrem Verhalten zur Wirklichkeit sinnlos gewesen seien. Jedenfalls ist die Annahme natürlicher, dieses Verhalten sei immer von der Geistigkeit des Menschen aus sinnvoll gewesen, und man sollte zunächst versuchen, ohne das Vorurteil eigener Weltanschauung den jeweils spezifischen Sinn aus jener Geistigkeit heraus zu begreifen."
> (Adolf Ellegard Jensen)[2]

Einleitung

In diesem Beitrag wird es um die Vermittlung grundlegender Informationen zur Problematik der weiblichen Genitalverstümmelung gehen – eine Thematik, mit der ich mich seit 1995, als ich zufällig darauf aufmerksam wurde, beschäftige. Der Schwerpunkt dieser Ausführungen liegt auf den ethnologischen Aspekten[3] unter besonderer Berücksichtigung all jener Fragen, die in meinen Vorträgen am häufigsten gestellt werden. Der vorangestellte Appell des Völkerkundlers Adolf Ellegard Jensen entspricht meiner eigenen Maxime. Ich nähere mich dem Thema somit im Sinne eines „weichen" Kulturrelativismus.[4]

Bei der weiblichen Genitalverstümmelung handelt es sich um verschiedene Formen operativer Eingriffe an den äußeren weiblichen Genitalien, die traditionell hauptsächlich in etwa 28 afrikanischen Ländern, aber auch im

[1] Überarbeitete und aktualisierte Fassung des Artikels „Weibliche Genitalverstümmelung in Afrika – eine Einführung" (erschienen in: Schnüll, P./TERRE DES FEMMES, 1999, S. 20-51).

[2] Jensen, A. E., 1933, S. 133

[3] Bei der Ethnologie handelt es sich um die wissenschaftliche Disziplin, „... die sich mit den Lebensweisen (Kulturen) von Völkern (Ethnien) beschäftigt." (Hirschberg, W., 1999, S. 105), ihr Gegenstand ist also „... das kulturell Fremde" (Kohl, K.-H., 1993, S. 16).

[4] Der Kulturrelativismus vertritt die These, dass alle menschlichen Verhaltensnormen und Maßstäbe kulturell determiniert und deshalb nicht für die gesamte Menschheit verallgemeinerungsfähig sind. Im so genannten „weichen" Kulturrelativismus geht es darum, kulturelle Phänomene innerhalb des jeweiligen spezifischen Kontextes zu betrachten und verstehen zu lernen. Der so genannte „harte" Kulturrelativismus vertritt den Anspruch, jede Beurteilung von Phänomenen fremder Kulturen zu unterlassen und sich jeglichem Eingriff in diese zu enthalten.

Nahen Osten und in Südostasien praktiziert werden. FGM existiert in erster Linie bei afrikanischen MuslimInnen, aber beispielsweise auch bei koptischen ChristInnen in Ägypten und dem Nordsudan sowie bei in Israel lebenden äthiopischen JüdInnen.[5]

Wie groß die Zahl betroffener Mädchen und Frauen gegenwärtig ist, kann nicht definitiv beantwortet werden; UNICEF und WHO gehen von derzeit „mehr als 125 Millionen" Mädchen und Frauen aus.[6] Einheitlich wird davon ausgegangen, dass pro Jahr mindestens zwei Millionen Mädchen im Alter von wenigen Wochen bis zu 18 Jahren hinzukommen (diese Zahl ist seit vielen Jahren nicht aktualisiert worden, so dass wir es hier höchstwahrscheinlich mit einer Mindestangabe zu tun haben. Zum Vergleich: In Deutschland und Südafrika leben zusammen rund 125 Millionen Einwohnerinnen und Einwohner – die Zahl von zwei Millionen überschreitet die Größe der Stadt Hamburg.)

Faktoren wie Bevölkerungswachstum und Migration führen zum Anstieg beziehungsweise zur räumlichen Ausdehnung von FGM, so dass sich mit deren Existenz „Nicht-Herkunftsländer" in Afrika genauso konfrontiert sehen wie zum Beispiel Länder in Asien (Indien) beziehungsweise Vorder-Asien (Israel),[7] Australien, Europa (zum Beispiel Finnland, Frankreich, Großbritannien, Italien, Niederlande, Schweden und Schweiz), Nordamerika (Kanada, USA), Südamerika (Brasilien) und Ozeanien (Neuseeland).[8] In Deutschland lebten nach Schätzung der Frauenrechtsorganisation TERRE DES FEMMES im Jahr 2013 circa 25.000 betroffene Migrantinnen sowie mindestens 2500 gefährdete Mädchen.[9]

Im Vergleich zur männlichen „Beschneidung" existiert noch immer recht wenig (Fach-)Literatur zum Thema, oft wird es nur am Rande erwähnt,[10] und

---

[5] vgl. z. B. Toubia, N., 1995, S. 32

[6] http://www.who.int/mediacentre/factsheets/fs241/en/ und http://data.unicef.org/child-protection/fgmc

[7] ausschließlich unter aus Äthiopien eingewanderten JüdInnen

[8] vgl. z. B. Toubia, N., 1995, S. 26, S. 34; Hosken, F., 1995, S. 25; Smith, J., 1995, S. 11

[9] Diese Statistik wird jährlich aktualisiert und ist auf frauenrechte.de zum Download erhältlich.

[10] Der Mangel an Fachliteratur mag sich unter anderem daraus erklären, dass Frauen in der Forschung fehlen: Sexualität ist in afrikanischen Gesellschaften – und natürlich nicht nur dort – ein Tabuthema, wobei das Thema FGM noch einmal als Tabu im Tabu betrachtet werden muss. Wenn sich afrikanische Frauen überhaupt dazu äußern, dann am ehesten von Frau zu Frau und nicht gegenüber einem Mann.

insgesamt deutet die Quellenlage darauf hin, dass FGM oder die „weibliche Beschneidung" in der Vergangenheit keine Rolle in der (männlichen) Forschung spielte. Zum Nachteil der Betroffenen wurde und wird diese komplexe Thematik von den Massenmedien meist auf eindimensionale und häufig voyeuristische (Sensations-)Berichterstattung reduziert. Erst seit wenigen Jahren nimmt die Zahl der seriösen Reportagen und Publikationen zum Thema zu, wobei die Veröffentlichung der Lebensgeschichte der Somalierin Waris Dirie, die selbst von FGM betroffen und seit 1998 für die Vereinten Nationen als Sonderbotschafterin tätig ist, wirklich Breitenwirkung erzielte.[11] Darüber hinaus haben viele Organisationen und Institutionen seit den 1990er Jahren eine andere Haltung gegenüber diesem Problem eingenommen: FGM – zuvor zum Leidwesen vieler Frauenrechtsorganisationen von den meisten als „heißes Eisen" betrachtet und bewusst ignoriert (Menschenrechtsorganisationen eingeschlossen) – wird heute als Menschenrechtsverletzung beurteilt.

Im Folgenden gehe ich auf viele wichtige Aspekte der weiblichen Genitalverstümmelung ein, weise aber darauf hin, dass es sich um eine Übersicht handelt, ich also an vielen Stellen pauschalisieren und auf eine Darstellung konkreter Praktiken einzelner Ethnien verzichten muss.

Die historische Entwicklung der Genitalverstümmelung

Die Angaben über die Geschichte der Verstümmelung von Genitalien sind in der von mir rezipierten Literatur relativ schwammig und fast sämtlich spekulativ. Grundsätzlich liegen die Anfänge dieser Praktiken vermutlich Tausende von Jahren zurück. Es wird vermutet, dass sie aus Blutopfer- und Läuterungsritualen entstanden.[12] Als sicher gilt, dass operative Eingriffe an Menschen beiderlei Geschlechts bereits in Alt-Ägypten vorgenommen wurden.[13] Dort glaubte man an die Doppelgeschlechtlichkeit der äußeren Genitalien, wonach der männliche Anteil der Seele der Frau in der Klitoris und der weibliche Teil der Seele des Mannes in der Vorhaut lokalisiert ist. Mit der Entfernung dieser als nicht dazugehörig empfundenen Elemente ging eine geschlechtsspezifische und soziale Rollenfindung einher.

---

[11] In Deutschland erschienen unter dem Titel Wüstenblume.

[12] vgl. zum Beispiel Hammond, T.; Kimmel, T., 1999, S. 243

[13] Neben anderen Zeugnissen hierfür existiert zum Beispiel eine Papyrusrolle aus dem Jahre 163 nach Christus, mit der sich die Praxis der Genitalverstümmelung belegen lässt (vgl. zum Beispiel El-Gawhary, K.,1994, S. 3).

Eine Vermutung über die Verbreitung lautet beispielsweise, dass die Muslime nach ihrer Eroberung Ägyptens im siebten bis achten Jahrhundert nach Christus den Brauch der Genitalverstümmelung übernahmen und anschließend im Zuge ihrer weiteren Expansion entlang der afrikanischen Küsten ausbreiteten. Darüber hinaus existieren verschiedene historische Zeugnisse aus vor- und nachchristlicher Zeit, in denen Genitalverstümmelungen bei unterschiedlichen Völkern und Religionen erwähnt werden, wie etwa für Sklavinnen und Sklaven bei den Römern der Antike.[14]

Genitalverstümmelungen sind jedoch keine auf die außer-abendländische Welt begrenzten Erscheinungen. So existierten operative Manipulationen an weiblichen Genitalien zum Beispiel im Europa des Mittelalters sowie im 19. Jahrhundert in Europa und den USA.[15] Die letztmals bekannt gewordene (!) Klitoridektomie in den USA wurde 1953 bei einem zwölfjährigen Mädchen vorgenommen.[16]

Die Arten der weiblichen Genitalverstümmelung

Abgesehen von einer einzigen Ausnahme kann die genitale Verstümmelung der männlichen „Beschneidung“ nicht gleichgesetzt werden, da FGM in der Regel weitaus drastischer ist. Das anatomische Äquivalent zu den nachstehend erläuterten Eingriffen der Klitoridektomie, der Exzision und der Infibulation ist die teilweise oder vollständige Amputation des Penis. Es muss berücksichtigt werden, dass in Bezug auf die unterschiedlichen Formen von FGM keine einheitliche Terminologie existiert. Solche Klassifizierungen sind daher eher als eine Art Leitfaden zu betrachten, überdies existieren in der Realität weitaus mehr unterschiedliche Varianten.

[14] vgl. Gülle, F. J., 1989, S. 12-17; Lightfoot-Klein, H., 1993, S. 43-46

[15] vgl. hierzu auch den Artikel von Marion Hulverscheidt zur Medizingeschichte in diesem Buch, Anm. d. Red.

[16] vgl. URu, 1990, S. 17

Die milde Sunna[17]
Diese Form der Genitalverstümmelung ist extrem selten.[18] Man bezeichnet damit das Einstechen, Ritzen oder Entfernen der Vorhaut der Klitoris (der männlichen „Beschneidung“ vergleichbar).

Die Klitoridektomie oder modifizierte Sunna
Hierbei handelt es sich neben der Exzision um eine der zwei häufigsten Formen der genitalen Verstümmelung. Gemeint ist damit die teilweise oder gesamte Entfernung des sichtbaren Teils der Klitoris.

Die Exzision
Wie erwähnt, gehört die Exzision ebenfalls zu den häufigsten Formen von FGM. Damit meint man die teilweise oder vollständige Amputation des sichtbaren Teils der Klitoris einschließlich der teilweisen oder kompletten Entfernung der inneren Labien (Schamlippen). Es kommt vor, dass zusätzlich Haut und Gewebe aus der Vagina ausgeschabt werden (Introcision).

Die Infibulation oder pharaonische Beschneidung
In etwa 15 Prozent aller Fälle von FGM handelt es sich um die Infibulation.[19] Sie kommt in erster Linie im Sudan, in Somalia und Dschibuti sowie in deren Grenzgebieten vor (zum Beispiel in Ägypten, Äthiopien, Eritrea, Gambia, Mali). Zu dieser Form der Genitalverstümmelung gehört die Entfernung des sichtbaren Teils der Klitoris,[20] der inneren Labien und der inneren Schichten der äußeren Labien (teilweise werden auch vordere Anteile der äußeren Labien amputiert). Anschließend werden die beiden blutigen Innenseiten der Vulva so miteinander vernäht oder mit anderen Hilfsmitteln zusammengefügt (zum Beispiel Akaziendornen), dass die verbliebene Haut zu einer

[17] „Sunna“ bedeutet im Arabischen Gewohnheit, Tradition. Diese Namensgebung erfolgte mit Bezug auf die Lehren des Propheten Mohammed.
[18] Die sudanesische Ärztin und FGM-Gegnerin Nahid Toubia äußert sich dazu wie folgt: „In meiner umfassenden klinischen Erfahrung als Ärztin im Sudan und nach einem sorgfältigen Studium der Literatur der vergangenen 15 Jahre habe ich keinen einzigen Fall von weiblicher Beschneidung gesehen, bei welchem nur die Haut entfernt wurde, die die Klitoris umgibt, ohne dabei die Klitoris selbst in Mitleidenschaft zu ziehen.“ (Toubia, N., 1994, S. 712).
[19] vgl. Toubia, N., 1995, S.11
[20] Die Klitoris wird nicht immer amputiert.

Brücke aus Narbengewebe über der Vaginalöffnung und dem Ausgang der Harnröhre zusammenwächst. Durch das Einlegen zum Beispiel eines kleinen Holzstückes, eines Streichholzes oder eines Strohhalmes wird gewährleistet, dass nach dem Heilungsprozess eine winzige Öffnung verbleibt für den Austritt von Urin, Menstruationsblut beziehungsweise Vaginalsekreten. Anschließend werden die Beine der Mädchen von den Knöcheln an bis zur Hüfte mit Tüchern zusammengebunden; ein Zustand, in dem sie solange verbleiben müssen, bis die Wunde nach einigen Wochen vollständig verheilt ist. Laut Hanny Lightfoot-Klein kann infibulierten Frauen das Gehen schwer fallen.[21]

Die Defibulation

Bei einer infibulierten Frau muss die häutig verschlossene und vernarbte Vagina zum Geschlechtsverkehr mit dem Ehemann wieder geöffnet werden. Es wird zwar erwartet, dass dies dem Mann durch Penetration der kleinen verbliebenen Öffnung gelingt, dies erweist sich jedoch in vielen Fällen als unmöglich. Dort, wo dieser Umstand dann der (vermeintlichen) Unfähigkeit des Mannes zugeschrieben wird, benutzen Ehemänner aus Angst vor persönlicher Bloßstellung häufig ein Messer oder ein ähnlich scharfes Werkzeug und fügen den Frauen unbeabsichtigt oft zusätzliche Verletzungen im Genitalbereich zu. In anderen Fällen wird die Beschneiderin, ein Arzt oder eine Ärztin zu Hilfe gezogen beziehungsweise ein Krankenhaus aufgesucht. Dies kommt relativ selten vor, ist aber in manchen Gegenden obligatorisch. In der ersten Zeit nach der Erweiterung der Vaginalöffnung ist es wichtig, häufig Geschlechtsverkehr zu haben, damit die entstandene Öffnung sich nicht erneut verschließt, sondern die Wundränder vernarben. Bei Schwangerschaft muss während der Geburt erneut defibuliert werden, um einen physiologisch angemessenen Geburtsablauf zu ermöglichen. Auch aus rein diagnostischen Gründen kann eine Defibulation angezeigt sein, weil eine gynäkologische Untersuchung beziehungsweise die Einführung medizinischer Instrumente (Spekula) oft nicht möglich ist.

Die Reinfibulation

Nach der Geburt werden die Frauen in den allermeisten Fällen erneut bis auf eine winzige Öffnung reinfibuliert, indem die Narbenränder abgeschält und

[21] vgl. Lightfoot-Klein, H., 1993, S. 77

von neuem zusammengenäht werden. Für die Reinfibulation ist möglicherweise eines Tages kein Gewebe mehr vorhanden, was angesichts der Geburtenrate afrikanischer Frauen schlüssig erscheint.[22] Manche Frauen lassen diesen Eingriff auch ohne „zwingenden Grund" vornehmen, weil sie der Meinung sind, ihren Männern so besser (oder wieder?) zu gefallen. Teilweise durchlaufen Witwen und geschiedene Frauen die Reinfibulation erneut, weil sie dann wieder als „Jungfrauen" gelten und dies ihre Heiratschancen erhöht.

Über die betroffenen Mädchen und Frauen

In den Gesellschaften, in denen FGM praktiziert wird, werden grundsätzlich alle Mädchen diesem Brauch unterzogen. Mit dieser Tatsache liegt ein wesentlicher Erklärungsansatz dafür vor, warum im Regelfall niemand diese Praxis in Frage stellt. Falls überhaupt offen über eventuelle Gesundheitsbeschwerden in Zusammenhang mit FGM gesprochen wird, müssen diese zwangsläufig als vollkommen „normal" interpretiert werden, da Vergleiche zu unversehrten Frauen schlicht nicht möglich sind (im Zuge von Aufklärungskampagnen zu diesem Thema bestätigt sich immer wieder, dass die betroffenen Frauen und Mädchen ihre gesundheitlichen Beschwerden nicht mit der an ihnen vorgenommenen Operation als Ursache in Verbindung bringen). Es kommt vor, dass Behinderte, Prostituierte und deren Töchter von dieser Praxis ausgenommen werden.

Je nach Tradition wird die Genitalverstümmelung kurz nach der Geburt, in der Pubertät, unmittelbar vor oder nach der Eheschließung oder nach der ersten Entbindung ausgeführt. In manchen Fällen wird kurz vor oder nach der Eheschließung noch einmal eine drastischere Art der Genitalverstümmelung vorgenommen, weil die bestehende zum Beispiel dem Ehemann oder der Schwiegermutter nicht ausreichend erscheint.

Bei vielen Ethnien wurde die Exzision ursprünglich im Rahmen der Initiation durchgeführt, das heißt zumeist bei Eintritt der geschlechtlichen Reife im Alter von 12 bis 14 Jahren.[23] Die Infibulation wurde hingegen schon eher vorgenommen, nämlich etwa im Alter von vier bis acht Jahren.[24] Durchschnittlich

[22] So liegt die durchschnittliche Anzahl der Geburten je Frau im Jahr 2000 beispielsweise im Sudan bei 4,7, in Somalia bei 7,3 und in Dschibuti bei 5,9 (vgl. Baratta, M., 2002, S. 31-48).

[23] Initiationen sind Übergangsrituale, vgl. hierzu Abschnitt „Initiation" in diesem Artikel

[24] vgl. zum Beispiel Gülle, F. J., 1989, S. 21

sind die Mädchen heute zwischen vier und zwölf Jahren alt.[25] Es scheint sich allerdings eine Entwicklung abzuzeichnen, nach der die betroffenen Mädchen immer jünger werden. Dies liegt vermutlich an der sich ändernden Gesetzgebung in den einzelnen Ländern: Um den Brauch trotz gesetzlicher Verbote weiter ausführen zu können, wird er daher bei den (noch wehrloseren) jüngeren Mädchen vorgenommen.

Über die BeschneiderInnen

In den meisten Fällen handelt es sich bei den BeschneiderInnen um Frauen fortgeschrittenen Alters. Als BeschneiderInnen fungieren – je nach Ethnien – meistens traditionelle Geburtshelferinnen oder professionelle Beschneiderinnen,[26] aber zum Beispiel auch alte Frauen des Dorfes, Medizinmänner, Barbiere (städtisches Ägypten, Nord-Nigeria, Demokratische Republik Kongo), Ehefrauen von Schmieden, denen in manchen Teilen Afrikas Zauberkräfte nachgesagt werden (Benin, Burkina Faso, Elfenbeinküste, Ghana, Mali, Niger, Senegal), Krankenschwestern und Ärzte beziehungsweise Ärztinnen[27] (zum Beispiel in Ägypten, Somalia, Sudan).[28] Können sehr arme Familien die Genitalverstümmelung nicht finanzieren und findet sich niemand, der sie umsonst ausführt, wird sie auch von Familienmitgliedern vorgenommen.

Die Operationsbedingungen

Vorauszuschicken ist, dass FGM auf dem afrikanischen Kontinent normalerweise außerhalb von Krankenhäusern ausgeführt wird. Hierfür gibt es eine Reihe möglicher Ursachen: zum Beispiel weil traditionelle Beschneiderinnen üblicherweise nicht in Kliniken tätig sind, aus Armut, weil FGM gesetzlich verboten sein kann, weil es an Möglichkeiten mangelt, ein Krankenhaus zu

[25] vgl. zum Beispiel Toubia, N., 1995, S. 9

[26] In der Regel sind diese Frauen in traditionelles Wissen eingeweiht, das teilweise nur Auserwählten zugänglich ist, und nicht selten werden ihnen übersinnliche Kräfte nachgesagt, was ihre hoch angesehene Stellung in der Gesellschaft erklärt. Ihre Macht und ihr Einfluss sind nicht zu unterschätzen (vgl. zum Beispiel Hicks, E. K., 1987, S. 153).

[27] In Städten wird FGM, insbesondere bei der Oberschicht, heutzutage von ausgebildetem Klinikpersonal unter klinischen oder klinikähnlichen Bedingungen (steril und unter Anästhesie) vorgenommen. Laut Lightfoot-Klein wird in diesen Fällen häufig mehr Gewebe entfernt, weil die Mädchen sich weniger wehren (vgl. Lightfoot-Klein, H., 1993, S. 53).

[28] vgl. zum Beispiel Dinslage, S., 1981, S. 77ff.; Gülle, F. J., 1989, S. 28

erreichen oder schlicht und ergreifend, weil in der ganzen Region kein einziges Hospital existiert.[29]

Daraus resultiert, dass Lokalanästhesie oder gar eine Vollnarkose in der Regel nicht erfolgt. Manchmal werden Kräuterzubereitungen oder kaltes Wasser zur Schmerzlinderung verwendet, auch die Gabe alkoholischer Getränke ist bekannt. Als Schneidwerkzeuge fungieren unter anderem Rasierklingen oder -messer, Scheren, Küchenmesser, geschärftes Eisenblech, Flaschenglas beziehungsweise Glasscherben und auch Fingernägel (Klitoridektomie). Um die Wunde zu vernähen werden unter anderem Schafdarm, Pferdehaar, Bast, Bindfaden, Akaziendorne[30] und Eisenringe benutzt. Zur Blutstillung wendet man unter anderem Asche, Kräuter, kaltes Wasser, Pflanzensäfte, Blätter und Wundpressen aus Zuckerrohr an.

Unter Berücksichtigung dieser Operationsbedingungen wird deutlich, dass die Genitalverstümmelung mit extremen Qualen für die Betroffenen verbunden ist.[31]

Der Ablauf der Genitalverstümmelung

Häufig – aber nicht immer – ist die genitale Verstümmelung in ein zeremonielles Fest eingebettet und das Mädchen erhält Geschenke und erfährt viel Zuwendung von allen Seiten. Oft stehen die Mädchen zum allerersten Mal in ihrem Leben im Mittelpunkt, und sie selbst und ihre Familien sehen diesem Ereignis voller Vorfreude entgegen: „1965, als ich zehn Jahre alt war, wurden zwei meiner Cousinen und Spielkameradinnen während der Sommerferien zum ‚Busch der Beschneidung' gebracht [...] Ich flehte meine Eltern an, an diesem Abend ebenfalls beschnitten zu werden."[32] Dort, wo FGM Bestandteil der Initiation ist, kann sie in komplexe symbolische Handlungen eingebunden

[29] Während in den Industrieländern auf circa 400 Menschen ein Arzt oder eine Ärztin kommt, gibt es ihn (sehr selten „sie") in Ländern der so genannten Dritten Welt nur für 7.000 Menschen. Im subsaharanischen Afrika liegt das Verhältnis bei 1:36.000 (vgl. zum Beispiel Borgers, D.; Niehoff, J.-U., 1995, S. 90).

[30] Frische Akaziendorne wirken betäubend, vgl. Lightfoot-Klein, H., 1993, S. 73.

[31] Auf dem asiatischen Kontinent wird die weibliche Genitalverstümmelung viel häufiger von medizinisch ausgebildetem Personal und in klinischem Umfeld praktiziert. Dies hat allerdings den Effekt, dass viele Menschen diese Menschenrechtsverletzung als gesundheitsfördernd ansehen. (USAID, 2003: Female Circumcision in Indonesia. http://pdf.usaid.gov/pdf_docs/PNACU138.pdf)

[32] Zitat von Binta J. Sidibe, vgl. hierzu auch ihren Artikel in diesem Buch, Anm. d. Red.

sein.[33] Anderenorts wiederum wird um diesen Vorgang nicht viel Aufhebens gemacht.[34]

Im äußersten Fall scheinen die Mädchen oder Frauen eine Ahnung davon zu haben, was möglicherweise mit ihnen geschehen *könnte*, zum Beispiel weil ihnen nahe gelegt wurde, tapfer zu sein und Schmerzensschreie zu unterdrücken. Doch sie *wissen* eigentlich nichts, denn niemand klärt sie auf, das Thema ist tabu. Wenn sie also nicht unerlaubter Weise etwas davon mitbekommen haben, sind sie längst nicht auf das vorbereitet, was tatsächlich mit ihnen passiert: Während mehrere Frauen, möglicherweise Verwandte, das Mädchen festhalten und ihre Beine spreizen, nimmt die Beschneiderin die Amputation an ihren Genitalien vor.[35] Betroffene beschreiben den Schmerz als schier unerträglich: „Es tat unheimlich weh, ich kann gar nicht sagen wie sehr.“[36], und viele berichten, sich währenddessen verzweifelt gewehrt und geschrien zu haben. Auch die Zeit der Wundheilung ist qualvoll, insbesondere im Falle von Infibulationen: „Ich konnte nicht urinieren, es tat sehr weh.“[37]

Die Folgen der Genitalverstümmelung

Um das Ausmaß der Konsequenzen einer Genitalverstümmelung zu erfassen, sollte man sich vergegenwärtigen, dass die vorgenommenen Amputationen irreparabel sind (selbst wenn Betroffene Zugang zu Operationen im Rahmen der Plastischen oder Wiederherstellungschirurgie hätten, wären die Möglichkeiten also begrenzt).[38] FGM verursacht körperliche, seelische und sexuelle Schäden, die unmittelbar oder später auftreten können und nicht selten lange Zeit oder gar lebenslang zu unter Umständen drastischen Beeinträchtigungen der Lebensqualität oder sogar zum Tod führen können.

---

[33] vgl. zum Beispiel Dinslage, S., 1981

[34] vgl. zum Beispiel Dirie, W.; Miller, C., 1998, S. 62ff.

[35] vgl. zum Beispiel Lightfoot-Klein, H., 1993, S. 71f.

[36] 13-jährige Somalierin, vgl. Grassivaro Gallo, P.; Moro Boscolo, E., S. 175

[37] 12-jährige Somalierin, vgl. Grassivaro Gallo, P.; Moro Boscolo, E., S. 175

[38] Auf diese Eingriffe spezialisierte ChirurgInnen können bei TERRE DES FEMMES erfragt werden.

Gesundheitliche Beeinträchtigungen[39]

Da Christina Bauer und Marion Hulverscheidt im nachfolgenden Beitrag „Gesundheitliche Folgen der weiblichen Genitalverstümmelung" die Konsequenzen von FGM aus medizinischer Sicht schildern, greife ich nachfolgend nur einzelne Aspekte auf.

Die weibliche Genitalverstümmelung kann aufgrund der Bedingungen, unter denen sie ausgeführt wird, neben den Folgen der eigentlichen Amputation zahlreiche gesundheitliche Sofort- und Spätkomplikationen hervorrufen. Diese sind wiederum abhängig von der Art der Verstümmelung, den äußeren Umständen (zum Beispiel, ob im Notfall Zugang zu medizinischer Versorgung besteht oder nicht), den Fähigkeiten der oder des Ausführenden und dem individuellen Zustand des Mädchens oder der Frau. Bereits die unhygienischen Rahmenbedingungen sind eine Gefahr für Infektionen mit Erregern aller Art. Versehentlich kann es zu Begleitverletzungen (Arterien, Harnröhre, Blase, Anus etc.) kommen, insbesondere mangelnde anatomische Kenntnisse der Ausführenden sowie möglicherweise ein altersbedingtes Nachlassen von Sehvermögen und operativem Geschick bergen enorme gesundheitliche Risiken für die Betroffenen. Eine Spätfolge kann Sterilität sein, die in weiten Teilen Afrikas einen Scheidungsgrund darstellt und somit unter anderem von großer sozialer Tragweite für die betroffenen Frauen ist.

Bei infibulierten Frauen dauert die Menstruation durchschnittlich zehn Tage und länger, der Blutstau verursacht oft extreme Schmerzen und kann eine deutliche Geruchsbildung hervorrufen.[40] Die veränderte Anatomie bildet ein hohes Geburtsrisiko für Mutter und Kind. Aufgrund des häufig mangelnden Zugangs zu professioneller medizinischer Versorgung müssen die betroffenen Mädchen und Frauen auch dann mit bleibenden Gesundheitsschädigungen weiterleben, wenn diese therapierbar wären. Leiden sie zum Beispiel an Inkontinenz, dem unwillkürlichen Abgang von Urin oder Stuhlgang, bedeutet dies, dass sie für immer zu Ausgestoßenen werden.

---

[39] vgl. zum Beispiel Gülle, F. J., 1989, S. 42ff.; Hulverscheidt, M., 1999; Lightfoot-Klein, H., 1993, S. 76ff.; Toubia, N., 1995, S. 13ff.; WHO, 1996, S. 5ff.

[40] vgl. Lightfoot-Klein, H., 1993, S. 77. Sie berichtet auch, dass es viele Mädchen aufgrund dieser Geruchsbildung während der Menstruation kaum mehr wagen, das Haus zu verlassen. Sie sieht darin ein klares Handikap in Bezug auf die Ausübung einer beruflichen Tätigkeit oder des Schulbesuchs (vgl. Lightfoot-Klein, H., 1993, S. 77-78).

Schädigungen des seelischen Wohlergehens

Da der Eingriff in der Regel ohne Betäubung bei vollem Bewusstsein erlebt wird, ist davon auszugehen, dass auch psychische Wunden entstehen, die sich gerade bei Kindern in unmittelbaren oder späteren langfristigen Verhaltensänderungen äußern können.[41]

In Zusammenhang mit der Vorhautbeschneidung männlicher Säuglinge weisen Tim Hammond und Tina Kimmel auf eine schwerwiegende Folge von Genitalverstümmelung hin, die auf weibliche Säuglinge ebenso zutreffen müsste: Danach erfährt das Baby durch die Genitalverstümmelung eine psychische Verletzung, die den ersten Entwicklungsschritt der Vertrauensbildung gegenüber der Mutter häufig untergräbt, weil der Säugling jedwede Erfahrung als von seiner Mutter ausgehend wahrnimmt. Laut Hammond und Kimmel sind viele Psychologen davon überzeugt, dass eine in früher Kindheit vorgenommene Genitalverstümmelung die Mutter-Kind-Bindung stark beeinträchtigt: „Forschungsergebnisse zeigen, dass der Still-Rhythmus durch die Beschneidung negativ beeinträchtigt wird. Kinder, die nach der Beschneidung von ihren Müttern zum Stillen angelegt wurden, vermieden sogar Augenkontakt.“[42]

Nach dem Eingriff ziehen sich die Mädchen häufig für einige Zeit emotional zurück, werden in sich gekehrt und auffällig still, verlieren ihre unbeschwerte Fröhlichkeit – ihr Lachen, wie häufig berichtet wird:[43] „Ich war über mich selbst verärgert, und ich hasste die ganze Welt. Ich wünschte, ich wäre tot.“[44] Eine psychologische Studie in Mogadischu/Somalia unter 196 Mädchen im Alter zwischen 8 und 16 Jahren ergab, dass FGM eine (oft nicht bewusste) einschneidende Gewalterfahrung für die Betroffenen darstellt.[45] Darüber hinaus wird unter anderem von Schlaf- und Essstörungen, Konzentrations- und Lernschwierigkeiten sowie von Panikattacken und Alpträumen berichtet.[46]

Die panische Angst und das hochgradig erniedrigende Gefühl der absoluten Wehrlosigkeit und Ohnmacht während der Operation können so weit gehen, dass ein psychisches Trauma zurückbleibt, welches das weitere Leben

---

[41] vgl. zum Beispiel Grassivaro Gallo, P.; Viviani, F., 1999, S. 127f.

[42] Hammond, T.; Kimmel, T., 1999, S. 249

[43] vgl. zum Beispiel Lightfoot-Klein, H., 1993, S. 81

[44] Aussage einer 17-jährigen Gambierin, vgl. Singhateh, S. K., 1988, S. 80

[45] vgl. Grassivaro Gallo, P.; Moro Boscolo, E.

[46] vgl. zum Beispiel WHO, 1996, S. 10

beeinträchtigt und zum Beispiel psychosomatische Krankheiten verursachen kann. Unter anderem wird von Angstzuständen, Depressionen und Neurosen bis hin zu Suizid berichtet. Manche Fachleute vergleichen die Auswirkungen der Genitalverstümmelung mit denen sexuellen Missbrauchs.[47] Hulverscheidt warnt in diesem Zusammenhang allerdings vor Pauschalisierungen, weil die Kulturen nicht vergleichbar seien.[48] Auch Pia Grassivaro Gallo und Franco Viviani sind in diesem Punkt sehr skeptisch, „... denn im Kontext betrachtet geschieht FGM als eine bedachte und liebevolle Handlung ...“[49] Unter Berücksichtigung aller Umstände kommt die Aussage der WHO zu dieser Frage, nach der das mentale Erleben und die psychischen Nachwirkungen von FGM denen von sexueller Vergewaltigung in vielen Fällen zumindest sehr ähnlich sind, der Wahrheit sicherlich am nächsten.[50]

Nicht selten erleiden die Mädchen einen schweren Vertrauensverlust gegenüber ihren Eltern, weil diese sie zuvor völlig im Unklaren gelassen haben, währenddessen nicht einschreiten oder sich sogar aktiv am Geschehen beteiligen, weil sie die „Beschneidung“ veranlasst haben, sie sogar gutheißen etc. Viele Frauen berichten, dass das Erlebnis der Genitalverstümmelung ihr ganzes Leben begleitet, oft überschattet: „Viele Frauen sprechen über den Schmerz der Beschneidung und andere lehnen es ab, über diesen ‚schwarzen Tag‘ ihres Lebens zu sprechen.“[51]

In manchen Fällen müssen die Mädchen miterleben, wie vor ihren Augen weitere, ihnen möglicherweise nahestehende Mädchen (Freundinnen, Schwestern) genital verstümmelt werden.[52] Auch dieses Erlebnis lässt psychische Auswirkungen erwarten.

In der Regel wird den Mädchen nahe gelegt, während der Operation „tapfer“ zu sein und Schmerzensschreie zu unterdrücken, da sie sonst Schande über sich und ihre Familien bringen. Sie sind sich durchaus der immensen Tragweite bewusst: Sollten sie jetzt versagen, enttäuschen sie nicht nur ihre Familien, sondern unter Umständen werden sie zur Zielscheibe des Spotts der ganzen Umgebung. Außerdem werden ihre Heiratschancen sinken, weil

[47] vgl. zum Beispiel Gülle, F. J., 1989, S. 44; Mohammad, R., 1999, S. 4
[48] vgl. Hulverscheidt, M., 1999, S. 56
[49] Grassivaro Gallo, P.; Viviani, F., 1999, S. 127
[50] vgl. WHO, 1996, S. 10
[51] Assaad, M. B., 1995, S. 23
[52] vgl. zum Beispiel WHO, 1996, S. 10

ihr Verhalten in dieser Situation oft als repräsentativ für ihre Persönlichkeit angesehen wird (vgl. hierzu den Abschnitt „Initiation“ in diesem Artikel). Die ohnehin extreme Bürde des Augenblicks kann somit zur ewigen Last werden.

Eine besondere Erschwernis bildet die Tatsache, dass es sich um ein Tabuthema handelt und die betroffenen Frauen nicht offen über ihre Probleme sprechen können, sondern sie allein bewältigen müssen. Bereits von Anfang an wird den Mädchen unter für sie schlimmsten Androhungen strengstens untersagt, über die Operation zu sprechen: „Man drohte uns, wir würden sterben, wenn wir es auch nur erwähnen sollten.“[53] Andererseits bringen viele ihre seelischen Probleme gar nicht erst mit der zeitlich oft weit zurückliegenden Genitalverstümmelung als Ursache in Verbindung. Unter den gegebenen Umständen ist davon auszugehen, dass den Mädchen und Frauen normalerweise keine psychotherapeutischen Möglichkeiten offen stehen. Die generelle Unkenntnis über die möglichen negativen psychischen Auswirkungen von Genitalverstümmelungen legt den Schluss nahe, dass die Betroffenen mit den Auswirkungen ihrer seelischen Konflikte auf Unverständnis in ihrem sozialen Umfeld stoßen und ihr von der Norm abweichendes Verhalten missbilligt und unter Umständen sanktioniert wird, woraus für sie wiederum Schuldgefühle entstehen können. Somit geraten sie in ein geradezu auswegloses Dilemma.

In den meisten Fällen wird die Genitalverstümmelung von den Betroffenen in keiner Weise in Frage gestellt, sondern als positiv erachtet und (zumindest im Nachhinein) gerechtfertigt, woraus sich erklärt, warum sie trotz der eigenen Erfahrungen Genitalverstümmelungen an ihren Töchtern befürworten.[54]

Konsequenzen für die Sexualität

Obwohl mit der Amputation der Klitoris[55] ganz klar eine Herabsetzung der sexuellen Möglichkeiten einhergeht, sind über die sexuellen Folgen keine generellen Angaben möglich – es gibt auf jeden Fall Frauen, die nach eigener Aussage orgasmusfähig sind und Freude am Sex haben (selbst im Falle von

[53] Zitat von Binta J. Sidibe, vgl. hierzu auch ihren Artikel in diesem Buch, Anm. d. Red.

[54] Selbst wenn Frauen beziehungsweise Eltern FGM für ihre Töchter ablehnen, sehen sie sich oft gezwungen, sich dem gesellschaftlichen Druck dennoch zu beugen. Darüber hinaus kann es passieren, dass ihre Töchter gegen ihren ausdrücklichen Willen auf Veranlassung der Großmütter genitalverstümmelt werden.

[55] Die Rede ist vom sichtbaren Teil.

Infibulationen), und es gibt solche, auf die das genaue Gegenteil zutrifft.[56] Wie viele, die sich mit diesem Thema auseinandergesetzt haben, vermuten, überwiegt wahrscheinlich die Zahl letzterer. Andere, wie Harold Schneider, der sich bei den die Klitoridektomie praktizierenden Turu in Tansania zur Feldforschung aufhielt, gehen davon aus, dass es sich bei der Auffassung, die Amputation der Klitoris führe automatisch zum Verlust des sexuellen Vergnügens, um eine typisch europäische und völlig naive Sichtweise handelt. Er erklärt die Passivität der Frauen durch die Gesellschaftsregeln und bezeichnet sie als *role playing*.[57] Diese Argumentation ist nicht so leicht von der Hand zu weisen, denn in vielen afrikanischen Gesellschaften sind direkte sexuelle Avancen seitens der Frau – auch gegenüber ihrem Ehemann – unüblich. Andererseits äußerte sich eine kenianische Frau in einem Interview wie folgt: „Die afrikanische Frau beklagt sich nie, verstehst du. Zumindest nicht bei ihrem Mann. Eine Frau, die sich beklagt, ist eine schlechte Frau. Und eine kranke Frau ist auch eine schlechte Frau."[58] Es fragt sich also, inwieweit dieses *role playing* für andere, insbesondere „westliche" Augen durchschaubar ist.

Für infibulierte Frauen sind die Penetrationsschwierigkeiten beim allerersten Geschlechtsverkehr teilweise erheblich. Alle beispielsweise von Lightfoot-Klein befragten Frauen berichteten, während der Zeit der Penetration sehr gelitten zu haben. Dieser Zeitraum beträgt durchschnittlich zwei bis drei Monate, kann aber auch Jahre dauern. Es gibt Frauen, die ihr Leben lang Schmerzen beim Geschlechtsverkehr haben. Jedoch stellt die Penetration mit der einhergehenden Erweiterung der Vaginalöffnung die einzige Möglichkeit dar, um dem Schmerz der infibulierten Menstruation zu entgehen.[59] Für beide Partner kann dieser frustrierende Umstand nachhaltige Folgen haben, wie zum Beispiel schwere Schuldgefühle beziehungsweise Versagensängste auf beiden Seiten, welche die Beziehung belasten. Es gibt auch Paare, die zum

[56] Beim Vierten Internationalen Symposium zu Genitalverstümmelung im August 1996 in Lausanne/Schweiz beispielsweise stellte der französische Sexualwissenschaftler und FGM-Gegner Gerard Zwang seine These vor, nach der in der Kindheit klitoridektomierte Frauen nicht fähig seien, einen Orgasmus zu erlangen – woraufhin eine anwesende selbst infibulierte Frau heftig widersprach (vgl. Schnüll, P., 1996, S. 30).

[57] vgl. Schneider, H. K., 1971, S. 62

[58] New Internationalist, 1986, S. 140

[59] vgl. Lightfoot-Klein, H., 1993, S. 78, S. 83, S. 121

Analverkehr übergehen, wobei wiederum körperliche Komplikationen auftreten können.[60]

Die Menschenrechtsaktivistin Ulla Barreto berichtete mir von einer Art geflügeltem Wort, das unter an der Küstenregion Kenias lebenden somalischen Männern anzutreffen ist: „Ein Mal mit einer Bajuni schlafen!" Hintergrund für diesen Wunsch ist die Tatsache, dass auf der Insel Lamu nahe der kenianischen Küste Nachfahren von Arabern leben (Bajuni-Swahili), die die weibliche Genitalverstümmelung – im Gegensatz zu den Somali – nicht praktizieren. Dies ist nicht der einzige Hinweis darauf, dass es durchaus Männer gibt, welche die Genitalverstümmelung ihrer Frauen als Verlust betrachten.[61] Auch in Vorträgen habe ich es immer wieder erlebt, dass sich gerade die afrikanischen Männer vehement gegen die Praxis aussprechen. Die gleiche Reaktion zeigte sich im Zuge einer schwedischen FGM-Aufklärungskampagne in Göteborg: Nachdem die afrikanischen Männer, die zuvor nahezu keine konkreten Kenntnisse über FGM und deren Folgen besaßen (weil das Thema tabu ist und es sich in der Regel um ein gut gehütetes Geheimnis unter Frauen handelt), über das Ausmaß und die Konsequenzen der weiblichen Genitalverstümmelung informiert waren, reagierten sie sehr bestürzt und ablehnend.[62] Dennoch stellen die Afrikaner diese Problematik immer wieder als reines Frauenthema heraus, in welches sie sich nicht einmischen dürften. Einen eindeutigen Hinweis darauf, dass sich grundsätzlich beide Geschlechter dem gesellschaftlichen Zwang zur Genitalverstümmelung nicht ohne weiteres widersetzen können, bildet das immer wieder vorgebrachte Argument, dass eine ehrenwerte Frau trotz alledem „beschnitten" sein *muss*, weil die Gesellschaftsregeln dies zwingend verlangen.

Die Begründungen für die Genitalverstümmelung

Die Begründungen, die für die weibliche Genitalverstümmelung angegeben werden, sind sehr vielfältig, und es existieren weitaus mehr, als ich im Folgenden aufführe. Doch denke ich, dass mit den hier genannten die Variabilität und Spannbreite, aber auch die Widersprüchlichkeit derselben ausreichend dokumentiert sind. Neben der Tatsache, dass es sich um eine alte Tradition handelt, die nicht ignoriert werden kann, beruhen alle weiteren Begründungen in ers-

[60] vgl. Lightfoot-Klein, H., 1993, S. 78

[61] Was nicht heißt, dass sie bereit wären, eine Frau mit intakten Genitalien zu heiraten.

[62] vgl. Immigration Services Administration Göteborg, 1998, S. 4

ter Linie auf Mythen und Überlieferungen, der Unkenntnis biologischer und medizinischer Fakten und dem (missinterpretierten) Islam. Die im Folgenden aufgelisteten und – wie erwähnt – teilweise widersprüchlichen Begründungen treten nicht alle gleichzeitig auf, sie variieren von Ethnie zu Ethnie und von Region zu Region.

Tradition und Stigma

Eine der am häufigsten beobachteten Erklärungen für den Fortbestand von FGM ist der Umstand, dass es sich um einen Brauch handelt, dessen Missachtung mit totaler Ächtung bestraft wird. Es existieren ganz konkrete Bezeichnungen für „Beschnittene" und „Unbeschnittene", die von ihrem Sinn her entweder Respekt und Anerkennung oder aber Geringschätzung bis Verachtung ausdrücken. Dort, wo dies der Fall ist, wird über die sprachliche Unterscheidung also immer wieder der gesellschaftliche Status der Person artikuliert.[63] Lars Almroth und Vanja Almroth-Berggren erwähnen in ihrem Feldforschungsbericht den sudanesischen Ausdruck „Rhalfa", der als extrem übles Schimpfwort gilt; seine Bedeutung: „Sohn einer Unbeschnittenen".[64] Eine analoge Unterscheidung drückt sich über die Ungleichbehandlung aus, die sich vor allem durch das Vorhandensein (beziehungsweise das Fehlen) bestimmter Privilegien äußert.

Wer es wagt, die Regeln der Gemeinschaft zu brechen, ihre Normen zu missachten, bekommt in diesem Fall drastische Sanktionen in Form von Stigmatisierung und Ausschluss aus der Gemeinschaft zu spüren. Dies hat aber für die meisten Afrikanerinnen geradezu fatale Folgen, da sie unter den herrschenden Bedingungen nicht eigenständig ökonomisch existieren können.

Rollenerwartung

Es wird erwartet, dass sich die Frau ohne bzw. mit eingeschränktem sexuellen Verlangen voll und ganz ihrer Bestimmung in der Rolle als Frau und Mutter widmen und damit die von ihr erwartete soziale Funktion erfüllen kann. Daraus resultiert ihre soziale Integration in die Gemeinschaft.

Ferner gelten die Frauen in vielen Gesellschaften Afrikas als geradezu nymphoman. Hieraus resultiert die Annahme, dass die potenzielle exzessive

[63] vgl. Sankoh, O. A., 1998, S. 140

[64] vgl. Almroth, L.; Almroth-Berggren, V., 1998, S. 66

Sexualität der Frauen, gekoppelt mit der Möglichkeit zur Masturbation, auf Dauer zerstörerische Konsequenzen für die familiäre Gemeinschaft hätte, weil die Frauen dann an fast nichts anderes mehr dächten.[65] Deshalb müssen sie vor sich selbst geschützt werden, wie Terefe Gemeda diese Haltung zusammenfasst: „Weibliche Genitalverstümmelung wurde nicht nur erfunden, um eine Frau vor der Aggressivität der Männer zu schützen, sondern auch, um sie vor ihrer eigenen Sexualität zu bewahren. Der Glaube, dass nicht initiierte Frauen zur Promiskuität neigen, ist in allen Gesellschaften, die weibliche Beschneidung praktizieren, weit verbreitet."[66]

Manche Ethnien glauben, genau wie die alten Ägypter, an die Doppelgeschlechtlichkeit von Mann und Frau. Zur eindeutigen geschlechtlichen Differenzierung werden Vorhaut und Klitoris entfernt.[67]

Ökonomie

In Gesellschaften, in denen die ökonomische Versorgung der Frau im Prinzip nur durch Heirat gewährleistet und gleichzeitig die Genitalverstümmelung die Norm ist, müssen sich heiratswillige Frauen FGM unterziehen, um einen Ehepartner zu finden.[68] Andernfalls wären sie in jeder Hinsicht ruiniert.[69] Aus diesem Grund lassen Eltern, die die Zukunft ihrer Töchter absichern wollen, sie eben auch dann genitalverstümmeln, wenn sie selbst diese Praxis eigentlich ablehnen.

---

[65] vgl. Hicks, E. K., 1987, S. 219f.

[66] Terefe Gemeda, H., 2000, S. 43

[67] zum Beispiel bei den Dogon in Mali, vgl. Dinslage, S., 1981, S. 106f.

[68] Nur in sehr wenigen Gesellschaften ist die Heirat tatsächlich eine Privatangelegenheit. Statt dessen handelt es sich in der Regel um Allianzen zwischen zwei verschiedenen sozialen Gruppen, deren gegenseitiges Bündnis auf diese Art hergestellt oder erneuert werden soll (vgl. zum Beispiel Kohl, K.-H., 1993, S. 42f.).

[69] Es gibt lediglich zwei Auswege aus dieser ökonomischen Abhängigkeit vom Ehemann: entweder die Prostitution oder der Beruf der Beschneiderin. Mit letzterem geht zum einen ein hoher gesellschaftlicher Status einher, gleichzeitig besteht hierin vielleicht die einzige Möglichkeit, auf angesehene Weise unabhängig und eigenständig existieren zu können. Somit liegt es auf der Hand, dass die Beschneiderinnen kein Interesse daran haben, dass diese Praxis abgeschafft wird. Außerdem verdienen sie verhältnismäßig viel Geld, denn FGM und Reinfibulation oder die Hilfestellung bei der „Entjungferung" sind relativ teuer.

Bei vielen Ethnien richtet sich der „Brautpreis“ nach dem Maß der Genitalverstümmelung: umso stärker sie ist, desto höher ist er bemessen.[70]

Im Prinzip kommt die Infibulation dem mittelalterlichen Keuschheitsgürtel gleich, da mit dem Verschluss der Vagina vor- oder außerehelicher Geschlechtsverkehr verhindert werden soll. Dahinter könnte auch die Absicht stehen, auf diese Weise bei Abwesenheit des Mannes die Zeugung nicht eindeutig zuzuordnender Nachkommen zu verhindern, um eine „legitime“ Verwandtschaftskonstellation zu gewährleisten, die für manche Ethnien von hoher Bedeutung ist.[71]

Außerdem soll die Genitalverstümmelung die Fruchtbarkeit erhöhen, ein insofern wichtiger Aspekt, als dass „... Kinder [...] eine der wenigen Ressourcen [sind], die von Frauen in männerdominierenden Gesellschaften kontrolliert werden.“[72] Darüber hinaus bedeuten Kinder in afrikanischen Gesellschaften einen Wert an sich, und Kinderreichtum genießt einen weitaus positiveren gesellschaftlichen Stellenwert als dies z. B. in Deutschland der Fall ist.

Sexualität

Durch die Infibulation sollen die Treue der Frau gewährleistet und der Lustgewinn des Mannes gesteigert werden. Die islamische Frauenrechtlerin Fatema Mernissi sagt dazu, dass nach den Begriffen von Ehre und Jungfräulichkeit

---

[70] Diese Bezeichnung ist insofern missverständlich, als dass der „Brautpreis“, den der Ehemann an die Familie der Braut entrichtet, eigentlich nichts mit dem Kauf und Verkauf der „Ware Frau“ zu tun hat. Vielmehr handelt es sich um eine Form des institutionalisierten Gabentausches, der vorrangig ein sozialer Akt ist und mit dem soziale Obligationen einhergehen. Der „Brautpreis“ ist somit eine Art umgekehrter Mitgift und dient der Besiegelung der ehelichen Verbindung. Die Höhe des „Brautpreises“ ist je nach Kulturzugehörigkeit sehr verschieden und richtet sich nach dem Status der Ehepartner. Einschränkend muss gesagt werden, dass es sich bei dieser positiven Definition um ein Ideal handelt, welches nicht immer der Wirklichkeit entspricht beziehungsweise auch nicht überall gültig ist. In ihrer Doktorarbeit über die Arsi Oromo (Äthiopien) zeigt Terefe Gemeda eine ganz andere Sicht der Dinge: „Die Braut im Teenageralter ist oft noch ein Kind und wird meist einem Mann gegeben, der älter ist und der mit dem Brautpreis ihre sexuellen Dienste von ihrem Vater erworben hat.“ (Terefe Gemeda, H., 2000, S. 42). „Weil er für seine Ehefrau ‚bezahlt‘ hat, betrachtet der Mann sie als sein Eigentum und nicht als ein menschliches Wesen mit unveräußerlichen Rechten. [...] Wenn sie die Scheidung will, ist das immer ein schwieriges Unterfangen, weil dann erwartet wird, dass ihre Familie den Brautpreis zurückzahlt.“ (Terefe Gemeda, H., 2000, S. 45).

[71] vgl. Gülle, F. J., 1989, S. 31f.

[72] Lightfoot-Klein, H., 1993, S. 57

der Ort, an dem sich entscheidet, welches Ansehen ein Mann genießt, zwischen den Beinen einer Frau liegt.[73]

Die Genitalverstümmelung wird auch mit der Beseitigung eines mechanischen Hindernisses beim Geschlechtsverkehr begründet.

Dort, wo angenommen wird, dass die Libido der Frau bereits bei ihrer Geburt ein akzeptables Maß überschreitet, soll mit der Genitalverstümmelung ihre sexuelle Lust vermindert werden, um sie von Promiskuität und Prostitution abzuhalten. Außerdem, so Vertreter dieser Meinung, werde das Reiben der Klitoris an der Kleidung verhindert, das die Frau ansonsten permanent sexuell stimuliere.

Die Genitalverstümmelung soll ferner vor Vergewaltigung und in Gegenden, wo Polygynie[74] praktiziert wird, den Mann vor sexueller Überforderung bewahren.

Schönheit

Bei manchen Ethnien gilt das äußere weibliche Genitale als hässlich und schmutzig. Es gibt auch die Vorstellung, dass es ohne Genitalverstümmelung zu einer Art Riesenwuchs der Klitoris kommen würde und die Frauen dann aussähen wie Männer. Auf die Frage: „Warum lassen [...] islamische Väter und Mütter anderswo, etwa in Marokko und Algerien, ihre Töchter unversehrt?“, entgegnete der ägyptische Scheich Jusuf el-Badri – seines Zeichens vehementer Befürworter von FGM: „Das liegt daran, dass die Klitoris der nordafrikanischen Frauen nicht so groß wächst wie die unserer Mädchen. Es soll ja lediglich der Teil weggeschnitten werden, der über die Norm hinausgeht.“[75]

Religion

Offenbar herrscht bei der Mehrheit der FGM praktizierenden MuslimInnen die Vorstellung, dass der Islam die weibliche „Beschneidung“ zwingend ver-

---

73 vgl. Mernissi, F., 1993, S. 67

74 Bei der Polygamie wird zwischen Polygynie (ein Mann hat gleichzeitig mehrere Ehefrauen) und der weitaus selteneren Polyandrie (eine Frau ist gleichzeitig mit mehreren Ehemännern verheiratet) unterschieden. Polygynie kommt in vielen afrikanischen Ländern vor, so liegt zum Beispiel der Anteil von in polygynen Ehen lebenden Frauen im Alter von 15 bis 49 Jahren in Burkina Faso, Mali, Nigeria, im Senegal und Togo bei über 40 bis über 50 Prozent (vgl. Seager, J., 1998, S. 19). Das Auftreten von Polygynie ist jedoch keinesfalls deckungsgleich mit dem von FGM!

75 Sieg des Islam, 1997, S. 135

langt. Tatsache ist, dass es sich hier um einen präislamischen Brauch handelt,[76] welcher in der „Wiege“ des Islams Saudi-Arabien (heilige Stätten Medina und Mekka) sowie in zahlreichen anderen muslimischen Ländern völlig unbekannt ist. Auch im Koran – der Hauptquelle des islamischen Rechts – existiert keinerlei Erwähnung. In erster Linie wird FGM unter Berufung auf einen bestimmten Hadith (arabisch: Rede, Bericht) vorgenommen.[77] Die Hadithe bilden neben dem Koran die zweite Quelle des islamischen Gesetzes: Es handelt sich dabei um eine Textsammlung von überlieferten Aussprüchen des Propheten Mohammed, deren Interpretationsmöglichkeiten zahlreich sind und deren Authentizität von manchen Fachleuten angezweifelt wird.[78] Laut eines Hadith also soll der Prophet eine Beschneiderin angewiesen haben: „Nehme ein wenig weg, aber zerstöre es nicht. Das ist besser für die Frau und wird vom Mann bevorzugt.“[79] Eine Meinung dazu ist, dass sich das „bevorzugt“ auf das „zerstöre nicht“ beziehe, will heißen: der Prophet wollte mit der alten vorislamischen Sitte nicht brechen, favorisierte aber ihre Unterlassung.[80] Eine etwas andere Interpretation lautet, dass es sich um eine Makrumah handelt, das heißt eine freiwillige ehrenvolle Tat, deren Unterlassung nicht sanktioniert wird.[81] Obwohl der Islam im Unterschied zu anderen Religionen die weibliche Sexualität und das Recht der Frau auf sexuelle Befriedigung ausdrücklich anerkennt (sofern sie verheiratet ist), beharren zum Beispiel ägyptische Säkularisierungsgegner nachdrücklich darauf, dass die Genitalverstümmelung die Pflicht aller rechtgläubigen Frauen sei.[82] Daraus resultiert wiederum, dass liberalere Religionsführer aus politisch-diplomatischen Erwägungen zu

[76] Die bereits erwähnte Papyrusrolle ist auf fast 800 Jahre vor der Verkündigung des Islams durch den Propheten Mohammed auf der arabischen Halbinsel datiert, vgl. El-Gawhary, K., 1994, S. 3.

[77] Die in den Hadithen überlieferten Aussprüche und Lebensgewohnheiten des Propheten als Leitbild des muslimischen Lebens bezeichnet man als Sunna (arabisch für Gewohnheit, Tradition).

[78] vgl. zum Beispiel Aldeeb Abu-Sahlieh, S. A., 1998

[79] vgl. zum Beispiel El-Gawhary, K., 1994, S. 3; Lightfoot-Klein, H., 1993, S. 59f.

[80] vgl. El-Gawhary, K., 1994, S. 3

[81] Ein weiterer Ausspruch des Propheten, für den jedoch nur ein einzelner Beleg existiert, trifft genau diese Aussage. Darüber hinaus existiert ein Hadith, der die Exzision für weibliche Gefangene anordnet, die zum Islam konvertieren (vgl. Berkey, J. P., 1996, S. 25).

[82] vgl. Stelzenmüller, C., 1995, S. 14

dieser Frage in der Öffentlichkeit eher zurückhaltend Stellung beziehen, auch wenn sie die Genitalverstümmelung missbilligen.[83]

In diesem Zusammenhang ist es wichtig, folgenden elementaren Sachverhalt zu kennen, den unter anderem Ursula Spuler-Stegemann kritisiert: „Einer der höchsten Werte in der Scharia [Islamisches Gesetz] ist die ‚hurma', die ‚körperliche Unversehrtheit', die es in jeder Hinsicht zu *schützen* gilt. Deshalb sind nicht nur Selbstmord und Euthanasie im Islam verboten, sondern jegliche Beeinträchtigungen der Integrität des Körpers eines jeden Muslims, abgesehen von der als Pflicht vorgeschriebenen Knabenbeschneidung und generell abgesehen von den *gottgewollten Körperstrafen*. [...] Im Falle der Mädchenbeschneidung ist nun aber – kritisch – zu konstatieren, dass die islamischen Gelehrten den damit verbundenen Aspekt der ‚Körperverletzung' durchweg völlig ignorieren."[84]

Zusammenfassend kann gesagt werden, dass – ebenso wie es nicht *den* Islam gibt – auch sehr unterschiedliche Meinungen zur genitalen Verstümmelung unter MuslimInnen existieren; das Spektrum reicht von *wajib* (verpflichtend) bis hin zu *muharram* (verboten).[85] Daneben existieren bei andersgläubigen Ethnien verschiedenste Glaubensvorstellungen bzw. heilige Mythen, auf deren Grundlage FGM durchgeführt wird. Die Dogon in Westafrika zum Beispiel führen diesen Brauch unter anderem deshalb aus, um die Schuld des Menschen gegenüber der Erde zu begleichen: Gott hat den Menschen aus Erde geschaffen und im Gegenzug dazu wird die Erde mit Blut getränkt.[86]

Initiation

Die Initiation bildet ein Übergangsstadium, das mit der Trennung von der früheren sozialen Stellung und der Inkorporation in einen neuen gesellschaftlichen Stand beziehungsweise in eine neue soziale Rolle einhergeht. Der wichtigste Typ markiert den Übergang vom Kind zum Erwachsenen, fällt allerdings nicht zwingend mit der physiologischen Pubertät zusammen. Während der Initiation, deren Zeremonien einen längeren Zeitraum beanspruchen

---

[83] vgl. zum Beispiel Storm, Julia, 1999: Die Beschneidung von Frauen und Mädchen unter besonderer Berücksichtigung der Diskussion in Ägypten (unveröffentlichtes Manuskript zur Magisterarbeit im Fachbereich Islamwissenschaft der Universität Hamburg), S. 22
[84] Spuler-Stegemann, U., 1997, S. 217
[85] vgl. Aldeeb Abu-Sahlieh, S. A., 1998, S. 8
[86] vgl. Dinslage, S., 1981, S. 108

können, erfolgt in der Regel eine Unterweisung in der „Buschschule". Hierbei handelt es sich um eine Art Lager außerhalb des Dorfes in der Savanne oder im Wald (Busch). Während dieser Zeit werden die im Busch abgesonderten Initiandinnen und Initianden in ihr späteres Leben als Erwachsene eingeführt, indem sie von erfahrenen Alten unter anderem in allen erforderlichen Kenntnissen und Fertigkeiten unterrichtet und in geheimes Wissen eingeweiht werden. Das Ende der Initiation wird in der Regel mit einem aufwendigen Fest begangen. Erst Initiierte gelten als vollwertige Mitglieder der Gemeinschaft und heiratsfähig. Neben äußerlichen Veränderungen, die sich zum Beispiel in Form von neuer Kleidung oder speziellen Schmuckstücken ausdrücken, die den Statuswechsel anzeigen, wird dieser Ablösungsprozess oft durch verschiedene körperliche Markierungen symbolisiert, zu denen neben anderen auch die „Beschneidung" gehören kann.[87] Darüber hinaus kann die Zugehörigkeit zu einer bestimmten Gruppe von gemeinsam Initiierten für das weitere Leben eine große Rolle spielen.

Langsam aber sicher verliert die weibliche Genitalverstümmelung als Teil der Initiation zwar an Bedeutung, gleichwohl existiert sie im Rahmen dieser Riten nach wie vor.[88] Unter diesem Gesichtspunkt bildet sie einen Bestandteil des Übergangs vom Mädchen zur Frau und ein Zugehörigkeitsmerkmal zur jeweiligen Ethnie. Der Vorgang an sich wird in diesem Zusammenhang als eine Art Reifeprüfung interpretiert, und das Verhalten des Mädchens oder der Frau während der Verstümmelung dient oft zur Prognose über ihr zukünftiges Auftreten (umso tapferer sie sich verhält, desto mutiger wird sie andere schwierige Situationen meistern und umgekehrt). Dieser Umstand setzt die Mädchen unter einen nicht zu unterschätzenden Druck.

Gesundheit

Häufig wird das Argument vorgebracht, dass die Genitalverstümmelung Schwangerschaft und Geburt erleichtere.

Außerdem soll so verhindert werden, dass Insekten in die Vagina eindringen.

Es herrschen Überzeugungen, dass die Klitoris Gesundheit und Leben all jener gefährde, die mit ihr in Berührung kommen, weil sie giftig sei, dass Unbeschnittene keine Kinder bekommen könnten oder dass die Gebärmutter

[87] vgl. zum Beispiel Hirschberg, W., 1999, S. 186f.

[88] unter anderem zum Beispiel bei den Samburu und Massai in Ostafrika, vgl. Guhad Noor, A., 1995, S. 22

bei Nicht-Infibulierten herausfiele.[89] Bei manchen Ethnien wird die Genitalverstümmelung nach der Entbindung ausgeführt, um die Festigkeit der Vagina zu steigern.

Auch wird erwartet, dass die Genitalverstümmelung die gesamte gesundheitliche Konstitution der Frauen erhält beziehungsweise fördert.

Zusammenfassung

Wie den Ausführungen zu entnehmen ist, handelt es sich bei der Praxis der weiblichen Genitalverstümmelung um eine sehr riskante und folgenschwere Tradition.

Viele Grundannahmen basieren auf Desinformation und Unkenntnis der weiblichen Anatomie und Physiologie, oft klaffen Intention und Realität weit auseinander: Die Genitalverstümmelung wirkt sich nicht positiv auf die gesundheitliche Konstitution, Schwangerschaft und Geburt aus, sondern erweist sich im Gegenteil als schädigend, und statt der erwarteten höheren Fruchtbarkeit kann vielmehr Unfruchtbarkeit die Folge sein. Damit einhergehend werden die Heiratschancen der Frau nicht erhöht, sondern (im Nachhinein) eher vernichtet.

Die seelischen Schäden sind beim derzeitigen Stand der Forschung – sofern sie überhaupt stattfindet beziehungsweise stattgefunden hat – nicht annähernd so klar zu ermessen wie die körperlichen. Zunächst einmal ist davon auszugehen, dass die weibliche Genitalverstümmelung ein traumatisches Erlebnis darstellen kann und dass aus den körperlichen und sexuellen Komplikationen wiederum seelische Probleme resultieren können. Andererseits müssen alle Umstände bedacht werden, die eintreten können, wenn einzelne Mädchen von dieser Praxis verschont bleiben, während fast ausnahmslos alle anderen in ihrer Ethnie oder in ihrem Wohnort genital verstümmelt sind und nur dies gesellschaftlich akzeptiert ist: Hieraus kann neben vielem anderen resultieren, dass sie ihr Leben lang in einem inferioren Status verbleiben und nicht für voll genommen, verspottet und diskriminiert werden, dass niemand sie jemals hei-

[89] Eine Professorin des Instituts für Anatomie und Zellbiologie in Marburg zog in einem Gespräch über dieses Thema folgendes Motiv in Erwägung: Die Annahme, dass die Gebärmutter herausfällt, wenn die Frau nicht infibuliert ist, könnte darauf beruhen, dass Gebärmuttervorfälle beobachtet wurden. Das wäre bei der bereits erwähnten recht hohen Zahl von Geburten sogar nahe liegend. Möglicherweise wurde also der Verschluss der Vagina als eine Art Präventivmaßnahme erdacht, weil keine Therapiemöglichkeiten bestanden.

raten wird und darüber hinaus, dass dies dem Ansehen der gesamten (Groß-) Familie schadet. Es ist wohl unnötig aufzuzählen, in welche seelischen Nöte und Bedrängnisse die Betroffenen hierdurch geraten können. Haben sie – beziehungsweise die Eltern – keinerlei Möglichkeit, dieser Situation zu entrinnen,[90] ist die Frage, was für das rein seelische (!) Wohlergehen tatsächlich das geringere Übel darstellt, für die Beteiligten keineswegs einfach zu ermessen. Der Umkehrschluss: Umso mehr Mädchen und Frauen in einer FGM praktizierenden Gesellschaft unversehrt bleiben, desto höher sind die Chancen, dass ihnen daraus keinerlei Nachteile erwachsen.[91] (Um Missverständnissen vorzubeugen: Dies ist ganz entschieden kein Plädoyer für FGM, sondern lediglich ein Hinweis auf die Komplexität dieser Problematik!)

Dass Frauen ihre Libido nicht unter Kontrolle haben, stimmt mit den Erfahrungen unversehrter Frauen ganz offensichtlich nicht überein. Um Frauen von vorehelichem Sex, Ehebruch, Promiskuität oder Prostitution abzuhalten, stehen Gesellschaften darüber hinaus ganz andere (Sanktions-) Möglichkeiten zur Verfügung als die Genitalverstümmelung: allen voran spielt hier die Erziehung sicher eine herausragende Rolle.[92] Davon abgesehen gibt es – ganz im Widerspruch zur eigentlich angestrebten sexuellen Enthaltsamkeit oder Treue – durchaus Frauen, die auf der (möglicherweise vergeblichen) Suche nach sexueller Erfüllung ihre Sexualpartner erst recht häufiger wechseln. Auch der Anspruch, dass eine Frau der ihr zugeschriebenen Rolle als Ehefrau und Mutter nur dann gerecht werden könne, wenn ihre Libido relativ schwach ist, erscheint unrealistisch. Dass ein erfülltes Sexualleben sich zumindest nicht nachteilig auf die Frau auswirkt, kann wohl als gegeben angesehen werden, und falls sie diesen Umstand positiv auf das Umfeld überträgt, kann dies dem

[90] Zum Beispiel, indem der Gesellschaft nur vorgespielt wird, das Mädchen/die Frau sei verstümmelt (was in neuerer Zeit tatsächlich, aber nur in seltenen Fällen praktiziert wird), wenn das Mädchen/die Frau im Ausland lebt und von der eigenen community nicht so stark kontrolliert wird (was im Ausland auch nicht immer gewährleistet ist) oder wenn es ihr gelingt, sich über ihren Beruf oder ihre Ehe mit einem Angehörigen einer anderen Ethnie/ Nation so weit unabhängig zu machen, dass ihre Unversehrtheit nicht bekannt wird.

[91] Die optimale Lösung des Problems ist natürlich, wenn die betreffende Gesellschaft beschließt, FGM komplett abzuschaffen, was das Ziel der zahlreichen Aufklärungskampagnen und Initiativen zur Abschaffung von FGM ist.

[92] Von der Diskussion der Frage, ob es überhaupt legitim ist, sich das Recht herauszunehmen, die Sexualität von Mädchen und Frauen kontrollieren zu wollen, sehe ich an dieser Stelle ab.

Familienleben sicherlich nur zum Vorteil gereichen. Hingegen ist es wohl mehr als fragwürdig, das sexuelle Verlangen der Frau einzuschränken, um den Mann in einer polygynen Ehe vor sexueller Überforderung zu bewahren. Als Gipfel patriarchaler Selbstsucht aber mutet die Tatsache an, dass Mädchen und Frauen als potenzielle Opfer von Vergewaltigung präventiv zugenäht werden.

Ob das weibliche Genitale nun schön oder hässlich ist, liegt im Auge der Betrachterin oder des Betrachters. Wir sollten in diesem Zusammenhang nicht vergessen, dass alle Gesellschaften bestimmte Schönheitsideale besitzen, und wie schwer es ist, diesen zu widerstehen, weil wir uns und andere an ihnen messen und selbst daran gemessen werden. Welche Opfer Menschen auf sich nehmen, um ihnen zu entsprechen, dürfte hinlänglich bekannt sein.[93] Mir erscheint dennoch die Forderung legitim, dass die Entscheidung den Betroffenen selbst überlassen werden muss – und zwar im Erwachsenenalter, damit immerhin die Chance besteht, das Für und Wider sorgfältig abzuwägen und die möglichen Konsequenzen ermessen zu können.

In vielen Ethnien, die die Genitalverstümmelung im Rahmen von Initiationen praktizieren, hat sich dieser Akt vom eigentlichen Ritus der Initiation längst losgelöst: zum einen zeitlich, wenn er bei immer jüngeren Mädchen durchgeführt wird, und zum anderen räumlich, wenn die Genitalverstümmelung im Krankenhaus erfolgt. Dass es prinzipiell möglich ist, solche schädlichen Riten zu reformieren und das Element der Genitalverstümmelung durch harmlose Symbolhandlungen zu ersetzen, hat sich bereits gezeigt: In Kenia zum Beispiel ist es zwei NGOs (*Maendeleo ya Wanawake* und *Program for Appropriate Technology in Health*, PATH) gelungen, einen unblutigen alternativen Ritus zu entwickeln, der bereits in vielen Gemeinden etabliert werden konnte. Allerdings bedurfte es jahrelanger sorgfältiger Forschung und Vorbereitung, um eine adäquate Alternative zu schaffen, die mit der Aufklärung über die negativen Konsequenzen von FGM einhergeht: *Ntanira Na Mugambo* (Beschneidung durch Worte). Seit der ersten Realisierung Mitte 1996 haben

---

[93] Und dies betrifft auch und gerade die reichen Länder dieser Erde, wo neben vielem anderen die Kosmetikbranche und die Plastische Chirurgie mit ihren Faceliftings, Nasenkorrekturen, Botox-Injektionen, Brustvergrößerungen, Fettabsaugungen und so weiter – aber auch zunehmend mit Operationen am Intimbereich! – Milliarden-Dollar-Industrien bilden und wo eine steigende Zahl von Frauen und Mädchen sich quasi zu Tode hungert (Magersucht, Bulimie).

über 5.000 Mädchen diesen Ritus anstelle der Genitalverstümmelung durchlaufen.[94] Die InitiatorInnen halten diese Methode für eine der Erfolg versprechendsten Strategien im Kampf für die Abschaffung der weiblichen Genitalverstümmelung überhaupt.[95]

Wie in der Einleitung erwähnt, existiert die weibliche Genitalverstümmelung in Afrika vorrangig unter MuslimInnen, die davon überzeugt sind, dass eine rechtgläubige und ehrenhafte muslimische Frau „beschnitten" sein muss. Wie unterschiedlich die Auffassungen hierzu sind, wurde bereits diskutiert. Bislang nicht erwähnt wurde die Tatsache, dass sehr viele Menschen fälschlicherweise davon überzeugt sind, dass das Gebot der weiblichen „Beschneidung" explizit im Koran aufgeführt ist. Dies liegt daran, dass die Lehren des Islam häufig mündlich überliefert werden, was sich unter anderem aus dem hohen Analphabetismus erklärt.[96] Die einzigen, die diese falsche Information ein für alle Mal richtig stellen könnten, sind daher die islamischen Religionsführer. Die Initiative hierzu muss sogar von ihnen ausgehen, weil es sich um ein Tabuthema handelt: Selbst wenn bereits Zweifel an dieser Praxis bestehen sollten, ist nicht zu erwarten, dass die Menschen es von sich aus wagen, ihre religiösen Autoritäten danach zu fragen. Das Engagement der Religionsführer in dieser Frage ist leider nur sehr zögerlich. Zum einen hängt dies sicherlich mit ihrer (erwiesenen) Unkenntnis darüber zusammen, wie gravierend und risikoreich der Eingriff tatsächlich ist, so dass die Fehleinschätzung besteht, es handele sich hier um eine Bagatelle. Der Hauptgrund für das Schweigen der Religionsführer ist jedoch sicher in politischen Erwägungen zu suchen.

Wenn aber, wie zum Beispiel im senegalesischen Projekt *Tostan* (Durchbruch), die Religionsführer für die Aufklärungsarbeit gewonnen werden können, kann ihr positiver Einfluss zur Abschaffung der Genitalverstümmelung geradezu bahnbrechend wirken,[97] wohingegen ein Umdenken ohne die Billigung der geistlichen Führung erschwert wird.

Wie befremdlich Außenstehenden die aufgeführten Begründungen für die Genitalverstümmelung teilweise auch erscheinen – ihre hohe gesellschaftli-

[94] Auskunft von Michelle Folsom (Mitarbeiterin bei PATH Kenia) vom 16.07.2003

[95] vgl. Chelala, C., 1998, S. 126; einen Überblick über Strategien im Kampf gegen FGM in Afrika gibt der Artikel von Baumgarten/Finke in diesem Buch, Anm. d. Red.

[96] Übrigens sind fast zwei von drei nicht alphabetisierten Menschen auf der Welt Frauen (vgl. Seager, J., 1998, S. 74).

[97] vgl. zum Beispiel Tostan, 1999, S. 86ff.

che und individuelle Tragweite kann nicht ignoriert werden. Dabei scheinen die eigentlichen Motive für die Genitalverstümmelung der Aspekt der Kontrolle und Unterdrückung der Frau im Namen von Sitte und Anstand in einer von Männern dominierten Gesellschaft zu sein und die Tatsache, dass quasi ein – noch dazu extrem angesehener und somit mächtiger – Berufsstand davon existiert. Dennoch: Diese vielschichtige Problematik so eindimensional darzustellen, hieße, dem Problem nicht gerecht zu werden. Wenngleich die weibliche Genitalverstümmelung wohl immer (in unterschiedlicher Ausprägung) den Aspekt der Unterdrückung impliziert, lässt ein Großteil der angeführten Begründungen aus dem gesellschaftlichen Kontext gleichzeitig oder sogar vorrangig in der Regel beste Absichten erkennen.

Dort, wo Genitalverstümmelungen üblich sind, sind sie in komplexe gesellschaftliche Zusammenhänge eingebettet, so dass die Unterdrückung des weiblichen Bevölkerungsteils möglicherweise nicht als solche wahrgenommen wird. FGM hat sich zu einer Tradition oder Handlungsroutine entwickelt, die als solche nicht reflektiert wird, sondern einfach zum Leben dazu gehört: Warum sollten die Menschen Bewährtes in Frage stellen, etwas, das „schon immer" getan wurde, was alle tun und vom dem man sich ja außerdem eine teilweise erhebliche Steigerung der Lebensqualität verspricht? Solange die physisch und psychisch negativen Resultate nicht mit der Verstümmelung als Ursache in Verbindung gebracht werden und gleichzeitig keine Vergleiche zu unversehrten Frauen möglich sind, entsteht auch kein Handlungsbedarf zur Veränderung der gegenwärtigen Situation.

Es gibt keine einfachen Lösungen

Es hat sich gezeigt, dass gesetzliche Verbote zwar durchaus Signalwirkung besitzen, doch ohne flankierende Maßnahmen weitgehend wirkungslos bleiben.[98] Eine schwerwiegende Folge kann sein, dass bei Komplikationen aus Angst vor Strafe auf die Möglichkeit ärztlicher Notfallversorgung verzichtet wird, und in der Konsequenz (noch) mehr Mädchen und Frauen an den Folgen des Eingriffs sterben. Um ein allgemeines Bewusstsein für diese Problematik zu schaffen und ein Umdenken zu erreichen, kann also nur eines greifen: eine

[98] vgl. hierzu auch den Artikel von Regina Kalthegener zu rechtlichen Regelungen in Afrika in diesem Buch, Anm. d. Red.

differenzierte Auseinandersetzung mit diesem Tabuthema und sensible Aufklärungs- und Überzeugungsarbeit.

Da es sich offensichtlich um ein fundamentales Element im soziokulturellen Kontext handelt, kann das Problem nicht isoliert betrachtet werden; letztlich muss diese Arbeit mit dem Empowerment[99] von Frauen einhergehen. Dies beginnt damit, dass den Mädchen und Frauen bessere Bildungschancen eingeräumt werden müssen, da sie den weitaus größten Teil derjenigen bilden, die weder lesen noch schreiben können. Steigendes Bildungsniveau trägt zur Rückläufigkeit der Genitalverstümmelung bei,[100] denn gebildetere Eltern sind zunehmend bereit, auf die Genitalverstümmelung ihrer Töchter zu verzichten oder zumindest weniger drastische Formen durchzusetzen, wohingegen die ungebildeteren Schichten daran festhalten, entweder aus Gründen der Tradition oder aus Unwissenheit.

Bildung allein ist natürlich kein Allheilmittel, aber ein Schlüsselfaktor bei der Armutsbekämpfung und für die Unabhängigkeit und Selbstbestimmung von Frauen. Zum einen erhöhen sich mit steigendem Wissen die Chancen für Berufsausbildung und ökonomische Selbständigkeit: Unabhängige Frauen können eher Widerstand leisten und sich nötigenfalls von der Institution Ehe und anderen gesellschaftlichen Zwängen – wie der Genitalverstümmelung – emanzipieren. Zum anderen stehen des Lesens Kundigen generell mehr Möglichkeiten zur Beschaffung von Informationen und Weiterbildung offen, die für die Verbesserung der Situation von Frauen und Mädchen eingesetzt werden können. Diese (selbstredend simplifizierte) Spirale kann nach Belieben fortgesetzt werden. So idealisiert sie erscheinen mag, es bestehen durchaus Chancen dafür, dass sich das Empowerment der Frauen in Afrika ausbauen beziehungsweise zunehmend realisieren lässt, wie gezielte Strategien in der Entwicklungszusammenarbeit bestätigen.

Aufklärungskampagnen zur Abschaffung von FGM existieren in Afrika bereits seit Jahrzehnten und werden immer zahlreicher und professioneller. Da

[99] Ein Netzwerk von Frauen des Südens (Development Alternatives with Women for a New Era, DAWN) forderte auf der Dritten Weltfrauenkonferenz 1985 in Nairobi das von ihnen entwickelte Konzept des „empowerments" (Machtbildung/Machtzuwachs) ein, das die Umverteilung gesellschaftlicher Macht und Ressourcenkontrolle zum Vorteil von Frauen anstrebt, um ihre Autonomie zu fördern und in Bezug auf frauenspezifische Nachteile das traditionelle Geschlechterverhältnis zugunsten einer gerechteren Gesellschaft aufzubrechen (vgl. Krämer, A., 1995, S. 130).

[100] vgl. zum Beispiel El Saadawi, N., 1980, S. 42

sie jedoch in den Anfängen von Vertretern der Kolonialmächte initiiert wurden, kommt es vor, dass FGM zur bewahrenswerten afrikanischen Tradition (v)erklärt wird, deren GegnerInnen sodann in den Verdacht westlicher beziehungsweise kolonialer Fremdbestimmung geraten. In der Diskussion fallen dann kontraproduktive Reizworte wie „Kulturimperialismus", „Eurozentrismus" „Neo-Kolonialismus" und „Rassismus". Nicht nur aus diesem Grund ist es sinnvoll, dass die Initiative bei diesem hochgradig sensiblen Thema in erster Linie von den betroffenen Ländern selbst ausgehen sollte. Angesichts des Bildungsniveaus, der Situation im Gesundheitswesen und der ökonomischen Situation in Afrika erscheint eine finanzielle und beratende Unterstützung seitens der Industrienationen jedoch opportun und wünschenswert.

Die Industrienationen selbst müssen sich der Problematik auch vor der eigenen Haustür stellen und dürfen sie nicht länger ignorieren. Hierfür sind eigene Programme und Strategien notwendig. Diese sollten meiner Meinung nach in Zusammenarbeit mit den betreffenden afrikanischen *communities* und in Anknüpfung an Erfahrungen aus anderen Ländern entwickelt werden. Präventionsarbeit ist unbedingt erforderlich, denn es ist eine unumstößliche Tatsache, dass FGM in den Einwanderungsländern weiter praktiziert wird. Neben der Aufklärungsarbeit unter den Einwandererfamilien sollte die Prävention auch jene mit einbeziehen, die beruflich mit MigrantInnen in Kontakt kommen und früher oder später mit FGM konfrontiert werden könnten.[101] Die Erfahrung zeigt, dass diese Berufsgruppen in der Regel schlecht oder gar nicht informiert sind. Dies trifft zum Beispiel auf MedizinerInnen zu: „Für jede von ihnen [gemeint sind die betroffenen Frauen] ist es schwierig, eine gynäkologische Untersuchung über sich ergehen zu lassen, wenn die Ärzte geschockt und mit Unverständnis reagieren. Man kann das nicht mit Worten beschreiben. Bestimmte Bemerkungen gehen unter die Haut und sind unmöglich."[102] „Die Frau kann sich nicht erklären, warum der Arzt beziehungsweise die Ärztin nicht in der Lage ist, ihr ‚symbolisch verändertes Geschlecht' zu

[101] Für diese Zielgruppe hat TERRE DES FEMMES im Jahr 2014 einen Handlungsleitfaden zum Schutz gefährdeter Mädchen und zum Umgang mit betroffenen Frauen entwickelt, die Broschüre „Weiblicher Genitalverstümmelung begegnen" ist über frauenrechte.de erhältlich.

[102] Barre-Dirie, A., In: Wesch, U., 1999, S. 96f.

erkennen; der Arzt oder die Ärztin ist angesichts der Infibulation bestürzt und weiß nicht, wie er [sic!] reagieren soll.“[103]

Unwissenheit kann nicht nur den Betroffenen schaden, sondern unterbindet natürlich auch jede mögliche Prävention oder Intervention, sobald weiteren Mädchen dieses Schicksal droht. So sind es also nicht nur die MitarbeiterInnen im Gesundheitswesen, denen fundierte Kenntnisse nicht schaden könnten, sondern auch LehrerInnen, MitarbeiterInnen der Auslandsämter und der Jugendämter oder AnhörerInnen und RichterInnen in Asylverfahren – um nur einige zu nennen: Sie alle können im Rahmen ihrer beruflichen Tätigkeit sehr plötzlich in Situationen geraten, in denen sie – und vielleicht nur sie – aufgefordert sind zu handeln. Wer in solchen Fällen jedoch aus Unwissenheit gar nicht befähigt ist, eine Entscheidung zu fällen, es ungeachtet dessen aber tun muss, geht absolut leichtfertig mit dem Schicksal der Betroffenen um.

Für Deutschland könnten Strategien anderer europäischer Länder durchaus als Vorbild dienen. In Schweden beispielsweise, das 1982 als erstes europäisches Land mit einer gesetzlichen Regelung reagierte, wurde 1993 ein dreijähriges Mutter-Kind-Projekt zu dieser Problematik initiiert. Es beinhaltete die Erarbeitung effektiver Präventionsmaßnahmen in Schweden, Möglichkeiten der angemessenen medizinischen und psychologischen Versorgung genitalverstümmelter Frauen sowie Aufklärungs- und Informationsarbeit. Zielgruppen bildeten afrikanische *communities* in Schweden und Berufsgruppen, die am ehesten mit Betroffenen in Kontakt kommen wie etwa MedizinerInnen, LehrerInnen, SozialarbeiterInnen. Die Gruppen wirkten maßgeblich bei der Planung und Ausführung der Projektaktivitäten mit, so dass von spezifischen Kenntnissen und Erfahrungen beider Seiten profitiert wurde.[104]

---

[103] Grassivaro Gallo, P.; Viviani, F., 1999, S. 124

[104] Das umfangreiche Projekt sensibilisierte nicht nur die Massenmedien, sondern errichtete unter anderem ein Netzwerk, erstellte spezifisches Informationsmaterial, bot Fortbildungsmaßnahmen an und erarbeitete Empfehlungen für Personal in Medizin und Gesundheitsfürsorge. Die Evaluation erbrachte erhebliche Steigerungen von Hintergrundverständnis und Wissen um diese Problematik, die in die alltägliche Praxis der relevanten Berufsgruppen eingingen. Die Aufklärung für AfrikanerInnen – vorrangig Somali – erfolgte unter anderem über Informationsschriften, Workshops, Videos und Beiträge in lokalen somalischen Medien. Die hohe Resonanz löste Diskussionen um gesundheitliche, religiöse und soziale Aspekte aus. Zwar zeigten sich deutliche Bewusstseinsänderungen, aber keineswegs die vollständige Abkehr von dieser Tradition. Die Bereitschaft zur Infibulation nahm ab, doch aus religiösen Gründen bestanden mehr als 90 Prozent auf der weniger drastischen „Sunna“ für ihre Töchter, ungeachtet der Gesetzgebung. Somit sind die Schweden

Obwohl sie durchaus vorkommen, sind schnelle Erfolge bei dieser heiklen und tief verwurzelten Problematik nicht die Regel. Doch vielerorts ist etwas in Bewegung geraten, mehr und mehr Menschen setzen sich nach ihren Möglichkeiten für die Abschaffung dieser Praktik ein. In diesem Zusammenhang beschließe ich meine Ausführungen mit einem weiteren Appell:

> „Menschen, die nicht viel über FGM wissen, werden kaum verstehen, warum Eltern, die das Beste für ihre Kinder wollen, sie dieser Prozedur unterziehen. Man kann sich leicht über FGM empören und sie als Folter an unschuldigen Kindern verurteilen und die Eltern sowie deren Gesellschaften mit Abscheu betrachten. Diese Haltung wird allerdings weder zu einer Auseinandersetzung mit FGM führen noch die bereits begonnenen Veränderungen unterstützen. Stattdessen sollten wir uns einen Einblick in die Gesellschaften verschaffen, in denen FGM üblich ist.“ (Lars Almroth und Vanja Almroth-Berggren)[105]

---

noch keineswegs am Ziel – doch über den Stand von Lippenbekenntnissen längst hinweg (vgl. Schnüll, P., 1999, S. 18).

[105] Almroth, L.; Almroth-Berggren, V., 1998, S. 8

Katharina Kunze
Anhang: Verbreitung von FGM

Weibliche Genitalverstümmelung ist ein weltweites Problem, denn in vermutlich jedem Land der Erde leben Betroffene und Gefährdete. Die Länder, in denen weibliche Genitalverstümmelung von großen Teilen der Bevölkerung befürwortet und praktiziert wird, wurden durch neue Studien und Forschungsergebnisse in den letzten Jahren stetig erweitert. Während FGM lange Zeit in der Öffentlichkeit als „afrikanisches Phänomen" dargestellt wurde, ist heute bekannt, dass weibliche Genitalverstümmelung auch im Irak, Iran, Oman, Jemen, im Grenzgebiet von Indien und Pakistan, Indonesien, Malaysia, Sri Lanka und vermutlich weiteren, noch nicht daraufhin erforschten Regionen praktiziert wird. Eine Zusammenfassung der verfügbaren Studien und durch sie belegten Verbreitungsgebiete finden Sie auf frauenrechte.de/fgm-asien bzw. frauenrechte.de/fgm-afrika

Aufgrund der Tabusierung des Themas ist es schwer, gesicherte Daten zu erheben. Viele Studien können nur mit einer Informantengruppe arbeiten und so zwar nachweisen, dass weibliche Genitalverstümmelung präsent ist, aber keine Angaben über die Akzeptanz und Verbreitung im Land machen. Zudem ist die Kategorisierung nach Ländern sowieso kritisch zu betrachten, da Mädchen nicht aufgrund ihrer Nationalität sondern aufgrund ihrer ethnischen Zugehörigkeit genitalverstümmelt werden und die Verbreitungsgebiete somit nicht den heutigen Landesbegrenzungen entsprechen.

Die Vereinten Nationen nehmen aufgrund dieser Unwägbarkeiten nur die Länder in ihre Statistik auf, in denen von der Regierung veranlasste, international standardisierte Erhebungen zu verschiedenen Gesundheitsthemen und weiblicher Genitalverstümmelung durchgeführt wurden. Für die anderen Länder gibt es keine „offiziellen" Zahlen. Darum beschränken wir auch unsere folgende Statistik auf die Verbreitungsgebiete, die von der UN und WHO bestätigt und anerkannt wurden.

Petra Schnüll schrieb über ihre Aufstellung in der letzten Auflage dieses Buches: „Bei der folgenden Aufstellung über die *zahlenmäßige* Verbreitung von FGM in Afrika habe ich die FGM-Angaben in Prozent zugrunde gelegt, wie sie von der WHO angegeben werden.[1] (...) Die Zahlen habe ich aufge-

[1] vgl. World Health Organization, 2001, S. 25-27

stellt, indem ich zuerst den Frauenanteil[2] der Gesamtbevölkerung[3] berechnet, von dieser Summe den prozentualen Anteil der von FGM betroffenen Frauen ermittelt und dann auf jeweils 100er Größen gerundet habe.“

Zur Aktualisierung dieses Buches im Jahr 2014 wurde die Tabelle um zwei Spalten ergänzt um nach der selben Berechnungsmethode aktuelle Zahlen zu erhalten.[4] Hier zeigt sich, dass trotz erfolgreicher Abschaffungsbemühungen, die die Verbreitung von weiblicher Genitalverstümmelung reduzieren, die Anzahl der Betroffenen aufgrund des Bevölkerungswachstums weiter steigt. Heute sind allein auf dem afrikanischen Kontinent in den Ländern, für die den Vereinten Nationen verlässliche Daten vorliegen, über 170 Millionen Mädchen und Frauen genitalverstümmelt oder in akuter Gefahr.[5]

---

[2] Geschätzer Anteil der weiblichen Bevölkerung an der Gesamtbevölkerung in Prozent (vgl. United Nations, 2000)

[3] Bevölkerungsdaten für 2001, entnommen aus Fischer Weltalmanach, 2003

[4] Quellenangaben für die Berechnung: Einwohnerzahl der Länder (E) von UN (2013), Betroffene in Prozent (B) laut UN (2013), Männerquote der Gesamtbevölkerung (M) der Länder laut „The World Factbook“ der CIA, Berechnung gemäß E/2*(2-M)/100*B

[5] Die Differenz zu den oben genannten „mehr als 125 Millionen“ Betroffenen weltweit laut UN und WHO ergibt sich ggf. dadurch, dass in unserer Tabelle auch Gefährdete eingerechnet sind.

Von Genitalverstümmelung in Afrika betroffene Mädchen und Frauen nach Prozentangaben der WHO und UNICEF

Land	FGM in Prozent (nach UNICEF 2013	Betroffene & Gefährdete 2013	FGM in Prozent (nach WHO 2003)	Betroffene & Gefährdete 2003
Ägypten	91	36.215.000	97	30.978.600
Äthiopien	74	35.166.000	85	27.971.800
Benin	13	664.000	50	1.641.400
Burkina Faso	76	6.500.000	72	4.242.300
Dschibuti	93	463.000	98	334.500
Elfenbeinküste	38	3.744.000	43	3.457.600
Eritrea	89	2.875.000	95	1.996.400
Gambia	76	717.000	80	536.400
Ghana	4	528.000	30	2.956.200
Guinea	96	5.638.000	99	3.752.100
Guinea Bissau	50	447.000	50	312.600
Jemen			23	2.075.300
Kamerun	1	110.000	20	1.519.700
Kenia	27	5.988.000	38	5.839.800
DR Kongo			5	1.308.900
Liberia	66	1.417.000	60	964.200
Mali	89	7.150.000	94	5.214.200
Mauretanien	69	1.436.000	25	343.600
Niger	2	177.000	5	274.000
Nigeria	27	23.204.000	25	15.909.700
Senegal	26	1.948.000	20	976.800
Sierra Leone	88	2.841.000	90	2.356.000

Somalia	98	5.092.000	99	4.497.100
(Süd)Sudan	88	21.241.000	89	14.104.300
Tansania	15	3.731.000	18	3.100.500
Togo	4	139.000	12	279.200
Tschad	44	3.019.000	60	2.374.800
Uganda	1	190.000	5	569.700
Zentralafrikanische Republik	24	565.000	43	827.000
SUMME		171.205.000		140.714.700

Quelle: World Health Organization (Hrsg.), 2001: Female Genital Mutilation. Integrating the Prevention and the Management of the Health Complications into the Curricula of Nursing and Midwifery. A student's manual. Genf, S. 25-27.

Literaturnachweis

Aldeeb Abu-Sahlieh, Sami A., 1998: Muslims' Genitalia in the Hands of the Clergy. Religious Arguments about Male and Female Circumcision, Lausanne (unveröffentlichtes Manuskript).

Almroth, Lars; Almroth-Berggren, Vanja, 1998: Female Genital Mutilation in Sudan. A Literature Review and a Field Study on knowledge of, attitudes to and practice of Female Circumcision in a Rural Area in Sudan, Stockholm.

Assaad, Marie B., 1995: Female Circumcision in Egypt. A Harmful Practice Embedded in Culture and Tradition. In: Ministry of Foreign Affairs; Danida (Hrsg.), 1995: Report from the Seminar on Female Genital Mutilation, Copenhagen, 29 May 1995, Copenhagen, S. 21-31.

Baratta, Mario von (Hrsg.), 2002: Der Fischer Weltalmanach 2003, Frankfurt.

Beck-Karrer, Charlotte, 1996: Löwinnen sind sie. Gespräche mit somalischen Frauen und Männern über Frauenbeschneidung, Bern.

Berkey, Jonathan P., 1996: Circumcision Circumscribed. Female Excision and Cultural Accommodation in the Medieval Near East. In: International Journal of Middle East Studies, Band 28, Februar 1996, Nr. 1, S. 19-38.

Borgers, Dieter; Niehoff, Jens-Uwe, 1995: Die Weltgesundheitslage. In: Opitz, Peter J. (Hrsg.), 1995: Weltprobleme. 4., aktualisierte Auflage, Bonn, S. 71-91.

Braun, Ingrid; Levin, Tobe; Schwarzbauer, Angelika (Hrsg.), 1979: Materialien zur Unterstützung von Aktionsgruppen gegen Klitorisbeschneidung, München.

Chelala, César, 1998: An Alternative Way to Stop Female Genital Mutilation. In: The Lancet, Band 352/Juli 1998, S. 126.

Dinslage, Sabine, 1981: Mädchenbeschneidung in Westafrika, München.

Dirie, Waris; Miller, Cathleen, 1998: Wüstenblume, München.

El Saadawi, Nawal, 1980: Tschador. Frauen im Islam, Bremen.

El-Gawhary, Karim, 1994: Vierzehn Millionen Ägypterinnen. In: die tageszeitung, 07.10.94, Nr. 4436, S. 3.

Fischer Weltalmanach: Alle Staaten dieser Erde.

http://www.weltalmanach.de/staat/staat_liste.html

(verifiziert am 22.07.2003, 18:00)

Gaus, Bettina; Johnson, Dominic, 1995: Aus Kindern richtige Menschen machen. In: die tageszeitung, 02.06.95, Nr. 4634, S. 13.

Grassivaro Gallo, Pia; Moro Boscolo, Elisa (ohne Angabe des Erscheinungsjahres): Female Circumcision in the Graphic Reproduction of a Group of Somali Girls. Cultural Aspects and their Psychological Experiences. In: Psychopathologie Africaine, 1994-1985, XX, 2, S. 165-190 (Nachdruck).

Grassivaro Gallo, Pia; Viviani, Franco, 1999: Weibliche Genitalverstümmelung in Italien und die FGM-Arbeitsgruppe Padua. In: Schnüll, Petra/TERRE DES FEMMES (Hrsg.), 1999, S. 121-130.

Guhad Noor, Ambia, 1995: Female Circumcision: Pride or Prejudice? In: Baobab (Arid Lands Information Network-ALIN), Nr. 16, März 1995, S. 22-23.

Gülle, Franz Josef, 1989: Die weibliche Beschneidung – eine Frage der Sexualmedizin, Dissertation, FU Berlin.

Hammond, Tim; Kimmel, Tina, 1999: Das Verhältnis zwischen männlicher und weiblicher Genitalverstümmelung. In: Schnüll, Petra/TERRE DES FEMMES (Hrsg.), 1999, S. 240-256.

Hicks, Esther Kremhilde, 1987: Infibulation: Status through Mutilation, Rotterdam.

Hirschberg, Walter (Begründet), 1999: Wörterbuch der Völkerkunde. Grundlegend überarbeitete und erweiterte Neuausgabe, Berlin.

Hosken, Fran, 1993: The Hosken Report. Genital and Sexual Mutilation of Females, 4., überarbeitete Auflage, Lexington.

Hosken, Fran, 1995: STOP Female Genital Mutilation. Women Speak. Facts and Actions, Lexington.

Hosken, Fran (Hrsg.), 1997: WIN News. Band 23, Nr. 3, Summer 1997.

Hulverscheidt, Marion, 1999: Gesundheitliche Folgen der weiblichen Genitalverstümmelung. In: Schnüll, Petra/TERRE DES FEMMES (Hrsg.), 1999, S. 52-60.

Immigration Services Administration Göteborg, Sweden (Hrsg.), 1998: Mother and Child Health Care Project – Female Genital Mutilation (Handout zur „2nd Study Conference on Female Genital Mutilation in Europe“, Göteborg, Schweden, 1.-3. Juli 1998).

Jensen, Adolf Ellegard, 1933: Beschneidung und Reifezeremonien bei Naturvölkern. Studien zur Kulturkunde, Band 1, Frankfurt/Main.

Kohl, Karl-Heinz, 1993: Ethnologie – die Wissenschaft vom kulturell Fremden. Eine Einführung, München.

Krämer, Annette, 1995: Frauen ohne Zukunft? Zur Situation der Frauen am Ausgang des 20. Jahrhunderts. In: Opitz, Peter J. (Hrsg.), 1995: Weltprobleme. 4., aktualisierte Auflage, Bonn, S. 117-134.

Lightfoot-Klein, Hanny, 1993: Das grausame Ritual. Sexuelle Verstümmelung afrikanischer Frauen, 2. Aufl., Frankfurt/Main.

Mernissi, Fatema, 1993: Die vergessene Macht. Frauen im Wandel der islamischen Welt, Berlin.

Mohammad, Rahmat, 1999: Cultural and Social Dimensions of FGM. In: FORWARD (Hrsg.), 1999: Moving forward. Report of the Conference on Female Genital Mutilation, 23 February 1999, The Friends' House, London. London, S. 2-5.

New Internationalist (Hrsg.), 1986: Frauen. Ein Weltbericht, Berlin.

Peller, Annette, 2002: Chiffrierte Körper – Disziplinierte Körper. Female Genital Cutting. Rituelle Verwundung als Statussymbol, Berlin.

Sankoh, Osman Alimamy, 1998: Mit dem DAAD in Deutschland studieren – ein Afrikaner erzählt, Berlin.

Schneider, Harold K., 1971: Romantic Love among the Turu. In: Marshall, Donald S.; Suggs, Robert C. (Hrsg.), 1971: Human Sexual Behavior. Variations in the Ethnographic Spectrum. New York, London, S. 59-70.

Schnüll, Petra, 1996: Das 4. Internationale Symposium zu Genitalverstümmelung 1996. In: TERRE DES FEMMES (Hrsg.), 1996: Menschenrechte für die Frau, Nr. 3/96, Tübingen, S. 29-30.

Schnüll, Petra, 1999: Entschlossener Vorreiter Schweden – Anknüpfen an Erfahrungen aus den Herkunftsländern. In: Freitag, 07.05.1999, Nr. 19, S. 18.

Schnüll, Petra, 2001: Weibliche Genitalverstümmelung – auch in Deutschland sind Mädchen in Gefahr. In: Niedersächsisches Ärzteblatt, 10/2001, S. 12-14.

Schnüll, Petra/TERRE DES FEMMES (Hrsg.), 1999: Weibliche Genitalverstümmelung. Eine fundamentale Menschenrechtsverletzung, Göttingen.

Seager, Joni, 1998: Der Fischer Frauen-Atlas. Daten, Fakten, Informationen, Frankfurt/Main.

„Sieg des Islam". In: Der Spiegel, 28/1997, S. 135.

Singhateh, Saffiatou Kassim, 1988: The Incidence of Female Circumcision in The Gambia and its Effect on Women and Children. In: AIDOS/SWDO (Hrsg.), 1988: Female Circumcision. Strategies to bring about Change. Proceedings of the International Seminar on Female Circumcision 13-16 June 1988 Mogadishu, Somalia, S. 77-84.

Smith, Jacqueline, 1995: Visions and Discussions on Genital Mutilation of Girls. An International Survey, Amsterdam.

Spuler-Stegemann, Ursula, 1997: Mädchenbeschneidung. In: Klinkhammer, Gritt Maria; Rink, Steffen; Frick, Tobias (Hrsg.), 1997: Kritik an Religionen, Marburg, S. 207-219.

Stelzenmüller, Constanze, 1995: Schnitt in die Seele. In: Die Zeit, 01.09.95, Nr. 36, S. 13-16 (Dossier).

Talle, Aud, 1993: Transforming Women into ‚Pure' Agnates: Aspects of Female Infibulation in Somalia. In: Broch-Due, Vigdis; Rudie, Ingrid; Bleie, Tone (Hrsg.),

Carved Flesh, Cast Selves. Gendered Symbols and Social Practices, Oxford/Providence, S. 83-106.

Terefe Gemeda, Hirut, 2000: A Study of Female Genital Mutilation and Reproductive Health. The Case of Arsi Oromo, Ethiopia. Dissertation, Georg-August-Universität, Göttingen.

Tostan (Hrsg.), 1999: Breakthrough in Senegal. Ending Female Genital Cutting, ohne Angabe des Erscheinungsortes.

Toubia, Nahid, 1994: Female Circumcision as a Public Health Issue. In: The New England Journal of Medicine, Band 331, 15.09.1994/Nr. 11, S. 712-716 (Nachdruck).

Toubia, Nahid, 1995: Female Genital Mutilation. A Call for Global Action, 2. Aufl., New York.

United Nations: The World's Women, 2000: Trends and Statistics,

http://millenniumindicators.un.org/unsd/demografic/www2000/tablela.htm

(verifiziert am 22.07.2003, 18:10).

URu, 1990: Verstümmelung des weiblichen Geschlechts. In: die tageszeitung, 27.10.90, Nr. 3246, S. 17.

Wesch, Ulrike, 1999: Asili Barre-Dirie: „Ich möchte das Selbstbewußtsein der Frauen stärken.“ In: Schnüll, Petra/TERRE DES FEMMES (Hrsg.), 1999, S. 91-97.

World Health Organization, 1996: Female Genital Mutilation. Report of a WHO Technical Working Group. Geneva, 17-19 Juli 1995, Genf.

World Health Organization (Hrsg.), 2001: Female Genital Mutilation. Integrating the Prevention and the Management of the Health Complications into the Curricula of Nursing and Midwifery. A student's manual. Genf, S. 25-27.

Katharina Kunze

„Exzesse vermeiden" – weibliche Genitalverstümmelung in Indonesien

„Es war eins der schlimmsten Erlebnisse meiner Kindheit", berichtet Indah als sie von ihrer „Beschneidung" erzählt. „Ich war damals erst vier Jahre alt und wusste nicht genau, was passiert. Was mir aber deutlich in Erinnerung geblieben ist, sind die unglaublichen Schmerzen. Und dass danach nichts mehr wie vorher war. Am wenigsten ich selbst."

Indah, die in diesem Artikel stellvertretend für alle Verstümmelungsbetroffenen Indonesiens steht, ist heute 35 Jahre alt und Aktivistin gegen weibliche Genitalverstümmelung in Indonesien. Durch ihre eigenen Erfahrungen und jene, die sie in ihrem Umfeld gesammelt hat, ist sie entschlossen, sich gegen die in Indonesien akzeptierte und legale Praxis der weiblichen Genitalverstümmelung zur Wehr zu setzen.

Die weibliche Genitalverstümmelung (FGM, vom englischen Female Genital Mutilation) ist eine Menschenrechtsverletzung, bei der die äußeren weiblichen Geschlechtsorgane teilweise oder ganz entfernt werden. Dies geschieht mit unterschiedlichen scharfen Gegenständen wie beispielsweise Messern und Rasierklingen.[1] Häufig sind es traditionelle Beschneiderinnen, die das Ritual durchführen, aber in einigen Ländern übernehmen auch Ärzte/-innen und Hebammen den Eingriff an jungen Mädchen und Frauen. Der Weltgesundheitsorganisation zufolge handelt es sich bei der weiblichen Genitalverstümmelung um eine schädliche Praxis, die verschiedenste Formen körperlicher und seelischer Schäden verursachen kann, jedoch keinerlei gesundheitlichen Nutzen hat.[2] Die Weltgesundheitsorganisation lehnt die Medikalisierung dieses alten Brauchs ab, da die Durchführung in Krankenhäusern und von medizinischem Personal den Eindruck entstehen lässt, FGM sei unschädlich oder sogar gut für die Töchter.

1 http://www.frauenrechte.de/online/index.php/themen-und-aktionen/weibliche-genitalver stuemmelung2/allgemeine-informationen

2 http://www.who.int/reproductivehealth/topics/fgm/overview/en/

Viele, die schon mit dem Thema FGM in Berührung gekommen sind, denken automatisch an Mädchen in Afrika oder mit Migrationshintergrund aus einem afrikanischen Land. Diesen Brauch einzig in afrikanischen Ländern und Communities zu erwarten, ist jedoch ein Trugschluss.

Die weibliche Genitalverstümmelung ist nicht nur, wie häufig dargestellt, im Subsahararaum verbreitet, sondern ist auch gängige Praxis auf der arabischen Halbinsel, in kurdischen Gebieten und in Südostasien. Schätzungsweise zwei Millionen Mädchen in Indonesien erfahren jährlich die „Beschneidung" ihres Genitals am eigenen Leib[3] und nach Angaben der USAID würden 92 % der indonesischen Familien, die schon ein Mädchen beschneiden haben lassen, eine Fortführung der Praxis bei der nächsten Generation begrüßen.[4]

Die Weltgesundheitsorganisation unterteilt FGM in vier Kategorien. Dabei wird in Indonesien hauptsächlich die Kategorie I praktiziert, welche eine teilweise oder ganze Entfernung der Klitoris und/oder der Vorhaut ist, sowie die Kategorie IV, definiert als andere schmerzliche Praktiken an den weiblichen Genitalien, die keinen medizinischen Zwecken dienen (wie zum Beispiel Piksen, Stechen, Kratzen, Ätzen, Einschneiden und Ausbrennen). Bei der Kategorie II, die jedoch wohl nicht in Indonesien praktiziert wird, handelt es sich um die Entfernung der Klitoris, der inneren und in manchen Fällen äußeren Schamlippen. Bei der Kategorie III, die ebenfalls untypisch für Indonesien ist, werden die inneren und äußeren Schamlippen abgetrennt, die offene Wunde dann vernäht, sodass nur noch ein kleines Loch zum Urinieren und Menstruieren gelassen wird.

Die verschiedenen Formen der weiblichen Genitalverstümmelung können unterschiedlichen Zwecken dienen. Während die Beschneidung der Kategorie I hauptsächlich religiös bedingt ist und in manchen Auslegungen des Islam als „sunna" (empfohlen) gilt, spielen beim Typ II ästhetische Vorstellungen, Initiation und vermeintliche Vorteile in Bezug auf Hygiene eine wichtige Rolle. Bei der Beschneidung des Typ III soll primär die eheliche Treue gesichert werden. Vor dem Geschlechtsverkehr muss eine so „beschnittene" Frau mitunter aufgeschnitten werden, und bei der Geburt werden Mutter und Kind einem erheblichen Risiko ausgesetzt. Doch der Ehemann kann gewiss sein, dass seine Frau keinen Geschlechtsverkehr mit einem anderen Mann hatte.

[3] https://www.frauenrechte.de/fgm-indonesien

[4] USAID (2003): Female Circumcision in Indonesia. Extent, Implications and Possible Interventions to Uphold Women's Health Rights.

Typ IV der Beschneidung kann anderen Zwecken dienen. Ein gemeinsames Ziel, das man bei allen Formen der weiblichen Genitalverstümmelung ausmachen kann, ist die Lustreduktion der Frau. Die Annahme, dass Frauen hochpromisk, unberechenbar, wankelmütig und egoistisch sind, liegt allen Genitalverstümmelungen zugrunde. Durch das Abschneiden ihres Lustorgans, den damit verbundenen Schmerz, den Vertrauensverlust gegenüber ihren engen Bezugspersonen und natürlich durch die sozialen Strukturen und kulturellen Werte sollen die Mädchen zu anspruchslosen, gehorsamen und aufopferungsvollen Ehefrauen und Müttern werden. Das Ideal einer selbstbestimmten, freien und mutigen Frau ist in den Kulturen, in denen weibliche Genitalverstümmelung praktiziert und akzeptiert wird, alles andere als populär.

Durch die Handelsbeziehungen zu arabischen Händlern kamen die Einwohner Indonesiens erstmals mit FGM in Berührung und übernahmen diesen Brauch gemeinsam mit dem Islam.[5] Im Buddhismus und Hinduismus, den zuvor am stärksten präsenten Religionen in Indonesien, ist die Beschneidung verboten.[6]

Heute ist Indonesien weltweit das Land mit der größten muslimischen Bevölkerung. Auch wenn im Koran die weibliche Genitalverstümmelung nicht erwähnt wird, sehen einige religiöse Vertreter eine implizite Verpflichtung zu ihrer Durchführung. Abhängig von der Region und der Koranschule, der die Gläubigen angehören, variieren die Positionen bezüglich der weiblichen Beschneidung zwischen „fester Bestandteil des religiösen Lebens" und „wünschenswert, aber vernachlässigbar". Einige Fatwas verfügen jedoch auch, dass FGM „haram" (unislamisch) sei. Die Hadithe (überlieferte Erzählung aus dem Leben und der Gewohnheiten des Propheten Mohammed) lassen viel Raum für Interpretation.

In Indonesien dominiert heute die schafiitische Schule des sunnitischen Islams, welche als einzige der vier islamischen Rechtsschulen die „Mädchenbeschneidung" als verpflichtend betrachtet.[7]

---

[5] USAID (2003): Female Circumcision in Indonesia. Extent, Implications and Possible Interventions to Uphold Women's Health Rights, S. 9.

[6] http://www.welt.de/politik/ausland/article125192890/Harter-Kampf-gegen-die-Beschneidung-der-Maedchen.html#disqus_thread

[7] http://www.welt.de/politik/ausland/article125192890/Harter-Kampf-gegen-die-Beschneidung-der-Maedchen.html#disqus_thread

Die im religiösen Kontext „Mädchenbeschneidung" genannte Verstümmelung dient dazu, das Mädchen spirituell und physisch zu reinigen. Dabei spielt eine wichtige Rolle, dass die Klitoris in vielen Kulturen als „männlicher Teil" an einer Frau gesehen wird, der verschwinden muss, damit sie ihre volle Blüte entfalten kann.

Das Wort „Beschneidung" suggeriert, dass der Eingriff harmlos sei. Jedoch ist es unmöglich, die Klitorisvorhaut abzuschneiden, ohne auch die Klitorisnerven zu verletzen. Die von der WHO verwendete Bezeichnung „Verstümmelung" hingegen entspricht laut Betroffenen und Aktivisten/-innen dem Ausmaß des Schadens und dem Empfinden vieler Frauen, die erst als Erwachsene erfahren, dass ihr Recht auf körperliche Unversehrtheit ohne medizinischen Grund gebrochen wurde. Die Abschaffung weiblicher Genitalverstümmelung ist daher Bestandteil zahlreicher internationaler Konventionen wie der Kinderrechtskonvention und der Konvention gegen jede Diskriminierung der Frau. Darüber hinaus entspricht die Praxis den Taten, die durch die Antifolterkonvention unterbunden werden sollen. Alle Mitgliedsstaaten der Vereinten Nationen haben zudem die Resolution zur Abschaffung der weiblichen Genitalverstümmelung unterzeichnet. Denn die gesundheitlichen Folgen sind massiv: Weltweit stirbt jede zehnte Betroffene unmittelbar durch die Genitalverstümmelung und 25 % der beschnittenen Frauen erliegen den langfristigen Folgen. Je nach Form des Eingriffs sind mindestens starke Blutungen, dauerhafte Schmerzen und posttraumatische Belastungsstörungen möglich, aber auch über Fistelbildung, Inkontinenz, Schlaflosigkeit, sexuelle und gynäkologische Probleme und das chronische Gefühl, eines Teils der eigenen Identität beraubt worden zu sein, wird berichtet.

Dass die „Tradition" der weiblichen Genitalverstümmelung überhaupt fortgesetzt wird, ist nicht nur durch die Religion bedingt, sondern auch durch Mythen und Fehlinformationen, Respekt vor der älteren Generation und deren Lebensweise sowie durch ein soziales System, in dem Betroffene einen höheren Status innehaben als unversehrte Frauen. FGM erhöht so die Wahrscheinlichkeit der finanziellen Absicherung eines Mädchens durch Heirat und verspricht so vermeintlich eine schöne Zukunft.

Diese Ursachen für das Fortbestehen der Genitalverstümmelung sind für die Betroffenen meist nicht völlig transparent. In einer Studie der USAID zu FGM in Indonesien wurde deutlich, dass Gründe von FGM häufig nicht klar benannt werden konnten, sondern die Praxis als Tradition betrachtet wird, die schon die älteren Generationen praktiziert haben und welche an die jüngere Generation weitergereicht werden soll.[8] Dass die Vorfahren sich nach heutigem medizinischem Kenntnisstand auf eine riskante und sinnlose Praktik eingelassen haben, spielt keine Rolle im Bewusstsein der Mehrheit. Der Brauch wird von Generation zu Generation weitergegeben – und plötzlich damit zu brechen und die eigene Tochter unversehrt lassen zu wollen, wird nicht nur als respektlos gegenüber den Ahnen angesehen, sondern kann (gerade in einer Lebensphase, in der man Unterstützung gut brauchen kann) auch zu ernsthaften Konflikten mit den eigenen Eltern und Großeltern führen.

„Meine Mutter hat mir damals erzählt, dass indonesische Mädchen, die nicht beschnitten sind, keinen Reis kochen können[9] und auch den Aufgaben einer guten Tochter und Frau nicht gewachsen sind", erzählt Indah. „Aber das ist nicht der einzige Aberglaube, der im Bezug auf weibliche Genitalverstümmelung in Indonesien existiert. Nach meiner Beschneidung ließ sich meine Mutter den abgeschnittenen Teil meiner Klitoris mitgeben. Diese wurde in ein Betelblatt und dann in ein Bananenblatt gewickelt und auf dem Dachfirst des Hausdaches gelagert. Es wurde gesagt, dass dies mir Glück, besonderen Erfolg und einen guten Ehemann bescheren soll. Heute habe ich all das. Al-ḥamdu lillāh, aber ich habe auch viel dafür getan."

Für Indah steht die weibliche Genitalvertümmelung in direktem Zusammenhang mit der untergeordneten sozialen Rolle der Frau. „Wenn eine Gesellschaft sagt, dass eine ‚gute Frau' nicht mehr können muss, als das Haus zu versorgen, den Mann glücklich zu machen und Kinder großzuziehen, warum sollte sie dann in Bildung, Kompetenz und Selbstbestimmung investieren? Über Jahrhunderte hat das funktioniert, aber jetzt wehren wir uns. Wir sehen, dass andere Frauen mehr Rechte haben und mehr Möglichkeiten. Und wir haben das Gefühl, dass unser Potential nicht gesehen und unsere Beiträge zur Gesellschaft nicht respektiert werden. Respekt heißt, dass jemand mal danke sagt. Stattdessen wird gesagt, dass Frauen zu nichts anderem gut sind. Und damit sie es auch selbst glauben, werden sie verstümmelt und das wird dann Liebe und Fürsorge genannt!"

---

[8] USAID (2003): Female Circumcision in Indonesia. Extent, Implications and Possible Interventions to Uphold Women's Health Rights.

[9] http://www.theguardian.com/society/2012/nov/18/female-genital-mutilation-circumcision-indonesia

Laut einer Studie des Population Council (2003) kann FGM in Indonesien in zwei Hauptgruppen unterteilt werden: Die erste Form kann als eine „symbolische" Praxis betrachtet werden, wo kein Einschnitt stattfindet und kein Blut fließt, sondern nur eine Geste ausgeführt wird. Diese Form macht 28 Prozent der Fälle aus. Die zweite Form ist eine schmerzhafte Form, die Einschnitte (49 %) und Auskerbungen (22 %) umfasst.

Da auch bei Eingriffen im Krankenhaus und mit Betäubung Wunden im Intimbereich nicht unauffällig verheilen und insbesondere, wenn Gewebe herausgeschnitten wurde, erleben drei Viertel der indonesischen Mädchen starke Schmerzen.[10]

„Eine Beschneidung kann auch psychische Folgen haben, die häufig nicht bedacht werden", erzählt Indah. „Ich habe eine Freundin, die noch heute unter Alpträumen von ihrer Beschneidung leidet. Deren Mutter bereut zwar, dass sie ihre Tochter diesem Ereignis ausgeliefert hat – aber es belastet ihr Verhältnis bis heute. Manche Frauen haben auch durch ihre Beschneidung wenig oder keine Lust, mit ihrem Partner intim zu werden, was für eine Ehe natürlich schwierig ist."

Die medikalisierte Genitalverstümmelung im Krankenhaus wird in Indonesien meist an Babys in den ersten fünf Monaten durchgeführt. Mitunter wird ein „Geburtspaket" angeboten, bei dem das Mädchen mit den ersten Impfungen und einer Routineuntersuchung auch gleich die Ohrlöcher gestochen bekommt und „beschnitten" wird. Frauenrechtler/-innen kritisieren die Beiläufigkeit und Routine dieses Eingriffs. Solange der Frauenkörper noch als etwas gilt, das so unrein ist, dass es chirurgisch am unmündigen Kind „korrigiert" werden muss, wird auch das natürliche Wesen, Wirken und Streben von Mädchen und Frauen als falsch und gefährlich gelten. Erst wenn die körperliche Unversehrtheit von Frauen und Mädchen üblich und respektiert ist, können auch Diskussionen über die reproduktiven Rechte der Frauen, ihre Ausbildungs- und Arbeitsbedingungen, Schutz vor sexuellen Übergriffen und Ausbeutung, politischen und wirtschaftlichen Einfluss und andere Fragen der Geschlechtergerechtigkeit ernsthafter angegangen werden.

„Als ich mit meiner Tochter schwanger war, wurde sie mir nach der Geburt von einer Hebamme abgenommen, die auch die Nabelschnur abtrennte. Ich

---

[10] Amnesty International report (2010): Left without a choice. Barriers to reproductive health in Indonesia.

dachte nur: Wenn ich sie nicht stoppe, wird sie mein Kind beschneiden. Ich wollte mein Baby einfach nur schnell wieder im Arm halten und sehen, dass sie perfekt ist, wie sie ist", sagt Indah.

Einige Mädchen erleben ihre Genitalverstümmelung im Laufe der Kindheit. Alljährlich werden religiöse Massenbeschneidungen durchgeführt, bei denen an hunderten Mädchen FGM praktiziert wird – und das in öffentlichen Einrichtungen wie Schulen, die für den Anlass in provisorische „Kliniken" umfunktioniert werden.[11] So kann es vorkommen, dass Mädchen sowohl nach der Geburt gemäß Typ IV „beschnitten" werden und als Kinder abermals ohne Betäubung eine Genitalverstümmelung erleben müssen.

So sieht auch die Szene aus, die Indah von ihrer Beschneidung schildert:

Sie, als kleines Mädchen im Alter von vier Jahren, liegt auf einem Schultisch, der kurzfristig zu einem Operationstisch umgebaut wurde und weint jämmerlich. Ihre Mutter ist anwesend und einige weitere Frauen, die um das Mädchen herumstehen und es um Ruhe bitten. Es sind Hebammen, die schon häufig die Prozedur der FGM durchgeführt haben. Die Beine werden Indah von den Frauen zu ihrer linken und rechten auseinandergedrückt, während eine dritte Frau das obere Stück der Klitoris mit einer Nagelschere abschneidet. Das Mädchen schreit vor Schmerz. Als die Frau die Wunde mit Desinfektionsmittel desinfiziert, fängt das Mädchen lauter an zu schreien. Das gleiche erfahren andere Mädchen auf anderen umfunktionierten Schultischen. Als die Vierjährige von ihrer Mutter in den Arm genommen und beruhigt wird, wird schon das nächste Mädchen von ihrer Mutter auf den improvisierten Operationstisch gesetzt. Innerhalb von wenigen Stunden sind 250 Mädchen an ihren Genitalien verstümmelt. Ihre eigene Mutter streicht dem Mädchen, das Indah mit vier Jahren war, über den Kopf, doch sie spürt es kaum noch.

Gefördert und unterstützt werden solche Veranstaltungen unter anderem von der streng islamischen Assalaam Foundation, die Eltern sogar Essen und Geld dafür gibt, dass sie ihre Töchter beschneiden lassen. Vom islamischen Rat, dem *Majelis Ulama Indonesia* (MUI) wird behauptet, dass FGM eine Pflicht für jede muslimische Frau sei.

---

[11] http://www.theguardian.com/society/2012/nov/18/female-genital-mutilation-circumcision-indonesia

Die *Majelis Ulama Indonesia* ist ein Zusammenschluss aus Vertretern aller muslimischen Gruppen Indonesiens und ist somit höchste geistliche Körperschaft des Landes.[12]

Die MUI erlässt auch Fatwas (Rechtsauskünfte, die von islamischen Gelehrten im Hinblick auf religiöse Fragen erteilt werden) und diktiert somit die generelle Richtung des islamischen Lebens in Indonesien. Der Zusammenschluss MUI agiert als Verbindung zwischen der indonesischen Regierung und der islamischen Gemeinschaft und hat somit eine sehr einflussreiche, aber keine gesetzgebende Position. Aussagen, die oft aufgrund konservativer Entscheidungen der MUI gemacht werden, haben starken Einfluss auf die Lebensgestaltung der Gläubigen. Allerdings sind die Empfehlungen des MUI nicht bindend und ausdrücklich nur an jene Indonesier/-innen gerichtet, die diese Instanz für ihr eigenes Leben anerkennen möchten. Weit größer als ihre offizielle Macht ist jedoch ihr politischer und sozialer Einfluss.

Im Jahr 2006 wurde vom Generaldirektor des Gesundheitsministeriums ein Verbot der weiblichen Genitalverstümmelung erlassen. Allerdings ließen weiterhin Eltern ihre Mädchen beschneiden, nur diesmal nicht von professionellem medizinischem Personal, sondern häufig von traditionellen Beschneiderinnen, die unter unhygienischen Bedingungen arbeiten. Durch den Druck von Geistlichen und aufgrund der Fortsetzung des Brauchs durch viele indonesische Familien wurde das Verbot im Jahr 2010 revidiert, als das Gesundheitsministerium eine Empfehlung für medizinische Fachkräfte erließ (1636/MENKES/PER/XI/2010), die bestimmte Eingriffe, die dem Typ IV der WHO-Konvention entsprechen, ausdrücklich erlaubt.[13] Das Gesundheitsministerium sah vor, dass die Klitoriskappe leicht eingeritzt werden darf, sodass „ein Tropfen Blut" fließt. Da Genitalverstümmelung in Indonesien hauptsächlich religiös motiviert ist und die sogenannte „sunat perempuan" einen Eingriff nach Typ I darstellt, wird auch diese schwerere, oft mit Gewebeentnahme verbundene Form geduldet. Der MUI nannte die Ausübung beider Formen noch im Januar 2013 ein „Menschenrecht", das von der Verfassung geschützt sei und rief dazu auf, „Exzesse zu vermeiden" und keine „echten Verstümmelungen" vorzuneh-

---

[12] http://en.wikipedia.org/wiki/Indonesian_Ulema_Council

[13] Minister of Health of the Republic of Indonesia Regulation Number 1636/MENKES/PER/XI/2010 on Female Circumcision, 15 November 2010, enacted in Jakarta on 28 December 2010.

men.[14] Im Ergebnis sind heute in Indonesien sowohl Eingriffe üblich, bei denen Gewebe entfernt und Nerven irreparabel geschädigt werden, als auch Prozeduren, die schmerzhaft und demütigend sind, aber langfristig (bis auf das übliche Infektionsrisiko) keine physischen Schäden verursachen müssen. Beide Formen sind als Menschenrechtsverletzungen von den Vereinten Nationen klassifiziert und sollten nach internationalen Konventionen geächtet werden. Dass die Legitimation einer „milden“ Form zu einem Anstieg schwererer Verletzungen führte, zeigt den Irrweg des Gesundheitsministeriums, der beharrlich und gegen zivilgesellschaftliches Engagement weiter verfolgt wird.

Die Nichtregierungsorganisation Kalyanamitra engagiert sich seit Jahren gegen die weibliche Genitalverstümmelung. Sie betont, dass das Papier des Gesundheitsministeriums auch bei korrekter Befolgung eine schmerzvolle und medizinisch sinnlose bis schädliche Behandlung erlaubt und die ethischen Rahmenbedingungen der medizinischen Berufe wie z. B. den hippokratischen Eid missachtet. Zudem erweckt die Erlaubnis zur Genitalverstümmelung den Eindruck, dass FGM gesundheitsfördernd sei und macht es somit Gegnern/-innen schwer, ihre Position zu erklären.

Mit der Veröffentlichung der Empfehlung zur „korrekten Mädchenbeschneidung“ im Jahr 2010 verstößt die indonesische Regierung gegen mehrere von ihr unterzeichnete Abkommen.

Sie steht in direktem Widerspruch zu dem internationalen Übereinkommen zur Beseitigung jeder Form von Diskriminierung der Frau (CEDAW) (1980 von Indonesien ratifiziert), zur Antifolterkonvention (CAT) (1998) und der Kinderrechtskonvention (CRC) (1990). Darüber hinaus verstößt weibliche Genitalverstümmelung auch gegen eigene landesweite Gesetze: Schutz des Kindes (Nr. 23/2002), gegen häusliche Gewalt (Nr. 23/2004), für Gesundheit (Nr. 23/2009) und Menschenrechte (Nr. 39/1999).

Zudem ist Indonesien Mitglied des World Health Assembly der WHO. Die Mitgliedstaaten der WHO sind verpflichtet, alle Maßnahmen zur Beendigung von FGM zu ergreifen und auch die Resolution zur Abschaffung weiblicher Genitalverstümmelung hat Indonesien 2012 gemeinsam mit allen anderen Mitgliedsstaaten unterzeichnet. Dennoch zeigt die indonesische Regierung nicht nur Toleranz gegenüber weiblicher Genitalverstümmelung, sondern för-

[14] http://www.asianews.it/news-en/Indonesian-Ulema-in-favour-of-female-circumcision:-a-human-right-26948.html

dert ihre Verbreitung. So werden im Land auch Mädchen aus dem größeren südpazifischen Raum[15] „beschnitten", da dieser Eingriff in ihren Heimatländern illegal ist.

Am 06. Februar 2014 starteten der Frauenrechtsverein TERRE DES FEMMES, die Menschenrechtsorganisation Watch Indonesia! und die indonesische Frauenrechtsorganisation Kalyanamitra eine Petition, in der sie von der indonesische Regierung juristische und soziale Maßnahmen zur Abschaffung von weiblicher Genitalverstümmelung fordern.

Durch den Druck auf die Regierung soll ein nationales Gesetz gegen alle Formen von weiblicher Genitalverstümmelung sowie ein grundsätzliches Verbot aller Angebote von weiblicher Genitalverstümmelung etabliert werden und mit landesweiten Kampagnen über die Folgen und die (inter-)nationale Ablehnung von FGM aufgeklärt werden.

Das Gesundheitsministerium hat zum Kampagnenstart reagiert und zugesagt, in die nächste Empfehlung zur Genitalverstümmelung nur noch unblutige Praktiken aufzunehmen. Wenig später wurde eine indonesische Delegation von den Vereinten Nationen zu Kinderrechten in ihrem Land befragt. Daraufhin forderte der Menschenrechtsrat erneut die Ächtung und Abschaffung weiblicher Genitalverstümmelung.[16] Das Gesundheitsministerium hatte unterdessen Islamgelehrte und Ärzte/-innen beauftragt, eine neue Empfehlung für die „Mädchenbeschneidung" zu erarbeiten und kam endlich zu dem Schluss, dass kein denkbarer Eingriff einen gesundheitlichen Vorteil biete und deshalb das Thema besser beim Ministerium für Frauenförderung und Kinderschutz angesiedelt sei. Ein Verbot von Werbungen für FGM, Strafen bei massiven Verletzungen oder ein Plan zur Aufklärung der Bevölkerung über die medizinischen Fakten und die Interpretierbarkeit des Koran wurden nicht erwähnt.

Indah gibt sich zuversichtlich: „Die Abschaffung der weiblichen Genitalverstümmelung ist ein steiniger Weg, aber ich bin mir sicher, dass man ihn mit gemeinsamen Kräften meistern kann und uns die nächsten Generationen, die unbeschnitten aufwachsen dürfen, dafür dankbar sein werden."

Ihre Tochter wird unversehrt aufwachsen und lernen, dass ihr alle Wege offenstehen. „Trotzdem", sagt Indah, „würde es mich freuen, wenn sie in meine Fußstapfen tritt und sich für die Rechte und Möglichkeiten der Mädchen und

---

[15] http://www.thejakartaglobe.com/news/australian-charged-over-genital-mutilation-of-baby-girl/

[16] http://www.watchindonesia.org/epo.13.8.14.htm

Frauen in Indonesien engagiert. Aber eigentlich freue ich mich über alles, was sie aus innerer Überzeugung, aufgrund guter Information und mit warmem Herzen tut. Das ist wichtig – und nicht, dass sie das tut, was ich oder andere wollen.“ Und dann lacht Indah, als gäbe es keinen Schmerz auf der Welt.

Christina Bauer, Marion Hulverscheidt und Idah Nabateregga

Gesundheitliche Folgen der weiblichen Genitalverstümmelung

Einleitung

Die Verstümmelung der äußeren weiblichen Genitalien stellt eine fundamentale Menschenrechtsverletzung dar. Bei einer genitalen Verstümmelung wird mit der Verletzung der äußeren Genitalien die sexuelle funktionelle Einheit[1] der Frau irreparabel geschädigt.

Obwohl die Betroffenen Möglichkeiten entwickeln, mit dieser Tatsache umzugehen, bleibt eine grundlegende, nicht mehr rückgängig zu machende Beschädigung bestehen. Dies bedeutet jedoch *nicht,* dass alle Betroffenen unter den gesamten in diesem Artikel dargestellten Beschwerden leiden oder sich selbst als in solch starkem Ausmaß eingeschränkt erleben müssen. Zum Glück sind Einzelne in der Lage, für sich selbst kreative und erfüllende Lebensentwürfe zu entwickeln.

Die genitale Verstümmelung geht mit einem Trauma einher, das in der sozialen und politischen Diskussion jedoch zumeist weder erkannt noch als solches anerkannt wird. Deshalb ist es uns wichtig, FGM als explizite frauenspezifische Form der Traumatisierung, die eng mit der jeweiligen Kultur verwoben ist, zu benennen und damit der üblichen Verharmlosung entgegen zu wirken. Wir wissen, dass das Erkennen und Benennen des Traumas die betroffenen Frauen und Mädchen, die – wie wir später sehen werden – durchaus als „Überlebende" bezeichnet werden können, in ihren Fähigkeiten würdigt und eine wesentliche Voraussetzung für Heilung darstellt.

Die verschiedenen Formen von FGM[2] haben gravierende Konsequenzen für die Gesundheit der Frauen und Mädchen[3], die im Folgenden erörtert werden.

---

[1] Vgl. hierzu auch den Artikel von Bauer/Hulverscheidt zum Verständnis des weiblichen Wollustorgans in diesem Buch.

[2] WHO 2014

[3] UNICEF 2005

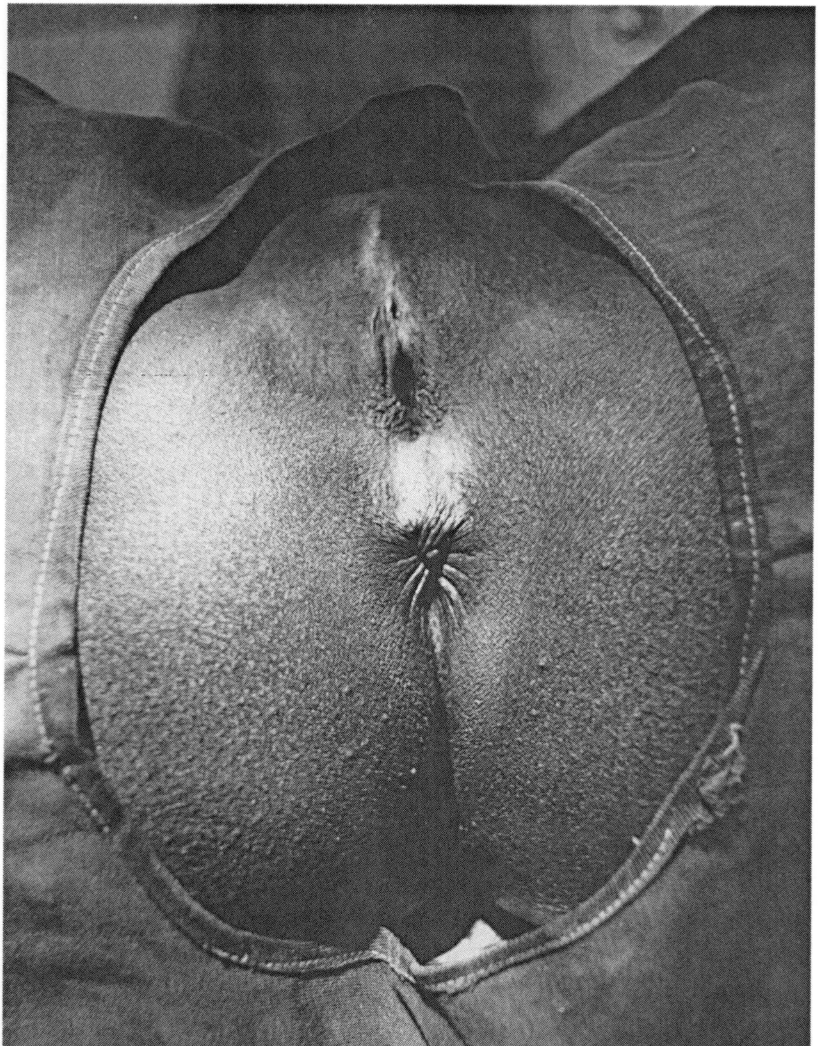

Zu sehen sind – von oben nach unten – die Infibulationsnarbe, darin die kleine Harnröhrenöffnung über der Vaginalöffnung, darunter Damm und Anus einer 25-jährigen verheirateten Frau, die im Alter von fünf Jahren einer extremen Exzision und Infibulation unterzogen wurde. Das Foto entstand bei der Vorbereitung zu einer Operation, die notwendig wurde, weil die Patientin nicht gynäkologisch untersucht werden konnte.
Foto: © 1982 Hanny Lightfood-Klein

Gesundheit wird hier im Sinne eines ganzheitlichen Wohlbefindens verstanden. Sie können unterteilt werden in akute und chronische, also in sofort und später auftretende Komplikationen. Letztere werden weiter eingeteilt in physische und psychische bzw. psychosomatische Folgen, Probleme im Sexualleben und Schwierigkeiten unter der Geburt. Als Quellen wurden – wenn nicht anders angegeben – die Publikationen der WHO verwendet. In unseren Ausführungen beziehen wir neben unserem professionellen Wissen aus Medizin und Psychotherapie – hier besonders der Traumatherapie – auch unseren Erfahrungsaustausch mit Betroffenen ein.

Akute gesundheitliche Konsequenzen

Das äußere Genitale ist äußerst sensibel und sehr stark mit Nerven versorgt. Ein Schnitt dort verletzt ungleich mehr als am Arm oder Bein. Die durch die Verstümmelung entstehenden *Schmerzen* sind kaum vorstellbar.

Eine weitere akute Folge des Eingriffs ist die *Blutung.* Die Klitoris und die inneren Schamlippen werden von zahlreichen Arterien versorgt. Verletzungen eines oder mehrerer dieser Gefäße können zu unstillbaren Blutungen führen. Der hohe Blutverlust bei Typ II und III und die unerträglichen Schmerzen können unter Umständen *Krampfanfälle* oder einen *Schock* auslösen und sogar den *Tod*[4] zur Folge haben.

Die Funktion einer Beschneiderin wird häufig von alten Frauen bekleidet, deren Sehvermögen manchmal eingeschränkt ist. So kann es umständehalber zu Verletzungen von Gefäßen und Nerven oder nahen Strukturen kommen, die dann schwerwiegende Folgen nach sich ziehen. Die Beschädigung von Analschließmuskel oder Harnröhre birgt die Gefahr der *Inkontinenz,* dem unwillkürlichen Verlust von Urin oder Stuhlgang. Wenn sich die Betroffenen wehren, kann es auch zu ernsthaften *außergenitalen Verletzungen* wie ausgekugelten Schultern, Knochenbrüchen oder Zungenbissen kommen.

Die Genitalverstümmelung wird meistens unter unsterilen Bedingungen durchgeführt. Zum Schneiden und Ritzen werden häufig für Typ II und III Messer und Rasierklingen, und für Typ I Glas- oder Metallscherben, oder lange Fingernägel verwendet. Oft werden mit ein und demselben Schneidewerkzeug mehrere Mädchen nacheinander beschnitten. Durch die Benutzung

[4] Die Angaben hierzu schwanken. So geben Dessauer et al. die Sterblichkeitsrate bei der Infibulation mit etwa einem Drittel der Betroffenen an (vgl. Dessauer et al., 1996), andere sprechen von einer „bedeutenden Mortalität“ (McCaffrey et al., 1995, S. 787).

unsauberer Instrumente sowie traditionell verwendeter Substanzen (Asche, Kuhdung etc.) kann eine *Infektion* übertragen werden.[5]

Eine akute und lebensbedrohliche Folge ist hier die Blutvergiftung (Sepsis, Septikämie). Die Betroffenen können sich aber u. a. auch mit dem zumeist tödlich verlaufenden Wundstarrkrampf (Tetanus)[6] oder mit Kinderlähmung (Polio), Hepatitis oder HIV infizieren. In vielen Gegenden Afrikas, in denen die Praktik der weiblichen Genitalverstümmelung verbreitet ist, stellt HIV ein nicht unerhebliches volksgesundheitliches Problem dar. Ein erhöhtes Infektionsrisiko für HIV-Infektionen besteht beim Eingriff selbst, aber auch im späteren Leben, da ein beschnittenes Genitale verletzlicher ist.[7] Genaue Zahlen liegen hierzu jedoch nicht vor.[8]

Direkt nach einer Verstümmelung können die Betroffenen, vor allem Mädchen, die infibuliert wurden, einen *akuten Harnverhalt* erleiden. Der Harn muss bei ihnen über das Wundgebiet abfließen, was große Qualen bereitet. Aus Angst vor den Schmerzen beim Wasserlassen trinken sie nur sehr wenig, um den Harn so lange wie möglich zurückzuhalten. Ist die Harnblase dann übervoll, kann sie sich nicht mehr entleeren, weil sie die Harnröhre abdrückt. Hier müsste eigentlich katheterisiert werden, um Störungen im Urogenitalsystem – insbesondere Stauungen oder Infektionen – zu verhindern. Dies ist in der Regel aufgrund der mangelhaften medizinischen Versorgung jedoch gar nicht möglich, so dass spätere Komplikationen entstehen.

Auch werden Mädchen nach einer Infibulation die Beine zusammengebunden. Sie müssen bis zu zehn Tage und mehr lang still liegen. Auf diese Weise soll gewährleistet werden, dass die Wunde gut verheilt.

Langfristige Schwierigkeiten und Komplikationen

Eine Infektion kann bestehen bleiben und somit zu einer *chronischen Infektion* werden. Gerade wenn durch die Verstümmelung die unteren Harnwege geschädigt wurden, führt dies nicht nur zu ständigen Schmerzen und Schwie-

---

[5] In den letzten Jahren wurde den Infektionen vorgebeugt, indem jedes Mädchen eine eigene Rasierklinge und ein paar Handschuhe für die Beschneiderin erhielt, wie es beispielsweise im Dokumentarfilm „The Cut" von Beryl Magoko gezeigt wird. Die anderen möglichen gesundheitlichen Folgen bleiben jedoch bestehen.

[6] vgl. Gülle, F. J., 1989, S. 43

[7] UNFPA 2010

[8] vgl. Brady, M., 1999

rigkeiten beim Wasserlassen, sondern auch zu chronischen Infektionen der Harnorgane und der Organe des kleinen Beckens (*pelvic inflammatory disease*/ PID).[9] Durch eine aufsteigende Harnwegsinfektion können Harnblase, Harnleiter und die Nieren in Mitleidenschaft gezogen werden. Infektion und Stauung führen dann oft zu Steinen im Nierenbecken oder in der Blase. *Blasenentleerungsstörungen* sind häufig.

Eine chronische Infektion kann auch auf die Scheide, die Gebärmutter, die Eileiter und den gesamten Unterleib übergehen. Eine länger dauernde Entzündung der Eileiter kann zur Verklebung derselben und damit zur ungewollten Kinderlosigkeit, zur *Sterilität,* führen.

Eine weitere sehr unangenehme Folge von chronischen Infektionen am Genitale ist die *Fistelbildung*. Eine Fistel ist eine häutig ausgekleidete Verbindung zwischen zwei Hohlorganen, also zwischen der Scheide und der Blase oder der Scheide und dem Mastdarm. Besteht eine solche Fistel, gehen unwillkürlich Urin oder Stuhl durch die Scheide ab, die Frau ist inkontinent. Sie riecht nach ihren Exkrementen und wird deswegen aus der Gemeinschaft ausgeschlossen.

Bei Infibulationen kann es an der Narbe zu Narbenwülsten, sogenannten *Keloiden,* kommen.[10] Dies führt unter Umständen zu einer erheblichen Verengung der Harnröhre oder der Vagina mit entsprechenden Folgen wie Harnverhalt, Schmerzen beim Geschlechtsverkehr und Geburtskomplikationen. Das harte und unnachgiebig starre Gewebe kann *Gewebeverziehungen* im gesamten Urogenitaltrakt zur Folge haben, die bis zur Behinderung des normalen Gehens führen können und die Betroffenen zu einem kleinschrittigen Gangbild zwingen.

Bei dem Eingriff werden immer Nervenbahnen mit durchtrennt. In seltenen Fällen kann es an der Schnittstelle zu einer Nervenfaserwucherung, zu *Neurinomen,* kommen. Diese Geschwulste führen zu einer permanenten, ständig andauernden Hypersensibilität mit Missempfindungen genau dort, wo das Neurinom sitzt, am äußeren Genitale, und stellen somit ein gravierendes Problem beim Geschlechtsverkehr dar.

Andere, eher seltene Komplikationen in der Folge einer Infibulation sind die *Zystenbildung,* die sehr schmerzhaft sein kann, und der *Hämatocolpos*. Letzterer bezeichnet die Situation, die eintritt, wenn das Menstruationsblut nicht vollständig abfließen kann. Es staut sich in die Scheide zurück, bis in die

---

[9] vgl. Huisman, W. M., 1997, S. 247

[10] Menschen mit schwarzer Haut neigen eher zur Keloidbildung.

Gebärmutter und die Eileiter. Dies ist nicht nur äußerst schmerzhaft, sondern führt unter Umständen zur Sterilität.

Die Menstruation ist für fast alle genitalverstümmelten, vor allem aber für die infibulierten Frauen, ein sehr schmerzhaftes Ereignis. Das Blut kann bedingt durch die Infibulationsnarbe oder durch die aufgrund von Entzündungen verengte Vaginalöffnung nur schwer abfließen. Es staut sich auf, die Menstruation verlängert sich, die Frau hat Schmerzen *(Dysmenorrhoe)*.

Das Narbengewebe reißt leicht ein. Dieses erhöhte Verletzungsrisiko z. B. beim Geschlechtsverkehr – durch die frische Wunde bei einer gerade de-infibulierten Frau oder durch kleine Schleimhautrisse beim Analverkehr – erhöht insgesamt die Gefahr einer Infektion, auch mit dem HIV- oder dem HPV-Virus bei genitalverstümmelten Frauen.[11]

Die geschilderten körperlichen Konsequenzen ziehen auch *soziale Folgen* nach sich. In einer Studie aus Nigeria wurden die Unterschiede zwischen genitalverstümmelten und intakten Frauen untersucht. Auffällig war, dass kein Unterschied in der sexuellen Befriedigung angegeben wurde. Genitalverstümmelte Frauen akzeptierten jedoch ihre Mutterrolle stärker als unbeschnittene und hatten mehr Scheidenentzündungen.[12] Was bedeutet das letzte Ergebnis dieser Untersuchung? Mädchen bzw. Frauen, die häufig wegen Scheidenentzündungen krank oder jeden Monat wegen ihrer Regelblutung eine Woche ausfallen bzw. arbeitsunfähig sind, können nicht regelmäßig die Schule besuchen, keine Ausbildung machen, keiner regelmäßigen Arbeit nachgehen. Sie können sich somit nicht alleine ernähren und sind und bleiben damit abhängig von ihrem Vater oder Ehemann, abhängig vom anderen Geschlecht.[13]

Ein Beispiel aus Kenia: Die Beschneidung der Mädchen erfolgt oft in den Schulferien, weil so genug Zeit zum Heilen bleibt und auch Eheschließungen besser geplant werden können. Lehrerinnen beobachten nach den großen Ferien immer wieder bei Mädchen einen *unerklärlichen* Leistungsabfall, Konzentrationsstörungen und ein geringeres Interesse am Lernen. Die Mädchen verlängern aufgrund von erschwerter und schmerzhafter Harnentleerung ihre Pausen, versäumen den Unterricht, bis sie die Schule ohne rechten Grund, aber auch ohne Abschluss verlassen *müssen* (so genannte school-dropouts). Auf diese Weise erwachsen aus körperlichen und seelischen Einschrän-

[11] Iavazzo, C. et al., 2013
[12] vgl. Okonofu, F. E. et al., 2002
[13] vgl. Lightfoot-Klein, H., 1992, S. 77-78

kungen, bedingt durch eine FGM, soziale Nachteile, die es einem Mädchen erschweren können, die Initiative für ihr eigenes Leben zu ergreifen.[14]

Psychische Konsequenzen

Lange wurde die genitale Verstümmelung ausschließlich unter dem Aspekt der körperlichen Komplikationen diskutiert. Gleichwohl sollten diese Konsequenzen nicht im Mittelpunkt der Diskussion um FGM stehen. Eine derartige Beschränkung käme einer Verharmlosung der Thematik gleich.[15]

Das körperliche Selbsterleben wird durch FGM massiv beeinflusst; die Identitätsbildung, die Art, wie eine Frau in der Welt steht und die Welt erlebt, verändert sich durch diesen Eingriff. Mindestens seit Mitte der 1990er Jahre stellt auch die WHO fest, dass Betroffene einer Verstümmelung lebenslange psychische Folgen davontragen können. Die seelischen Wunden können erheblich variieren: Sie sind abhängig davon, wo und unter welchen Umständen der Eingriff vorgenommen wurde. Aus psychosomatischer Sicht ist er in höchstem Maße traumatisierend. Der Schmerz und die Agonie der Beschneidung können nicht vergessen werden, sondern bleibt als Alptraumerinnerung bestehen.[16] Die Betroffenen können deshalb durchaus als Überlebende bezeichnet werden.

Mädchen und Frauen befinden sich hier plötzlich in einer Situation des äußersten Schmerzes und der Angst, der sie möglichst reglos begegnen sollen. In manchen Ethnien wird ihnen offen mit sozialem Ausschluss gedroht, sollten sie während des Eingriffs schreien, weinen oder sich wehren. Das Gedicht „My Grandmother Called It the Three Feminine Sorrows“[17] illustriert die mentalen und physischen Probleme von FGM, im speziellen bei Infibulation. Demzufolge sind die von FGM verursachten Schmerzen so durchdringend, dass sie alle anderen Gefühle, die mit Weiblichkeit in Verbindung stehen, überdecken. Gemeint sind damit nicht nur die Schmerzen der Beschneidung, die den Moment des „Erwachsenwerdens“ dominieren, sondern auch die Schmerzen, die mit der Hochzeitsnacht in Verbindung stehen und welche die erwartete Lust

---

[14] Persönliche Gespräche von Christina Bauer mit Ärztinnen und Lehrerinnen in Kenia (1996/1997)

[15] vgl. Shell-Duncan, B., 2001

[16] vgl. El Saadawi, N., 1980, S. 11

[17] Abdalla R. D. 2006

und Freude überlagern. Auch das positiv-kraftvolle Erleben der Geburt eines Kindes wird den Frauen durch die unerträglichen Schmerzen genommen.

Eine Beschneidung soll das Zugehörigkeitsgefühl der Frau zu ihrer sozialen Umgebung und ihre Integration in die soziale Gruppe fördern. Was also für das soziale Umfeld des Mädchens Grund zum Feiern ist,[18] ist für die Betroffene selbst Anlass zu tiefstem Elend. Dieser Widerspruch zwischen dem eigenen Empfinden und den Anforderungen der Umwelt kann tatsächlich verrückt machen, zu geistiger Verwirrtheit führen. Ebenso gibt es psychiatrische Berichte von massiven Panikattacken beim Anblick von bestimmten Instrumenten (z. B. Rasierklingen, Scheren) oder Stoffmustern.

Die körperliche und seelische Belastung kann schließlich so stark sein, dass die Betroffenen das gesamte Ereignis nicht nur verdrängen, sondern abspalten *(Dissoziation)*. Diese Frauen wissen zwar, dass sie genitalverstümmelt sind, können sich aber an überhaupt nichts mehr erinnern. Hier ergeben sich Parallelen zu Vergewaltigungs- und Folteropfern, die ähnlich traumatisiert wurden. Solche Opfer unbeschreiblicher Gewalt zeigen oft unergründbare psychische Symptome wie Angstreaktionen, Verhaltensstörungen, Depressionen oder ein unberechenbares aggressives Verhalten. Gefühle von Unvollständigkeit und Minderwertigkeit sind nicht selten. Diese Frauen haben keine Möglichkeit, ihre tiefsten Emotionen und Ängste adäquat auszudrücken: es wurde ihnen ja schon während und durch die Genitalverstümmelung verboten. Hinzu kommt, dass es oft die eigenen weiblichen Verwandten, die Lieblingstanten, die Nachbarinnen, die Großmütter sind, die das Kind der Beschneiderin übergeben. Ihnen hat das Kind unmittelbar vertraut; der so erlebte Verrat ist prägend. Nawal El Saadawi beschreibt diesen Moment wie folgt: „Der schlimmste Schock kam, als ich mich umsah und merkte, dass meine Mutter neben mir stand. Ja, sie war es in voller Lebensgröße – es konnte keinen Zweifel geben. Mitten zwischen diesen Fremden stand sie, sprach mit ihnen und lächelte sie an, als habe sie nicht eben erst an der Abschlachtung ihrer Tochter teilgenommen.“[19]

Misstrauen und genereller Vertrauensverlust können die Folge sein, wenn vertraute Personen als Feinde erlebt werden. Es steht zu befürchten, dass auch

[18] Die Beschneidung als Ritual beinhaltet neben dem körperlichen Eingriff auch ein Fest mit einem gemeinsamen Essen und Tanz.
[19] El Saadawi, N., 1980, S. 10

die Beziehung unter Frauen gestört und eine Solidarisierung untereinander verhindert werden. Eine sudanesische Ärztin formuliert es folgendermaßen:

> „Tausende von Frauen stellen sich mit vagen Klagen vor, die sich alle bildhaft um ihren Bauch und den Unterleib drehen, was eigentlich ihre Genitalien meint, worüber sie aber nicht sprechen können. Sie klagen über unbestimmte Depressionen und Angst, Schlaflosigkeit, Rückenschmerzen und vieles andere in einer traurigen und monotonen Stimme mit niedergeschlagenen Augen. Wenn ich genauer nachfrage, entsteht eine Flut von Schmerz und Angst über ihr Körpergefühl, ihr Sexualleben, ihre Fruchtbarkeitsprobleme und all die anderen physischen und seelischen Komplikationen der Beschneidung, die nicht auszuhalten sind. Diese Frauen unterdrücken einen leisen Schrei, der so stark ist, dass er die Erde erschüttern würde, würde er befreit werden. Statt dessen hält er all ihre Energie zurück und untergräbt ihr Vertrauen in ihre Fähigkeiten und ihr Leben."[20]

Damit sind wichtige psychische Krankheitsbilder als Folge einer Verstümmelung genannt, nämlich Angst, Depressionen und die ganze Palette somatoformer Störungen sowie chronische Schmerzsyndrome. Und chronischer Schmerzsyndrome; zudem können alle Symptome einer posttraumatischen Belastungsstörung auftreten.[21] Die Grundlage dieser gesundheitlichen Beeinträchtigungen bildet die Tatsache, dass der Körper nichts vergisst (Körpergedächtnis). Zwar kann die Erinnerung verloren gehen, das Erlittene wird aber dennoch im Körper gespeichert. Es kann dann bei scheinbar banalen Anlässen wieder auftreten, so in Form von unklaren Befindlichkeitsstörungen oder unterschiedlichen Leiden wie Kopf- und Rückenschmerzen oder Unterleibsbeschwerden. Der Körper dient also als Ausdrucksmittel für den ursprünglich auch seelischen Schmerz.

Man könnte in der Interpretation erwiesener psychischer Krankheitsbilder einer Genitalverstümmelung so weit gehen zu sagen, dass bei dieser Praktik nicht nur der Körper, sondern auch die Persönlichkeit in ihrem Selbstvertrauen und Selbstwertgefühl beschnitten wird.[22]

Im Kontext der Migration, in dem sich Betroffene befinden, die in Europa ankommen und leben, kann von einer mehrfachen Traumatisierung gespro-

[20] Dorkenoo, E., 1994, S. 26f., eigene Übersetzung der Autorinnen

[21] Somatoforme Störungen sind körperliche Beschwerden, die auf einer seelischen Störung beruhen.

[22] Persönliche Erfahrungen von Christina Bauer mit kenianischen Frauen (1996/1997).

chen werden; durch den Eingriff an sich, durch dessen Verschweigen und, in der Migration, durch die Erkenntnis, anders zu sein und durch einen kulturell konnotierten Eingriff vermeintlich vermeidbares Leid erfahren zu haben.[23]

Folgen für die Sexualität

Die Klitoris und die inneren Schamlippen sind sehr sensibel und empfindsam. Sie enthalten spezielle Nervenendigungen, die nur dort zu finden sind. Bei genitalverstümmelten Frauen kann das Lustempfinden aus diesen anatomischen Gründen anders sein als bei „intakten" Frauen. Obwohl jedoch die Klitorisperle als Zentrum ihrer sexuellen Empfindungsfähigkeit fehlt,[24] kann eine Frau Befriedigung erlangen, da ihr sexuelles Empfinden nicht nur von ihrer Anatomie, sondern von vielen Einflüssen bestimmt ist.[25] Schwierigkeiten bei der Sexualität haben nicht nur anatomische Ursachen und die sexuelle Kultur ist ganz unterschiedlich ausgeprägt.[26]

Für genitalverstümmelte Frauen, vor allem für infibulierte Frauen, wiegen mehrere Probleme schwer.[27] Sie haben Missempfindungen an der Narbe, Probleme beim Wasserlassen und starke Schmerzen bei der Menstruation. Aus diesen Gegebenheiten heraus Lust auf Sexualverkehr zu entwickeln, zumal Schmerzen dabei unumgänglich sind, scheint kaum möglich.

Alice Walker schreibt hierzu: „Sie [die Mädchen] sind in nicht wiedergutzumachender Weise durch Traditionen verletzt worden, die ihnen Schmerzen bereitet haben und ihnen die Freiheit verstellen zu fliegen und sich zu entwickeln. Das Messer der Beschneiderin schneidet den Mädchen eine Quelle lebensnotwendiger Freude ab. Es schneidet tief in ihre Seelen, bringt das Leuchten in ihren Augen zum Verlöschen, wenn die seelische und geistige Verstümmelung Wurzeln schlägt. […] Ohne ihre unbeschädigten Sexualorgane kann sich eine Frau nie mehr in dem gesunden unbeschädigten Körper eines anderen wiederfinden."[28] Sexualität wird damit weitgehend zu einer Forderung von Seiten der Männer, der sich die Frau unterwerfen muss.

[23] Strenge 2013
[24] vgl. Abdallah et al., 1996, S. 1461
[25] vgl. Lightfoot-Klein, H., 2003, S. 84-88
[26] Johnsdotter 2013
[27] Aslibiani, S. A., Rouzi A. A. 2010
[28] Walker, A., 1996, S. 33, S. 193f.

Aber auch der Partner leidet und steht unter Druck: Das Narbengewebe ist hart und wenig dehnbar, das Eindringen in die Vagina mit dem Penis schwierig. Es gibt Männer, die sich betrinken oder andere Drogen nehmen, bevor sie versuchen, ihre Frau zu penetrieren. Auf diese Weise spüren sie nicht, was sie tun. Denn sie wissen, was sie tun, ist falsch.

Trotz aller Schwierigkeiten muss der Ehemann in seine Frau eindringen, er muss sich und seine Potenz beweisen. In einigen Gegenden gilt das blutige Bettlaken als Beweisstück, das am Morgen nach der Hochzeitsnacht herum gezeigt wird. Falls dem Mann die Penetration nicht gelingt, muss die Vaginalöffnung eventuell aufgeschnitten werden. Letzteres gilt insbesondere für infibulierte Frauen. Wenn der Ehemann selbst versucht, mechanisch eine Öffnung zu schaffen, ist das Risiko von unabsichtlichen Verletzungen hoch, und es kann zum Beispiel zu Fisteln oder zum Verbluten kommen. Die weniger riskante Alternative ist das Aufsuchen eines Arztes oder einer Beschneiderin, doch dies bedeutet für den Ehemann in der Regel einen erheblichen Ehrverlust, so dass viele Männer vor dieser Möglichkeit zurückschrecken.

Aus diesen Gegebenheiten heraus wird Sexualität anstatt mit Lust schnell mit Schmerzen assoziiert. Damit kann eine positive sexuelle Beziehung zwischen Mann und Frau, ein gemeinsames Erleben von Freude nur unter erschwerten Bedingungen entstehen. Eine über die Sexualität vermittelte liebevolle Beziehung ist kaum noch möglich. Es kann auch sein, dass der Mann auf sexuelle Erfüllung in einer Beziehung weitgehend verzichten muss oder diese einseitig und möglicherweise gewalttätig einfordert.[29]

So wächst bei vielen Frauen ein kulturell gewünschtes sexuelles Desinteresse. Dies kann jedoch – in Verbindung mit einem geringen Selbstwertgefühl der Frau – auch ins Gegenteil umschlagen: Die Frau prostituiert sich. Sie reagiert mit Promiskuität auf die ständige Unfähigkeit, sexuelle Erfüllung zu finden oder einen Orgasmus zu erreichen. Auf diese Weise wird eine der Rechtfertigungen von FGM ad absurdum geführt. Ebenso suchen Männer in der Prostitution gezielt unbeschnittene Frauen auf. In Somalia, wo die Infibulation weit verbreitet ist, ist die Ehescheidungsrate sehr hoch. Der somalische Arzt Mahdi Ali Dirie bringt dies mit der Infibulation und der daraus resultierenden sexuellen Frustration in Paarbeziehungen direkt in Verbindung.[30]

---

[29] vgl. Lightfoot-Klein, H., 1992, S. 325ff.

[30] vgl. Dirie, M. A., 1985, S. 99f.

Trotz der großen Schmerzen für die Frau ist in der Anfangszeit häufiger Geschlechtsverkehr erforderlich, damit die – wie auch immer geschaffene – Öffnung nicht zuwächst, sondern vernarbt.[31] Hier wird nachvollziehbar, dass viele Frauen (und Männer) von Horrorszenarien in den ersten Ehewochen sprechen.

Auch wenn das Ausleben sexueller Gefühle – je nach Schwere der Verstümmelung – erschwert wird, gelingt es manchen Paaren mit der Zeit, gemeinsam einen Weg zur beiderseitigen Befriedigung zu finden, anderen aber auch nicht.

Komplikationen während der Geburt

Infibulierte Frauen haben regelmäßig Probleme während der Geburt. Das Narbengewebe am Scheideneingang ist sehr hart und nicht so dehnbar, deshalb kann sich der Geburtskanal nicht richtig erweitern. Das hat zum einen die Folge, dass sich die Geburt im Ganzen verzögert, und zum anderen, dass das Narbengewebe einreißen kann und wichtige Strukturen wie Gefäße, Nerven und Muskeln des Beckenbodens mit zerreißen. Für das Kind kann es durch die Verzögerung der Austreibung zu einem gefährlichen Sauerstoffmangel kommen. Die Mutter kann Einrisse durch den Damm bis in den Analkanal erleiden, die wiederum zu Inkontinenz oder Fisteln führen können. Eine Studie der HRP Study Group[32], die in sechs afrikanischen Ländern durchgeführt wurde, zeigt, dass FGM mit einem erhöhten Risiko für Komplikationen bei der Entbindung verbunden ist. Mögliche Komplikationen sind der Bedarf eines Kaiserschnitts, postpartale Blutungen, ein verlängerter Krankenhausaufenthalt, die Reanimation des Neugeborenen, Totgeburten und frühe neonatale Todesfälle.

Zur Entbindung ist bei infibulierten Frauen regelmäßig die Defibulation – also das Öffnen der Infibulationsnarbe – erforderlich. Wegen der narbig veränderten Anatomie birgt auch dies das Risiko von gefährlichen Blutungen. Durch den verzögerten Geburtsverlauf werden das Gewebe und die Muskeln, die die Gebärmutter halten, unverhältnismäßig gedehnt. Bei häufigen und kurz aufeinander folgenden Geburten kann dies zu einem Prolaps, einem Gebärmuttervorfall, führen.[33] Es liegen keine Zahlen darüber vor, wie viele Mütter und Neugeborene als Folge der veränderten mütterlichen Anatomie während

[31] vgl. Lightfoot-Klein, H., 1992, S. 103-128
[32] WHO Study Group 2006, Zerm et al. 2007
[33] vgl. Wacker et al., 1994

oder nach der Geburt sterben. Hervorzuheben ist, dass sowohl die Defibulation als auch das unter Umständen durchgeführte erneute Zunähen nach der Geburt (Refibulation) eine erneute Traumatisierung darstellen.

Empfehlungen für den Umgang mit genitalverstümmelten Frauen[34]

Die Arbeitsgemeinschaft Frauengesundheit in der Entwicklungszusammenarbeit (FIDE) der Deutschen Gesellschaft für Gynäkologie und Geburtshilfe hat in einer Stellungnahme 1996 Empfehlungen für medizinisches Personal im Umgang mit betroffenen Frauen in Deutschland herausgegeben und 2007 modifiziert.[35]

Wir haben diese modifiziert und wollen sie hier als Anregung und Diskussionsgrundlage präsentieren.

Information

- Informieren Sie sich über die Praktik der weiblichen Genitalverstümmelung. So sind Sie im Gespräch auf mögliche Gegenargumente vorbereitet und können auch entsprechend reagieren. Auf diese Weise können Sie auch Beschwerden wie z. B. verschiedene abdominale Schmerzen mit einer Verstümmelung in Zusammenhang bringen.
- Sprechen sie nicht jede Afrikanerin sofort auf eine mögliche Verstümmelung an, denn nicht in allen afrikanischen Ländern und Ethnien wird FGM praktiziert. Hüten Sie sich deshalb vor Pauschalurteilen aufgrund von Hautfarbe oder Staatsbürgerschaft, und fallen Sie nicht mit der Tür ins Haus. Informieren Sie sich vor einem Gespräch über die Situation im jeweiligen Land.

Sensibilität und Respekt

- Bedenken Sie, dass viele beschnittene Frauen sich erst hier, in einer fremden Kultur mit anderen Wertmaßstäben, des Verstümmelungscharakters einer Beschneidung und ihrer eigenen Traumatisierung bewusst werden. Dies führt häufig zu Verwirrung und großem seelischen Leid.

---

[34] Informationen zu Erfahrungen in der Anti-FGM-Beratungsarbeit mit AfrikanerInnen sowie zum Spannungsfeld, in dem diese Arbeit in Deutschland stattfindet, wie auch weitere Anregungen zum Umgang mit Betroffenen finden Sie im Kapitel „Unterstützung und Beratung" in diesem Buch.

[35] Abdallah et al. 1996, Zerm et al. 2007

- Vermeiden Sie schockierte Reaktionen z. B. beim Anblick einer Verstümmelung und entwertende Bemerkungen über die Praktik. Dies wird von den Frauen meist als Herabsetzung der eigenen Kultur erlebt. Reden und handeln Sie vielmehr aus einem Gefühl des Respekts heraus und bringen Sie eher Neugier gegenüber dieser Ihnen fremden Kultur zum Ausdruck.
- Zu einem sensiblen Umgang gehört auch die Verwendung einer adäquaten Terminologie. Benutzen Sie daher eher eine Bezeichnung wie „weibliche Beschneidung", um bei ihrer Gesprächspartnerin keine Abwehr hervorzurufen. Einige Frauen mögen sich verstümmelt fühlen, andere jedoch nicht. Letztere werden Ihre Haltung u. U. nicht nachvollziehen können.

Prävention

- Nutzen Sie Ihre fachliche Autorität, um über die gesundheitlichen Folgen und Komplikationen der FGM zu informieren. Bringen Sie Ihren ablehnenden Standpunkt klar zum Ausdruck, v. a. wenn es um die Frage einer eventuell durchzuführenden Beschneidung geht. Damit tragen Sie vielleicht dazu bei, dass Töchtern oder anderen Mädchen in der Familie der Eingriff erspart bleibt. Erwarten Sie hier aber keine schnellen Siege. Zeigen Sie weitere Gesprächsbereitschaft über das Thema. Geben Sie die Informationsschrift *Wir schützen unsere Töchter* von TERRE DES FEMMES für MigrantInnen in der entsprechenden Sprache weiter, wie auch Kontakte zu entsprechenden Beratungsstellen, gerade wenn der Verdacht besteht, dass ein Mädchen verstümmelt werden soll.[36]
- Nutzen Sie unbedingt die Möglichkeit zum Gespräch! Indem wir die Augen verschließen, lassen wir Verstümmelungen zu, sei es bei uns oder anderswo.

Befunderhebung

- Anamnese und Befunderhebung sollten sehr einfühlsam erfolgen, denn sie können für die Patientin mit Schmerz und erneutem Trauma verbunden sein. Im Einzelfall sollten Sie Ergebnisse deshalb besonders sorgfältig dokumentieren, um Wiederholungen zu vermeiden. Den meisten betroffenen Frauen fällt es leichter, einen Kontakt von Frau zu Frau aufzubauen.

---

[36] vgl. hierzu auch den Artikel „Kontaktadressen für Information und Beratung zum Thema weibliche Genitalverstümmelung" in diesem Buch, Anm. d. Red.

Schwangerschaft und Geburt

- Informieren Sie im Rahmen der Schwangerschaftsbetreuung im Einzelfall über chirurgische Möglichkeiten, vor oder während der Entbindung den Scheideneingang zu erweitern und nach dem Wochenbett das Genitale wiederherzustellen. Bei infibulierten Frauen sollten Sie in keinem Fall wieder den Zustand einer totalen Infibulation schaffen. Sprechen Sie am besten vorher mit der Frau über Erwartungen hinsichtlich einer Reinfibulation und machen Sie auf die Risiken aufmerksam. Kaiserschnittgeburten als zusätzliche Traumatisierung sollten möglichst durch sorgfältige Dammschnitte vermieden werden – die meisten Frauen möchten normal gebären. Ist eine solche Geburt allerdings unvermeidbar, sollte die Patientin unbedingt vorher darüber informiert werden. Respektieren Sie die Bitte der Frau nach Schmerzlinderung.[37]

Weitere wichtige Punkte

- Behandeln Sie Infektionen großzügig. Beheben Sie Blut- und Urinabflussbehinderungen unbedingt chirurgisch. Führen Sie keine Verstümmelungen aus!
- Holen Sie sich Rat und Hilfe.

Oftmals sind ÄrztInnen, Hebammen, Krankenschwestern und Arzthelferinnen aus nicht betroffenen Ländern gar nicht in der Lage, angemessen zu handeln, weil ihnen Grundkenntnisse fehlen. Der Anblick einer Infibulationsnarbe schockiert die meisten; eine „mildere" Form der FGM wird oft nicht erkannt, es sei denn, die Wunde ist noch frisch oder die Beschwerden der Patientin stehen in einem direkten Zusammenhang. Das Informationsdefizit in Deutschland ist erheblich, entsprechende Aus- und Weiterbildung ist deshalb dringend erforderlich,[38] wie auch die Aufnahme der Thematik FGM in den Lehrplan des Medizinstudiums. Studierende, die ihre Praktika im Ausland absolvieren – oft auch in Projekten der Entwicklungszusammenarbeit –, müssen rechtzeitig und umfassend informiert werden.

Bei einschlägigen Veranstaltungen erscheint eine Zusammenarbeit von medizinischem Personal mit qualifizierten VertreterInnen von NGOs sehr

[37] Weitere Informationen zum Thema Geburt und FGM u. a. in: Kongressband zum IX. Hebammenkongress vom Mai 2001; Hebammenzeitschrift 5/2003, Anm. d. Red.

[38] vgl. Deutscher Ärztetag, Rostock 2002, Resolution

wünschenswert. Hier kann zur Diagnose der Beschneidungsform, zum Umgang mit ihr, zu den möglichen Komplikationen und zu ihrer Behandlung geschult werden. Darüber hinaus sollte der achtsame Umgang mit genitalverstümmelten Mädchen und Frauen Gesprächsthema sein. Medizinisches Personal soll aufklären und gleichzeitig angemessene medizinische Hilfe leisten – ohne eine moralisch-schockierte Vorverurteilung, die auf Unkenntnis und mangelnder Einfühlung in die fremde Kultur beruht. Der Wunsch und der Wille zur Abschaffung der FGM muss von den Betroffenen selbst kommen.

In den letzten Jahren wurde häufig von Wiederherstellungsoperationen berichtet und von Zentren, die solche Operationen durchführen. Es ist zu begrüßen, dass genitalverstümmelten Frauen, die gesundheitliche Probleme haben, professionell geholfen wird.[39] Allerdings kann etwas, was amputiert, abgeschnitten wurde, nicht ‚wiederhergestellt' werden. Durch die Freilegung des erektilen und empfindsamen Klitorisgewebes unterhalb einer Narbenplatte kann auch die sexuelle Empfindsamkeit verbessert werden, ein neuer Zustand wird hergestellt, verlorenes bleibt aber verloren. Seelische Traumatisierungen werden nur sehr selten durch eine Operation geheilt.

Literaturnachweis

Abdalla, Raqiya D., 2006: "My Grandmother Called It the Three Feminine Sorrows": The Struggle of Women Against Female Circumcision in Somalia. In Female Circumcision: Multicultural Perspectives, Rogaia Mustafa Abusharaf (Ed.), University of Pennsylvania Press, S. 187-206

Abdallah, Z. et al., 1996: Arbeitsgemeinschaft Frauengesundheit in der Entwicklungszusammenarbeit (FIDE/Tropengynäkologie): Stellungnahme zum Problem der Beschneidung der Frau. In: Der Frauenarzt 10/1996, S. 1460-1464.

Alsibiani, S.A,. Rouzi, A.A., 2010: Sexual function in women with female genital mutilation. In: Fertility and Sterility; 93(3), S. 722-7244

Brady, Margaret, 1999: Female Genital Mutilation: Complications and Risk of HIV Transmission. In: AIDS Patient Care STDS 13(12), S. 709-716

[39] Prolongeau 2011; in Berlin gibt es seit 2013 am Krankenhaus Waldfriede das Desert Flower Center in dem ganzheitlich, auch operativ Opfer der weiblichen Genitalverstümmelung betreut werden.

Dessauer, Renate; Hauenstein, Elisabeth; Müller, Christa, 1996: Rituelle Verstümmelung – auch in Deutschland sind Mädchen gefährdet. In: Deutsches Ärzteblatt, 93, S. A-1526-1528

Deutscher Ärztetag, Rostock 2002: Fortbildungen zum Thema Genitalverstümmelung. www.bundesaerztekammer.de/30/Aerztetag/105_DAET/04Beschluss.pdf, S.80

Dirie, Mahdi Ali, 1985: Female Circumcision in Somalia. Medical and Social Implications, Mogadishu.

Dorkenoo, Efua, 1994: Cutting the Rose. Female Genital Mutilation, the Practice and its Prevention, Minority rights Publications, London

El Saadawi, Nawal, 1980: Tschador. Frauen im Islam, Bremen

Gülle, Franz Josef, 1989: Die weibliche Beschneidung. Eine Frage der Sexualmedizin, Dissertation, FU Berlin

Huisman, Wouter M., 1997: Komplikationen und klinische Folgen nach weiblicher Beschneidung. In: curare 20, S. 247-252

Iavazzo C., Sardi T.A., Gkegkes I.D., 2013: Female genital mutilation and infections: a systematic review of the clinical evidence. Arch Gynecol Obstet; 287(6):1137-49

Johnsdotter, Sara, 2013: Discourses on sexual pleasure after genital modifications: The fallacy of genital determinism (a response to J. Steven Svoboda). Global Discourse, DOI 10.1080/23269995.2013.805530

Lightfoot-Klein, Hanny, 1992: Das grausame Ritual. Sexuelle Verstümmelung afrikanischer Frauen, Rowohlt, Reinbek

Lightfoot-Klein, Hanny, 2003: Der Beschneidungsskandal, Orlanda, Berlin

Magoko, Beryl: The Cut, 2012. Dokumentarfilm. Vgl. http://thecutdocumentary.wordpress.com

McCaffrey, Marx et al., 1995: Management of Female Genital Mutilation. The Northwick Park Hospital Experience. In: British Journal of Obstetrics and Gynaecology 102, S. 787-790

Okonofu, Friday E.; Larsen, Ulla; Oronsaye, Frank; Snow, Rachel C.; Slanger, Tracy E. (Women's Health and Action Research Center, Ugbowo, Benin City, Nigeria), 2002: The Association between Female Genital Cutting and Correlates of Sexual and Gynaecological Morbidity in Edo State, Nigeria. In: British Journal of Obstetrics and Gynaecology 109(10), S. 1089-1096

Prolongeau, Hubert, 2011: Undoing FGM. Pierre Foldes, The Surgeon Who Restores the Clitoris. Translation and Afterword by Tobe Levin, Frankfurt am Main

Shell-Duncan, Bettina, 2001: The Medicalization of Female „Circumcision“: Harm Reduction or Promotion of a Dangerous Practice. In: Soc Sci Med 7, S. 1013-28

Strenge, Dorin Katharina 2013: Traumatisierung durch weibliche Genitalverstümmelung. Ein Prozessmodell unter besonderer Berücksichtigung der Migration. In: Trauma und Gewalt 7(4), S. 324-337

UNICEF, 2005: Innocenti Digest: Changing a Harmful Social Convention: Female Genital Mutilation/Cutting Florence Italy 2005

UNFPA 2010, Female genital mutilation (FGM) frequently asked questions, http://www.unfpa.org/resources/female-genital-mutilation-fgm-frequently-asked-questions#linkages_fgm_hiv

Wacker, Jürgen et al., 1994: Geburtshilfe unter einfachen Bedingungen. Berlin, Heidelberg, New York

Walker, Alice; Parmar, Pratibha, 1996: Narben oder Die Beschneidung der weiblichen Sexualität, Rowohlt, Reinbek

WHO, 2014: Female Genital Mutilation. Factsheet 241 http://www.who.int/mediacentre/factsheets/fs241/en/

Zerm, Christoph, 2007: Weibliche Genitale Beschneidung – zum Umgang mit Betroffenen und Prävention: Deutsche Empfehlungen für Angehörige des Gesundheitswesens und alle weiteren potenziell involvierten Berufsgruppen. http://frauenrechte.de/online/images/downloads/fgm/ EmpfehlungenFGM-2007.pdf

Erfahrungen und Meinungen

Comfort I. Ottah

Genug ist genug!

Im Folgenden drucken wir – mit freundlicher Genehmigung der Autorin – in deutscher Übersetzung einen Leserinnenbrief ab, den Comfort I. Ottah, eine Mitarbeiterin von FORWARD,[1] im September 1996 nach Erscheinen eines Artikels von Harriet A. Washington in *Emerge* an den Herausgeber dieses Nachrichtenmagazins für AfroamerikanerInnen geschrieben hat.

Der Artikel von Washington erschien unter dem Titel „The Rite of Female Circumcision" („Der Ritus der weiblichen Beschneidung"). Comfort I. Ottah schrieb ihren Brief als Antwort auf diesen Beitrag, der u.a. die negativen Folgen von FGM auf die Gesundheit der betroffenen Frauen zu trivialisieren suchte.

20. September 1996
Mr. George Curry
Emerge
One Bet Plaza 1900
W. Place NE
Washington DC 20018
USA

Sehr geehrter Herr George Curry,
ich habe kürzlich einen Artikel von Harriet A. Washington über das Ritual der weiblichen Beschneidung gelesen und finde ihn angesichts der Leiden von Millionen afrikanischen Frauen und Mädchen widerlich und unsensibel.

Wie kann sie die männliche Beschneidung mit der weiblichen Genitalverstümmelung vergleichen?

---

[1] Comfort I. Ottah (Nigeria) arbeitet für FORWARD Großbritannien: Foundation for Women's Health, Research and Development, vgl. hierzu auch den Artikel von Nina Wöhrmann zu internationalen Initiativen gegen FGM in diesem Buch, Anm. d. Red.

Weiß sie, wie viele Männer ihre sexuellen Wünsche außerhalb der Ehe befriedigen, weil es mit ihren Ehefrauen unmöglich ist?

Weiß sie, wie viele Frauen von ihren Ehemännern verstoßen werden, weil sie jedesmal wegen der Schmerzen zurückschrecken, wenn sich diese ihnen mit dem Wunsch der sexuellen Begegnung nähern?

Weiß sie, wie viele Ehen wegen fehlender sexueller Beziehungen zwischen dem Mann und seiner Frau zerbrechen?

Weiß sie, wie viele Männer impotent werden, einfach deshalb, weil jedesmal, wenn sie sich ihrer Frau nähern wollen, diese voller Pein zu weinen beginnt? Sie fragen sich, wie kann ich der Frau, die ich liebe, weh tun?

Wie viele Babys sind durch hinausgezögerte Wehen gestorben? Wie viele Frauen sind nach der Entbindung für immer krank durch verlängerte, erschwerte Wehen und die Verletzung angrenzender Organe?

Welche Art von Kultur lässt vorsätzlich und kalkuliert ihren weiblichen Anteil für den Rest ihres Lebens in einem kranken Zustand, nur weil es sich um Frauen handelt?

Weiß sie, wie viele Mädchen im schulpflichtigen Alter der Schule fernbleiben, weil sie nicht normal menstruieren können?

Weiß sie, wie viele Mädchen 30 bis 45 Minuten zum Urinieren benötigen und deshalb ständig Schwierigkeiten mit ihren Lehrern haben, weil sie zu spät in die Klasse zurückkommen?

Weiß sie, wie viele Mädchen aus den Klassen ausgeschlossen werden, weil sie als innerlich zerrissen und unberechenbar in ihren Stimmungen gelten und niemand versteht, was in ihnen vorgeht? Sie wurden zur Geheimhaltung verpflichtet und dazu, niemals ihre Leiden irgendjemandem gegenüber zu erwähnen.

Weiß sie um die vielen Schmerzen durch ständig wiederkehrende Blaseninfektionen?

Ich habe diese Frauen und Mädchen in meiner täglichen Arbeit in den Gemeinden und im Hospital gesehen.

In einigen afrikanischen Gesellschaften war das Dehnen der Ohrläppchen bis auf Schulterlänge eine Kultur, jetzt ist es eine Seltenheit. Herausbrechen der Frontzähne war eine Kultur in einer anderen Gesellschaft, dies ist heute nicht mehr der Fall. Stammesmarken, die das Gesicht verunstalteten, waren eine Kultur in der Vergangenheit. Die Menschen versuchen nun, mit plastischer Chirurgie dieses rückgängig zu machen. Sich mit Blättern zu bekleiden war eine Kultur, jetzt nicht mehr. Ein Zwillingsbaby zu töten war einst eine Kultur, jetzt leben Zwillinge und werden gehegt.

Einbinden der Füße, Keuschheitsgürtel, Witwenverbrennung oder Beerdigung bei lebendigem Leib, Absprechung des Wahlrechts für Frauen und Sklaverei sind Kulturen der Vergangenheit, weil Kulturen dynamisch sind und nicht statisch.

Wann werden Menschen wie Harriet A. Washington, die das Leben und die Früchte der Zivilisation im Westen genießen, aber wünschen, dass andere in einem dunklen Zeitalter verharren, den Tatsachen ins Gesicht sehen?

Von wo aus schreibt Harriet A. Washington? Von der Spitze eines Baumes in den Dschungeln Afrikas oder aus einem komfortablen Büro in einer zivilisierten Umgebung?

Ich vergebe meinen afrikanischen Vorfahren, die vor hundert Jahren im Namen der Kultur ihre Frauen und Mädchen verstümmelt haben, aber im zwanzigsten und einundzwanzigsten Jahrhundert: Nein! Nein!

Wir wissen es besser.

Menschen vom Kaliber Harriet A. Washingtons haben genug Politik mit dem Blut, der Gesundheit und den Rechten der afrikanischen Frauen und deren Töchter betrieben. Genug ist genug!

Comfort I. Ottah
Hebamme
England

Übersetzung aus dem Englischen: Ruth Hofbauer

Dieser Artikel ist ein Nachdruck des Textes von 2003. Die Inhalte wurden seither nicht aktualisiert und die Wortwahl nicht angepasst.

Tobe Levin

Die Würde des Menschen ist unantastbar

„Klitorisbeschneidung“, so lautete der reißerische Titel eines Artikels von Pauline Caravello in einer der ersten Ausgaben der *Emma* im April 1977. In der feministischen Öffentlichkeit schlug er ein wie eine Bombe. Zwei Jahre zuvor waren bereits die Bücher *Der kleine Unterschied* von Alice Schwarzer und *Häutungen* von Verena Stefan erschienen. Beide Veröffentlichungen hatten den Aufbau von Selbsterfahrungsgruppen angeregt, in denen wir Solidarität unter Frauen in einer von Männern dominierten Gesellschaft entwickeln sollten. Hier standen unsere Körper im Mittelpunkt, und es wurde thematisiert, was das Patriarchat aus ihnen gemacht hatte. Was wir damals verlangten, war einfach: Wir wollten Gleichheit ohne Angleichung, und wir forderten das Recht, unsere Weiblichkeit voll zu entfalten, ohne dafür bestraft zu werden. Denn: Die Würde des Menschen ist unantastbar.

Im Artikel von Pauline Caravello lasen wir dann, dass über eine Million Frauen und Mädchen an ihren Genitalien beschnitten waren, meist geschah dies ohne Betäubung und unter unhygienischen Bedingungen. Beschnitten? Wir dachten, das Wort würde bedeuten, einem Jungen seine Vorhaut zu entfernen. Was gab es bei einer Frau überhaupt zu beschneiden? Die Klitoris und ihre glückbringende Funktion hatten viele von uns erst vor kurzem entdeckt und nun sollte sie weg? Und noch dazu wurden 15 Prozent der Frauen und Mädchen anschließend zugenäht?!

Wir waren schockiert und erschüttert. Jede dachte, um es mit den Worten von Benoîte Groult auszudrücken: „Uns schmerzt unser Geschlecht, wenn wir so etwas lesen; uns schmerzt es im Innersten ...“[1] Wir spürten Solidarität und Mitgefühl. Es war eine unerträgliche Tatsache, dass manche Mädchen und Frauen im Namen einer patriarchalischen Gesellschaftsordnung an ihren Genitalien gequält wurden. Und wir entschuldigten uns nicht dafür, dass für

---

[1] Zitat aus der Originalausgabe von Benoîte Groult, *Ainsi soit-elle* von 1975. Übersetzung der Autorin. Anm. d. Red.

alle Mädchen der gleiche Maßstab gelten sollte. Wir sagten nicht ja zu etwas, das nur schwarzen und nicht weißen Mädchen angetan wurde.

Als Folge von Caravellos Artikel wurde die *Emma* mit Leserinnenbriefen überschüttet. Eine Redakteurin der Zeitschrift wurde zur bundesweiten Koordinatorin, bis die spontane Bewegung von Dutzenden Anti-FGM-Städtegruppen zu groß wurde.

Meine Gruppe war in München aktiv und nahm 1977 zunächst den Kontakt zu Dr. Asma El-Dareer auf. Sie war die Autorin der ersten Studien über die Infibulation im Sudan. Weitere Verbindungen entstanden in dieser Zeit zu den Aktivistinnen Comfort I. Ottah[2] und Efua Dorkenoo. Letztere gründete zu Beginn der 80er Jahre die Organisation FORWARD Großbritannien,[3] Vorbild für den 1998 in Frankfurt ins Leben gerufenen Schwesternverein FORWARD Germany. Wenig später lernten wir auch die Senegalesin Awa Thiam, Autorin des 1977 veröffentlichten Buches *Die Stimme der schwarzen Frau*, kennen. 1978 traf ich Awa Thiam dann persönlich in Paris und diskutierte mit ihr darüber, was wir in Deutschland zum Kampf gegen FGM beitragen können? „Einige meinen", sagte sie mir damals, „dass Feminismus eine westliche Erfindung ist, die nichts mit Afrika zu tun hat. Das ist ein Irrtum. Wir kämpfen um universelle Rechte."

Die Arbeit gegen Genitalverstümmelung dieser frühen Jahre gipfelte schließlich 1979 in der Herausgabe des Buches *Materialien zur Unterstützung von Aktionsgruppen gegen Klitorisbeschneidung*, das erste Buch zum Thema, das aus der neuen deutschen Frauenbewegung heraus entstanden war.

Wendepunkt

Eine Auswirkung meines Treffens mit Awa Thiam 1978 war meine Teilnahme an der Gründungskonferenz von C.A.M.S.,[4] die im Dezember 1982

[2] vgl. auch den Artikel von Comfort I. Ottah in diesem Buch, Anm. d. Red.

[3] FORWARD Großbritannien: Foundation for Women's Health, Research and Development, vgl. hierzu auch den Artikel von Nina Wöhrmann zu internationalen Initiativen gegen FGM in diesem Buch, Anm. d. Red.

[4] C.A.M.S.: Commission pour l'Abolition des Mutilations Sexuelles, vgl. hierzu auch den Artikel von Nina Wöhrmann zu internationalen Initiativen gegen FGM in diesem Buch, Anm. d. Red.

in Dakar/Senegal stattfand.[5] Die Konferenz, an der auch VertreterInnen aus Belgien, Deutschland, Frankreich und den USA teilnahmen, war ein wichtiger Wendepunkt. Sie fand große Beachtung in Öffentlichkeit und Medien. Ihre Botschaft „Stop FGM" wurde sogar auf der Titelseite der senegalesischen Tageszeitung *Le Soleil* abgedruckt. Für uns, die wir uns in Deutschland weiterhin gegen FGM engagieren wollten, waren folgende Punkte aus dem Kongressgeschehen besonders wichtig.

Zunächst bezog C.A.M.S. auf der Konferenz nicht nur Stellung zur genitalen Verstümmelung, sondern auch zu anderen Menschenrechtsverletzungen an Frauen, so zur Zwangsverheiratung junger Mädchen oder zur Polygamie.

Weiterhin zeigte uns eine Recherche von Assitan Diallo aus Mali, dass sich bereits 1982 die Zeit, während der die jungen Mädchen traditionell zu verschiedenen Themen unterwiesen wurden und die an eine Beschneidung gekoppelt war, von mehreren Wochen auf einige Tage reduziert hatte. Diallo hatte Interviews mit zwei Generationen geführt und dabei erfahren, dass das moderne Leben einen längeren Rückzug in den Busch nicht mehr zuließ. Daraus folgte auf der einen Seite, dass durch das hartnäckige Festhalten am Eingriff selbst dieser auf das Wesentliche reduziert wurde, nämlich auf die Verstümmelung des Sexualempfindens heranwachsender Mädchen. Auf der anderen Seite bewies jedoch der fast völlige Wegfall der den Akt umgebenden traditionellen Bildung, dass Verhaltensänderungen möglich waren. Eine positive Botschaft für uns alle.

Das Wichtigste war jedoch, dass auf der Konferenz Afrikanerinnen und Europäerinnen gemeinsam gegen die Kontrolle der weiblichen Sexualität protestierten, was uns sehr darin bestärkte, in Deutschland weiterhin aktiv zu werden.

Auseinandersetzungen

Neben diesen hoffnungsvollen Botschaften traten jedoch auch Unterschiede in den Sichtweisen von Afrikanerinnen und Europäerinnen zu Tage. Besonders deutlich wurde dies damals in der Auseinandersetzung um die Filmemacherin Patricia van Verhaegen.

---

[5] vgl. Levin, T., 1983, S. 58

Die Belgierin hatte in *Le Secret de Leurs Corps*[6] eine Infibulation im Sudan gefilmt, ein Film, der übrigens auch im deutschen Fernsehen gezeigt wurde, allerdings ohne die Sequenzen vom Eingriff selbst. In deutschen Wohnzimmern sah man „nur", wie die Ärztin, gleichzeitig Mutter des Mädchens, diesem eine lokale Betäubung spritzte und wie kurz darauf der Großvater mit seiner Hand über den Kopf seiner Enkelin streichelte.

In Dakar haben wir uns allerdings mindestens fünf Minuten dieser 20-minütigen Operation anschauen müssen. Für alle Anwesenden, ganz gleich welcher Herkunft, war diese Erfahrung unerträglich, aber die dabei empfundene Abscheu hatte jeweils eine unterschiedliche Bedeutung. Für die Europäerinnen folgte aus der Szene die Forderung „FGM muss sofort aufhören", für die Afrikanerinnen war die Präsentation in diesem Rahmen Ausdruck von Rassismus. Sie fragten sich, wie man derartige Grausamkeiten überhaupt einem Publikum hatte präsentieren können. Wie konnte ein solcher Ausschnitt einer Öffentlichkeit mit kolonialem Hintergrund und entsprechenden Vorurteilen gezeigt werden, ohne dass weiterhin Rassismus geschürt würde? Diese Frage betrifft den Umgang mit dem Thema in allen Medien. Sie hat auch heute nichts von ihrer Aktualität verloren, da sie meines Erachtens noch immer nicht zufriedenstellend gelöst ist.

Auseinandersetzungen gab es auch 1980 auf der Weltfrauenkonferenz in Kopenhagen.[7] Auslöser war die Haltung von Fran P. Hosken, eine der ersten Aktivistinnen, die für eine Abschaffung von FGM eintraten. Fran P. Hosken floh 1938 aus Österreich in die USA. Dort studierte sie an der *Harvard University* Städteplanung, ein Fachgebiet, das sie Anfang der 70er Jahre schließlich in viele afrikanische Städte führen sollte. Als sie von Genitalverstümmelung erfuhr, erklärte sie deren Abschaffung zu ihrem Lebensziel. Fran P. Hosken vertritt auch heute noch einen Feminismus, der teilweise stark in Männerhass abgleitet. Einige afrikanische Aktivistinnen fanden ihren Ton befremdend, ja sogar beleidigend. Da Männer ein unerlässlicher Bestandteil im Kampf gegen Genitalverstümmelung sind – über diesen

[6] *Le Secret de Leurs Corps* (dt. Das Geheimnis ihrer Körper) wurde 1981 gedreht.

[7] In Kopenhagen fand die zweite von insgesamt drei Weltfrauenkonferenzen der Frauendekade der Vereinten Nationen statt. Die Dekade wurde nach der ersten Weltfrauenkonferenz 1975 von 1976 bis 1985 ausgerufen (1975: Mexiko, 1985: Nairobi). Anm. d. Red.

Punkt sind sich heute fast alle Aktivistinnen einig – müssen sie mit einbezogen und nicht durch männerfeindliche Parolen abgeschreckt werden.

Leider hat die Empörung von Hosken über die kultur-unsensible Herangehensweise an FGM damals viele Nicht-AfrikanerInnen im Kampf gegen FGM eingeschüchtert. Entmutigt gaben sie aus Angst vor dem Vorwurf der „Einmischung in fremde Kulturen" auf.

Unterschiedliche Aufgaben

Allerdings macht es der Fakt, dass AfrikanerInnen sowohl gegen FGM als auch dafür, sowohl feministisch als auch nicht feministisch sind, unvermeidbar, dass weiße AktivistInnen damit rechnen müssen, beschimpft zu werden – auch heute noch, in einer Zeit, in der der Vorwurf des Kulturimperialismus glücklicherweise weitgehend in den Schubladen verschwunden ist.

Das darf aber kein Grund sein, sich nicht gegen die Praktik einzusetzen. Den Mut muss man haben. Das sagte mir 1994 auch Efua Dorkenoo, die damals bei der WHO die Programme gegen FGM leitete. Sie meinte weiter, dass AfrikanerInnen den Kampf gegen die genitale Verstümmelung anführen müssen, jedoch ist es unumstritten, dass sie dabei auf die Mitarbeit anderer angewiesen sind. Somit haben wir einfach – je nach unserer Herkunft – unterschiedliche Aufgaben.

Da ich persönlich z. B. kein Somali spreche, kann ich kaum ein intimes Gespräch unter vier Augen mit einer Immigrantin führen, das darauf abzielt, dass sie von selbst Nein zur Infibulation ihrer Töchter sagt. Diese Überzeugungsarbeit kann aber eine meiner somalischen Kolleginnen leisten, der ich wiederum mit meinen Bemühungen helfe, durch Öffentlichkeitsarbeit nötige finanzielle Mittel zu beschaffen.

FORWARD Germany, TERRE DES FEMMES, DAFI[8] und andere Gruppen sind in Deutschland gegen die genitale Verstümmelung aktiv, wobei AfrikanerInnen und Nicht-AfrikanerInnen unterschiedliche Aufgaben haben. Der Einsatz von FORWARD besteht zum Beispiel in einem Projekt für Mädchen, deren Eltern nach Deutschland immigriert sind.

---

[8] DAFI: Deutsch-Afrikanische Fraueninitiative, vgl. hierzu auch den Artikel von Nina Wöhrmann zu internationalen Initiativen gegen FGM in diesem Buch, Anm. d. Red.

Mädchenprojekt

Junge Frauen im Alter zwischen 14 und 22 Jahren kommen für zwei Wochenenden zusammen, um sich kennenzulernen, auszutauschen und über wichtige Aspekte des Lebens zu sprechen. Wie fühlt man sich als Schwarze in einer weißen Gesellschaft? Welche Probleme treten auf, wenn Eltern ein anderes Erziehungskonzept aus Afrika mitgebracht haben, das nicht zum Teenager-Leben in Deutschland passt? Wie verstehen sie sich mit männlichen Verwandten oder mit KlassenkameradInnen, vor allem wenn diese ihre Neugierde über FGM zum Ausdruck bringen? Haben die Mädchen entsprechendes Wissen darüber oder sind sie nur lückenhaft von ihrer Eltern aufgeklärt?

Ziel der Treffen ist es, fachgerechtes Wissen zu vermitteln, das Selbstwertgefühl der Mädchen zu stärken und die nächste Generation von Aktivistinnen heranzuziehen, die im Herz ihrer Gemeinden die Ablehnung genitaler Verstümmelung verkünden. Betreuerinnen aus Somalia, Äthiopien und Deutschland machten dieses Projekt zu einem der besten Beispiele für eine effektive Zusammenarbeit zwischen Schwarz und Weiß, das 2002 mit dem Menschenrechtspreis der Ingrid-zu-Solms-Stiftung ausgezeichnet wurde.

Die Arbeit von FORWARD ist einer antirassistischen Grundhaltung verpflichtet. Unserer Meinung nach haben alle – Männer wie Frauen, gleich welcher Herkunft –, die mit diesem Grundsatz übereinstimmen, eine Rolle im Kampf um die Abschaffung der weiblichen Genitalverstümmelung zu spielen. Wie es auf dem Plakat einer in Berlin entwickelten Werbekampagne zu lesen ist: „Ihr hat man die Klitoris abgeschnitten. Uns aber nicht den Mund!"

Literaturnachweis

Braun, Ingrid; Levin, Tobe; Schwarzbauer, Angelika, 1979: Materialien zur Unterstützung von Aktionsgruppen gegen Klitorisbeschneidung, Frauenoffensive, München.

Caravello, Pauline, 1977: Klitorisbeschneidung. In: Emma, Heft 3/77, S. 52-53.

Groult, Benoîte, 2002: Ödipus' Schwester, Droemer Knaur, München (Erstauflage 1975 unter dem Titel: Ainsi soit-elle).

Levin, Tobe, 1983: Solidarische Rassistinnen: Bericht über eine Konferenz im Senegal. In: Emma, Heft 2/83, S. 58.

Schwarzer, Alice, 1975: Der kleine Unterschied und seine großen Folgen, Fischer Verlag, Frankfurt.

Stefan, Verena, 1975: Häutungen, Verlag Frauenoffensive, München.

Thiam, Awa, 1989: Die Stimme der schwarzen Frau, Rowohlt, Reinbek (Erstauflage 1977 unter dem Titel: La Parole aux Négresses).

Dieser Artikel ist ein Nachdruck des Textes von 2003. Die Inhalte wurden seither nicht aktualisiert und die Wortwahl nicht angepasst.

Abdou Karim Sané

Frauensache? Männersache? Menschenrecht!

Wie kommt man als Mann, als Afrikaner dazu, sich mit dem Thema der weiblichen Genitalverstümmelung zu befassen und sich dafür einzusetzen, dass mit diesem grausamen Ritual gebrochen wird? Diese Frage ist mir sehr oft – hauptsächlich von Frauen – gestellt worden. Ich war darüber immer etwas überrascht, weil sie mir selbst anfangs gar nicht in den Kopf gekommen war. Und da es nicht nur eine Antwort auf diese Frage gibt, möchte ich nachfolgend verschiedene Aspekte näher beleuchten, die mich zu meinem Engagement gegen diese fundamentale Menschenrechtsverletzung an Frauen bewegen.

Ich bin im Senegal geboren, in Tambacounda, der Hauptstadt der Region Sénégal Oriental. Solange ich dort lebte, war mir wenig über die Thematik bekannt. Ich wusste zwar, dass es die Praktik der Beschneidung bei Mädchen gab, war mir jedoch über die Art und Weise, wie sie ausgeführt wird, über ihre Folgen und Konsequenzen keineswegs im Klaren. Damals wäre nie in der Familie, geschweige denn in der Öffentlichkeit über FGM diskutiert worden. Da im Senegal fast alle Jungen vor ihrer Einschulung beschnitten werden, übertrug ich meine Kenntnisse über diesen Eingriff einfach auf die Vorstellung von der Beschneidung bei Mädchen. Heute weiß ich, dass die genitale Verstümmelung in Tambacounda und den umliegenden Dörfern weit verbreitet ist. Viele Mädchen und Frauen wurden zu Opfern und werden es immer noch – trotz eines inzwischen erlassenen gesetzlichen Verbots und einiger Kampagnen gegen FGM.

Seit 1986 lebe ich in Hannover und habe seitdem sehr viele persönliche Erfahrungen mit Diskriminierungen und Rassismus gemacht, bis hin zu einem Überfall durch Skinheads. Immer habe ich diese Erlebnisse nicht nur als Angriffe gegen meine Person, sondern auch gegen mich als Afrikaner und als „Ausländer" erlebt. Ich habe mich aus eigener Betroffenheit heraus engagiert gegen Ausländerfeindlichkeit, Diskriminierung und Rassismus. Oft habe ich in Schulen und Institutionen Vorträge gehalten und Projekte mitentwickelt. Lange Jahre war ich im Ausländerbeirat[1] der Stadt Hannover aktiv, zuletzt als dessen Vorsitzender. In dieser Funktion habe ich meine Aufgabe immer auch darin gesehen, Benachteiligungen, Diskriminierungen und Tabuthemen auf die Tagesordnung zu bringen und für verschiedenste Initiativen eine Plattform zu bieten. Es kann nicht sein, dass wir uns für die Gleichberechtigung aller Menschen, für Frieden und Völkerverständigung einsetzen, aber nichts unternehmen, wenn ein großer Teil der weiblichen Bevölkerung in 28 afrikanischen Ländern und in anderen Kontinenten kein Recht auf einen intakten Körper hat.

Im Jahr 1993, genauer gesagt im Rahmen einer Studienreise nach Tambacounda, wurde das Thema Genitalverstümmelung zum ersten Mal ganz massiv von den TeilnehmerInnen angesprochen. In der Folgezeit wurde ich immer wieder mit diesem Problem konfrontiert, und ich begriff mehr und mehr, wie tiefgreifend und fundamental FGM die Würde, Unversehrtheit und Gesundheit von Frauen verletzt. Und damit nicht nur die der Frauen, sondern aller, die davon wissen, also auch von uns Männern. An diesem Punkt konnte und wollte ich mich der Verantwortung, etwas gegen diese Praktik zu unternehmen, nicht mehr entziehen.

Seit 1999 beschäftige ich mich nun intensiver mit dem Thema. Ich sammelte Material, sprach mit Menschen, bekam Kontakte zu Selbsthilfegruppen im Senegal (z. B. in der Region Kolda und Tambacounda) sowie zu Organisationen in Belgien und Frankreich (z. B. zu G.A.M.S.). Meine Intention im Kampf gegen FGM war es vorrangig, das Thema gemeinsam mit unterschiedlichen KooperationspartnerInnen im Rahmen meiner Arbeit beim Freundeskreis Tambacounda e. V. in Deutschland bekannt zu machen. Ich wollte darüber hinaus Unterstützung für Betroffene erreichen und gemeinsame Initiativen zur Öffentlichkeitsarbeit starten.

Auf dieser Basis wählte der Freundeskreis Tambacounda e. V. das Thema Genitalverstümmelung zu einem Schwerpunkt, suchte nach Gleichgesinnten und begann an verschiedenen Orten und mit unterschiedlichen Partnern Aufklärung zu leisten. Sehr erfolgreich arbeiten wir mit den Organisationen TERRE DES FEMMES und FORWARD Germany zusammen, die

[1] Der Beirat wurde 2002 auf Beschluss des Rates der Landeshauptstadt abgeschafft.

mich immer sehr unterstützt haben. An dieser Stelle einen herzlichen Dank![2] In meinem Engagement habe ich viel Zuspruch erfahren. Immer wieder erhielt ich Angebote zu Kooperationen, damit den in Deutschland lebenden betroffenen Frauen wirksamer geholfen werden kann. Gemeint ist in diesem Zusammenhang sowohl die Unterstützung von MigrantInnen auf gesundheitlicher Ebene als auch Hilfestellung im Hinblick auf ihre soziale Integration und die Eingliederung in den Arbeitsmarkt.

Häufig kam es aber auch zu Irritationen, ja sogar zur Ablehnung einer Zusammenarbeit, weil ein Mann, noch dazu ein Afrikaner, sich öffentlich mit dem Thema FGM befasste. In mehreren Diskussionen mit afrikanischen Männern wurde mir gegenüber großes Unverständnis geäußert: Warum begriff ich, der sich für die Vermittlung afrikanischer Kultur einsetzt, nicht auch dieses Ritual als Teil der afrikanischen Kultur? Von Frauen (in erster Linie deutschen) wurde mir signalisiert, dass es allein ihre Sache wäre, sich gegen die Unterdrückung und Diskriminierung ihrer Geschlechtsgenossinnen einzusetzen.

Generell habe ich bei manchen so genannten „Antirassisten“ erfahren, dass das Thema Genitalverstümmelung einfach keines für sie ist, weil sie sich nicht als „Kulturkritiker“ betätigen möchten. Nach dem Motto: Wir sind tolerant, jeder darf tun, was er für richtig hält (wenn es nur weit genug weg ist). Ich habe für diese Haltung überhaupt kein Verständnis, denn sie zeugt von Oberflächlichkeit und folkloristischem Voyeurismus. Wenn wir wirkliche Begegnungen wünschen, müssen wir uns auch mit den Problemen anderer beschäftigen und uns gegenseitig ernst nehmen.

Für mich haben sich in diesen Debatten immer wieder folgende Beweggründe für mein Engagement herauskristallisiert: Weibliche Genitalverstümmelung ist eine Menschenrechtsverletzung und hat gar nichts, aber auch gar nichts mit Kultur zu tun. Traditionen und Rituale, die die Hälfte der Bevölkerung verstümmeln, sind nicht erhaltenswert. Männer können sich sehr wohl für die Rechte von Frauen engagieren. Sie sind auch Ehemänner, Väter und Onkel und müssen deshalb ihren Einfluss in Familie und Gesellschaft zum Wohl der Frauen geltend machen. Es ist wichtig, die Würde der Betrof-

[2] Zu den in diesem Abschnitt genannten Organisationen vgl. auch den Artikel von Nina Wöhrmann zu internationalen Initiativen gegen FGM in diesem Buch, Anm. d. Red.

fenen zu wahren, trotzdem muss es aber möglich sein, das Tabu zu brechen und über psychosoziale und gesundheitliche Folgen zu sprechen.

In diesem Sinne habe ich auch meine Arbeit im Freundeskreis Tambacounda e. V. verstanden, die sich folgende Ziele gesetzt hat. Wir wollen aufklären und informieren, z.B. ÄrztInnen, Krankenschwestern, Hebammen, Beratungseinrichtungen, AnwältInnen. Wir wollen erreichen, dass den Betroffenen Hilfe im psychosozialen und gesundheitlichen Bereich angeboten wird. Wir wollen Kräfte bündeln, Initiativen hier und dort vernetzen und den Austausch fördern, um die Selbsthilfeinitiativen in Afrika zu unterstützen.

Seit 1999 gab es auf Initiative des Freundeskreises Tambacounda e. V. mehrere Veranstaltungen, bei denen über Genitalverstümmelung informiert und diskutiert wurde, Betroffene zu Wort kamen, Dokumentarfilme sowie Gemälde nigerianischer KünstlerInnen zu diesem Thema gezeigt wurden. Wie bereits angesprochen, haben wir von Anfang an die Kooperation mit verschiedenen Organisationen gesucht. Besonders erfolgreich war hier die Zusammenarbeit mit den Frauenbeauftragten der Medizinischen Hochschule Hannover: Wir konnten MedizinerInnen, StudentInnen, aber auch Interessierte aus anderen Bereichen ansprechen und erreichen, die vorher nicht den Weg in eine solche Veranstaltung gefunden hätten. Im Sinne der Betroffenen halten wir es für sehr wichtig, dass gerade im medizinischen Bereich über das Thema aufgeklärt wird.

Für eine Untersuchung zum Thema erhielten wir Mittel des Landes Niedersachsen.[3] Die Untersuchung liefert Zahlen aus fünf niedersächsischen Städten über das Vorkommen von FGM unter Migrantinnen, beleuchtet die Probleme, betroffenen Frauen tatsächliche Hilfestellungen zu geben, und veröffentlicht die Ergebnisse einer ÄrztInnenbefragung. Ziel der Untersuchung war es u. a., in der Folge Beratungs- und Hilfsangebote besser zu koordinieren oder auch neu zu schaffen.

Die Bereitschaft der Betroffenen, sich öffentlich zu äußern, ist gering und die Angst groß, dass persönliche Äußerungen zum Nachteil werden. Viele von ihnen brauchen jedoch Hilfen, insbesondere im gesundheitlichen Bereich. Um die Frauen zu erreichen, müssen sie in unsere Anstrengungen

[3] vgl. Freundeskreis Tambacounda e. V. (Hrsg.), April 2003: Weibliche Genitalverstümmelung – Zur Situation von Migrantinnen in Niedersachsen

einbezogen werden. Es geht nur gemeinsam mit den Betroffenen. Meiner Meinung nach kann nur über dieses gemeinsame Handeln auch ein politischer Druck erzeugt und auf diese Weise die Situation der Migrantinnen rechtlich, sozial und gesundheitlich verbessert werden. Dies ist eine überaus bedeutsame Grundregel meiner Arbeit, die ich bei verschiedensten Projekten praktiziere. Zur Profilierung Einzelner eignet sich dieses Thema nicht!

Parallel zu meinem Engagement in Deutschland gab es auch Veränderungen in meinem Heimatland Senegal. Am 21. Dezember 1998 wurde die genitale Verstümmelung als Angriff auf die Würde der Frau vom Staat verboten. Trotzdem wird sie heimlich weiter praktiziert. Hier bricht der Konflikt zwischen Tradition und Gesetz auf. Die Lösung kann nur heißen: Gesetz geht vor Tradition. Das Recht muss für die Frauen, im Sinne ihrer Unversehrtheit und Gesundheit, durchgesetzt werden.

Im Senegal leben verschiedene Ethnien. Bei einigen, etwa unter den Wolof oder den Sérèrn existiert diese Tradition nicht.[4] Andere praktizieren FGM, wie z. B. die Peul, Diola, Tukulor und die Manding. Seit einigen Jahren sind sie Zielgruppe verschiedener Initiativen. Diese sollen einerseits den Beschneiderinnen, bis dato in dieser Funktion angesehene und gefürchtete Frauen, eine Beschäftigungsalternative aufzeigen und andererseits über die gesundheitlichen Folgen einer Verstümmelung aufklären. Bei dieser Aufklärungsarbeit konzentriert man sich nicht ausschließlich auf die Frauen. Es ist auch zum Programm geworden, die Männer als Beschützer ihrer Töchter und Schwestern zu gewinnen und ihren Einfluss in Familie und Gesellschaft so zu nutzen, dass die Beschneidung geächtet und so bald wie möglich abgeschafft wird. Das wichtigste ist aber vielleicht, dass heute über das Thema gesprochen wird und es nicht länger ein Tabu bleibt. Denn es geht im Senegal um die Gesundheit und Unversehrtheit von etwa einem Fünftel der weiblichen Bevölkerung.

In diesem Zusammenhang wurde mein Engagement in Deutschland als positiv bewertet. Es gibt enge Verbindungen zwischen MigrantInnen und ihren Familien im Senegal. Wenn sowohl dort als auch hier Aufklärung ge-

[4] Auch wenn FGM in diesen Ethnien nicht praktiziert wird, gibt es Redewendungen, die sich auf diese Praktik beziehen (taf, tay). Wenn eine Mutter ihrer Tochter drohen will, gebraucht sie z. B. die Redewendung „Damay tay sa gat“, was so viel heißt wie: „Ich mach dich zu“, und nimmt damit Bezug auf die Infibulation.

leistet wird, die die Risiken einer Verstümmelung benennt, wachsen die Chancen für ihre Abschaffung. Daran werde ich weiterarbeiten und mich weiterhin in all den Fragen engagieren, die ich für wichtig erachte. Die Durchsetzung der Menschenrechte ist eine Angelegenheit von uns allen!

Dieser Artikel ist ein Nachdruck des Textes von 2003. Die Inhalte wurden seither nicht aktualisiert und die Wortwahl nicht angepasst.

Asili Barre-Dirie

Betroffene Frauen verdienen unseren Respekt und unsere Unterstützung

Ich stamme aus Somalia, einen Land am Horn von Afrika, in dem schon seit 13 Jahren Bürgerkrieg herrscht – mit verheerenden Folgen. Meine Heimat hat politische, gesellschaftliche und wirtschaftliche Probleme, die es ohne nennenswerte Hilfe bewältigen muss. Es gibt keinen Staat, der die Menschen und ihren Besitz schützt.[1]

In Somalia wird nach wie vor die schwerwiegendste Form der weiblichen Beschneidung praktiziert, die Infibulation. Im Vergleich zu anderen afrikanischen Ländern wie Kenia, Burkina Faso oder dem Senegal, um nur einige Beispiele zu nennen, gibt es in Somalia kaum Aufklärungsarbeit und Engagement nationaler wie internationaler Organisationen gegen diese Praktik. Obwohl sich viele Frauen seit langem in der Öffentlichkeit für die Abschaffung der Beschneidung einsetzen, erhalten sie kaum Unterstützung. Es existieren nur wenige Institutionen, die diesen Aktivistinnen und den somalischen Frauen helfen. Sie werden allein gelassen und müssen ihr Schicksal selbst bewältigen. Aus diesem Grund habe ich es immer als meine Priorität verstanden, diesen Frauen zu helfen.

Im Jahr 1973 kam ich nach Europa, wo ich in Tschechien Tiermedizin studierte. Zehn Jahre später zog ich dann nach Deutschland um. Lange Zeit hatte ich hier mit dem Thema weibliche Beschneidung nichts zu tun, bis mich 1993 ein Elternpaar aufsuchte. Sie wollten sich bei mir darüber infor-

---

[1] 1990 kommt es in Somalia zu Kämpfen zwischen der somalischen Armee und einem Oppositionsbündnis, als deren Folge der somalische Präsident Anfang 1991 gestürzt wird. Wenig später, im Mai desselben Jahres, ruft der Nordwesten des Landes die unabhängige Republik Somaliland aus. Neben Somaliland besteht im Nordosten das autonome Gebiet Puntland, das sich selbst zum Staat erklärt hat und sich seit 1998 selbst regiert. Auf Initiative des Präsidenten von Djibouti wird im August 2000 eine Übergangsregierung gewählt, die jedoch inzwischen als illegitim bekämpft wird. Ungeklärt ist auch das Verhältnis dieser Regierung zu Somaliland und Puntland (www.auswaertiges-amt.de). Anm. d. Red.

mieren, wo sie ihre beiden Töchter beschneiden lassen könnten. Es fiel mir seinerzeit nicht leicht, ihnen meine Hilfe zu verweigern. Für mich stand jedoch sofort fest, dass ich sie davon überzeugen musste, ihre Mädchen vor diesem Eingriff zu bewahren. Allerdings hatte ich vorher über dieses Thema noch nie mit jemanden diskutiert und wusste daher nicht, wie ich es schaffen sollte, sie von ihrem Vorhaben abzubringen. Ich suchte also nach Informationen und Unterstützung, was mir leider nicht gelang. Kulturelle, sprachliche und rechtliche Barrieren erschwerten meine Recherchen. Ich bin mir sicher, dass es den meisten ImmigrantInnen heute immer noch so ergeht. Schließlich schaffte ich es nach monatelangen Diskussionen, die beiden Mädchen zu retten.

Dieses Ereignis hat mich dazu veranlasst, mich auch in Deutschland aktiv gegen die weibliche Beschneidung einzusetzen. Seit 1998 bin ich im Vorstand von FORWARD Germany aktiv.[2] In diesem Rahmen betreibe ich mit meinem ganzen Herzen Aufklärungsarbeit gegen diese Praktik und betreue Projekte in Ogaden, in Ostäthiopien.

Einfühlsamer Umgang mit Betroffenen

Mit Freude beobachte ich, dass sich immer mehr Organisationen und Menschen gemeinsam mit uns AfrikanerInnen engagieren und Informationsarbeit betreiben. Ich möchte hierzu jedoch auch einige kritische Anmerkungen machen und damit zum Nachdenken anregen.

Zunächst ist meiner Meinung nach die Aufklärungsarbeit über FGM in Deutschland nicht für die betroffene Bevölkerung konzipiert. Sie ermutigt zwar die deutsche Öffentlichkeit dazu, Kampagnen zur Abschaffung dieser Praktik zu unterstützen (und das ist auch gut so), aber sie erreicht kaum Betroffene. Das hat sicherlich viele Gründe. Einer könnte sein, dass in der Arbeit hierzulande fast ausschließlich der Begriff der weiblichen Genitalverstümmelung verwendet wird und sich die Frauen stigmatisiert fühlen. Mir ist keine betroffene Frau bekannt, die von sich sagt: „Ich bin verstümmelt.“ Die Frauen sagen: „Ich bin beschnitten.“ Ich weiß sehr wohl, dass die Verwen-

[2] FORWARD Germany: Foundation for Women’s Health, Research and Development, vgl. hierzu auch den Artikel von Nina Wöhrmann zu internationalen Initiativen gegen FGM in diesem Buch, Anm. d. Red.

dung des Begriffs „weibliche Genitalverstümmelung“ eine Forderung afrikanischer Aktivistinnen ist, um den Akt an sich und seine Folgen nicht zu verharmlosen, und wenn ich mich – je nach Situation – gegen den Terminus „Verstümmelung“ ausspreche, geht es mir nicht darum, den Eingriff zu beschönigen. Es ist keine Frage, dass Genitalverstümmelung eine Form von Gewalt und damit eine Menschenrechtsverletzung und schwere Körperverletzung ist. Die Frauen haben eine grausame Prozedur überlebt und ertragen lebenslang ihre schmerzhaften Folgen. Und obwohl ihnen so Schreckliches widerfahren ist, sind sie weder hilflose noch mitleiderregende Opfer, die sich auf eine Verstümmelung reduzieren lassen. Sie können für sich selbst sprechen, und sie verdienen unseren Respekt!

Entwürdigende Darstellung betroffener Frauen in den Medien

In letzter Zeit beschäftigen sich viele Menschen mit dem Thema FGM. Ich erhalte unzählige Anfragen u. a. von JournalistInnen, die für ihre Artikel und Reportagen Informationen benötigen. Einige suchen ziemlich rücksichtslos nach betroffenen Frauen, mit der Absicht eine möglichst hautnahe Schilderung zu erhalten. Einerseits begrüße ich, dass man das Thema behandelt, andererseits frage ich mich, ob sich jemals jemand Gedanken darüber gemacht hat, wie sich die betroffenen Frauen und Mädchen fühlen?

Als Afrikanerin empfinde ich den Umgang der deutschen Medien und mancher engagierter Organisation oder Einzelperson mit dem Thema als verletzend und entwürdigend. Sie benutzen Betroffene und zeigen den blutigen Eingriff, der nur Entsetzen und Empörung hervorruft. Die Reaktionen fallen dann auch entsprechend aus: AfrikanerInnen werden als „Barbaren“ abgestempelt. Viele Menschen reagieren mit Abscheu und schauen einfach weg oder sagen, dass sie nichts mehr damit zu tun haben wollen. Das ist sicher nicht das, was aktive Vereine und Einzelpersonen erreichen wollen, denn es dient der Sache nicht. Diese Vorgehensweise verstärkt eher die vorhandenen Vorurteile und den Rassismus gegenüber AfrikanerInnen und ruft Widerstand in der betroffenen Bevölkerung hervor. ZuschauerInnen sollte die Nutzung ihrer Vorstellungskraft zugemutet werden.

Ich frage mich immer: Wenn über Kindesmissbrauch oder Vergewaltigung im Fernsehen berichtet wird, verfügt man doch auch über das nötige Feingefühl, die kriminelle Handlung nicht zu zeigen. Bei FGM wird nicht nur das bereits vorhandene Material der Öffentlichkeit vorgeführt, sondern es wird nach immer schlimmeren Bildern gesucht. Für mich ist allein das Filmen einer Beschneidung ein Verstoß gegen die Menschenrechte. Wer solche Bilder aufnimmt und verbreitet, ist meiner Meinung nach MittäterIn.

Hintergrundinformationen sind wichtig

Ich denke nicht daran, FGM herunterzuspielen. Ich möchte darüber aufklären. Das möchte ich jedoch tun, ohne die gesamte afrikanische Kultur in Frage zu stellen und ohne dabei die betroffenen Frauen zu entwürdigen. In diesem Zusammenhang ist es auch von Bedeutung, der Öffentlichkeit essentielle Hintergrundinformationen zu geben.

Wie oft werde ich beispielsweise voller Unverständnis gefragt, warum Eltern ihren Töchtern eine Beschneidung antun. Das ist eine berechtigte Frage. Um die Beweggründe zu verstehen, ziehe ich immer einen Vergleich zur Einschulung der Kinder in der modernen Gesellschaft. Mit dem sechsten Lebensjahr müssen die Kinder allein in die Schule gehen. In den ersten Wochen verkraften manche die Trennung von der Familie nicht und weinen. In diesem Moment hat das Kind Angst und empfindet seelischen Schmerz. Warum lassen die Eltern das Kind also nicht zu Hause unterrichten? Abgesehen von der Schulpflicht denken sie an seine Zukunft, denn das Kind kann nur etwas erreichen, wenn es zur Schule geht wie alle anderen. Das gleiche Ziel verfolgen afrikanische Eltern mit der Beschneidung. Sie bereiten die Tochter auf ihren Platz in der Gesellschaft vor. Hierbei unterscheiden sie sich nicht von anderen Eltern, und sie haben auch nicht die Absicht, ihre Mädchen zu verletzen, indem sie sie dem Eingriff unterziehen.

Über diese Frage hinaus ist es meiner Ansicht nach ebenso wichtig, über die Rolle der Männer zu informieren. Es wird schnell ein Urteil gefällt, wenn man sagt, dass die Männer hinter der Beschneidung stehen. Und ich stimme dem zu, denn afrikanische Männer wollen beschnittene Frauen heiraten. Sie fordern das, was sie kennen und wollen es nicht verändert wissen – es könnte ja zu ihrem Nachteil sein! Tatsache ist aber, dass wir mit einseitigen Schuldzuweisungen nichts erreichen. Die Männer wissen oft überhaupt nicht, was den Frauen durch eine Beschneidung genommen wird und da sie es nicht wissen, argumentieren viele von ihnen auf der Ebene ihrer eigenen

Beschneidung und ziehen einen Vergleich mit dem, was ihnen widerfahren ist.

Um eine nachhaltige Bewusstseinsveränderung zu erreichen, ist deshalb gleichermaßen Aufklärung für Frauen wie für Männer notwendig. Wir brauchen unsere Männer – sie sind in der aktuellen Situation die Entscheidungsträger – und das nicht nur in Afrika! Wenn wir unsere Männer überzeugen können, die Aufklärungsarbeit mit uns zu tragen, werden wir bald die weibliche Beschneidung beenden. Es sollte darüber hinaus eine Herausforderung für alle Frauen auf der Welt sein, ihre Söhne so zu erziehen, dass sie jegliche Gewalt gegen Frauen verabscheuen!

Ganzheitlicher Ansatz

Zudem bin ich der Meinung, dass das Thema FGM grundsätzlich wesentlich differenzierter und ganzheitlicher behandelt werden sollte. Meist wird die weibliche Beschneidung als separater Tatbestand betrachtet. Dabei wird außer Acht gelassen, dass dieses Problem für die afrikanische Frau nur eines von vielen darstellt.

In Afrika ist sie es gewohnt, in einer Großfamilie zu leben, in der gegenseitige Hilfe Pflicht ist. Kommt sie allerdings nach Deutschland, in ein ihr fremdes Land, ist sie oft alleinerziehende Mutter mit mehreren Kindern. Auch wenn sie verheiratet ist, bleibt der Mann das Oberhaupt der Familie, und in vielen Fällen ist sie allein für Erziehung, Schule, Behördengänge, Haushalt und nicht selten zusätzlich für den Lebensunterhalt zuständig. Sie muss also allein und ohne das familiäre Unterstützungsnetz diese Probleme bewältigen. Vielfach trifft sie in ihrem neuen Leben auch auf Vorurteile und Diskriminierungen. Hilfe zur Bewältigung dieser täglichen Probleme erhält sie jedoch selten. Im Vordergrund steht dennoch vor allem ihre Genitalverstümmelung, ihre physischen, psychischen und sexuellen Probleme. Trotzdem gibt es auch hier noch immer kaum Aufklärungsmaßnahmen für sie.

Eine Nebenbemerkung: Ich beobachte eine Fokussierung auf die Leiden betroffener Frauen, was meiner Ansicht nach eine Anmaßung ist. Unversehrte Frauen können unter ähnlichen Problemen leiden. Natürlich tragen beschnittene Frauen schwere gesundheitliche Konsequenzen davon, doch die meisten leben damit. Deshalb erscheint es mir wichtiger, dafür zu sorgen, dass sie adäquate Hilfe erhalten, wenn sie danach verlangen.

Dazu gehört beispielsweise der Umgang mit betroffenen Frauen bei der Geburt. Mich erstaunt immer wieder, dass so viele infibulierte Frauen durch Kaiserschnitt entbunden werden. Ist das medizinisch notwendig? Ich denke, es ist eher ein Zeichen von Unkenntnis seitens der ÄrztInnen, wie man mit einer solchen Verstümmelungsform umgeht. Schlimmer noch als der angeblich notwendige Kaiserschnitt ist die Reinfibulation nach der Geburt. Sie wird meines Wissens nach auch oft ohne Verlangen oder gar Zustimmung der jungen Mutter vorgenommen. Eine Hebamme sagte mir dazu einmal, es sei ein ungeschriebenes Gesetz, was eine Hebamme aufschneide, müsse sie auch wieder zunähen. Kann das wahr sein? Sind MedizinerInnen nicht dazu verpflichtet, jede angeborene oder erworbene Anomalie, wie z. B. eine Infibulation, zu behandeln und Maßnahmen dagegen einzuleiten?

MedizinerInnen sollten Eltern über die Risiken einer Beschneidung aufklären. Sie sollten gleichzeitig sensibler mit dem Thema umgehen und Feingefühl gegenüber den betroffenen Frauen zeigen. All diejenigen, die mit Betroffenen in Berührung kommen können, sollten sich umfassend über das Thema informieren und mit den Frauen über FGM ins Gespräch kommen. Das ist eine adäquate Verhaltensweise, die Mädchen schützt und Frauen hilft.

Zu einer adäquaten Hilfe zählt für mich auch, dass Frauen und ihren Töchtern, die vor einer Zwangsbeschneidung geflüchtet sind, ein Recht auf Asyl zugestanden wird – egal, wo auch immer sie auf der Welt Schutz suchen.

Aufklärung tut Not

In Deutschland haben wir es sicher nicht nur mit den von TERRE DES FEMMES geschätzten betroffenen 24.000 Frauen und 6.000 Mädchen zu tun. Laut Statistischem Bundesamt lebten im Jahr 2000 in der BRD knapp 300.000 AfrikanerInnen, nicht mitgezählt diejenigen, die sich „illegal" hier aufhalten. Etwa die Hälfte kommt aus Ländern, in denen FGM praktiziert wird. Aufklärung tut deshalb Not.

Die meisten MigrantInnen wollen allerdings mit diesem Thema nichts zu tun haben. Sie befürchten, dass man sie bloßstellt und ihre Kultur brandmarkt. Letztendlich sind aber sie es, die verhindern können, dass ihren Töchtern dieser Brauch angetan wird.

Nur durch Aufklärung der Eltern und letztlich ihre eigene Einsicht in die Schädlichkeit der Praktik sind bisher viele junge Frauen aus Afrika einer Beschneidung entgangen. Oft ist jedoch die Entscheidung der Eltern längst nicht endgültig. Sie kann jeden Moment revidiert werden. Die Mutter fragt sich bis zu dem Moment, in dem alle Töchter verheiratet sind: „Habe ich richtig gehandelt?“ Jedes Mal, wenn das Verhalten des Mädchens nicht den Normen der Eltern entspricht, werden sie ihre Entscheidung anzweifeln und neu überdenken. Deshalb ist eine stetige Aufklärungsarbeit und begleitende Unterstützung dieser Familien unabdingbar und diejenigen, die ihre Kräfte für diese Aufklärung einsetzen, müssen Unterstützung erhalten. Nur so kann man Mädchen schützen.

Die afrikanische Aktivistin

AktivistInnen aus Afrika und Deutschland reichen sich hier die Hand. Im Unterschied zur deutschen Aktivistin ist gerade die betroffene afrikanische Aktivistin immer auch persönlich mit dem Thema konfrontiert. Sie spricht über ihre Kultur, über ihr Land und über sich selbst. Einige erzählen über ihre Erfahrungen und Erlebnisse, andere leugnen sie. Dennoch fließt in Gesprächen und Vorträgen das Erlebte ein, und die Schmerzen sind in ewiger Erinnerung. Aber sie klagt nicht! Sie schaut nach vorn, um dem Mädchen, das sich nicht allein gegen Eltern und Gesellschaft wehren kann, diese Tortur zu ersparen. Sie widmet ihre Zeit und Energie einer schonungslosen Information der deutschen Öffentlichkeit über die Beschneidung und setzt sich über dieses und andere Themen mit den betroffenen Gemeinden auseinander. Sie erntet dafür manchmal Bedrohungen oder wird als Verräterin bezeichnet. Wie oft hat man sie belächelt: „Hast du denn gar nichts anderes im Kopf, als über dieses Ding (die Klitoris) zu sprechen?“

Doch, natürlich. Aber wir müssen so lange darüber reden, wie die weibliche Beschneidung weiter existiert. Wir müssen über all das reden, was Frauen schadet. Ich denke in diesem Zusammenhang auch an gefährliche Operationen, denen sich Frauen im Westen vermehrt unterziehen. Genauso wie afrikanische Frauen wollen sie Männern gefallen, sei es nun im Namen von Tradition, Religion und Kultur oder im Namen der Schönheit.

Genitalverstümmelung ist keine Krankheit, die man mit Medikamenten oder Impfungen heilen kann. Es ist ein gesellschaftliches Problem. Die Annahme, eine Jahrtausende alte Tradition in einigen Jahren abzuschaffen, ist eine irreale Vorstellung. Nur durch behutsame, sensible und fortdauernde Aufklärung wird der Mehrzahl der Mädchen in der Zukunft eine genitale Verstümmelung erspart bleiben.

Dieser Artikel ist ein Nachdruck des Textes von 2003. Die Inhalte wurden seither nicht aktualisiert und die Wortwahl nicht angepasst.

Binta J. Sidibe

Meine Erfahrung mit Genitalverstümmelung

1965, als ich zehn Jahre alt war, wurden zwei meiner Cousinen und Spielkameradinnen während der Sommerferien zum „Busch der Beschneidung" gebracht. An jenem Abend fand ich mich weinend wieder. Vielleicht aus Einsamkeit, weil mir meine beiden Kameradinnen fehlten, vielleicht auch wegen der Beschneidungsfestlichkeiten. Ich flehte meine Eltern an, an diesem Abend ebenfalls beschnitten zu werden. Mein Vater, dem ich sehr nahe stand, versicherte mir, dass ich bei meiner Beschneidung sogar die Führerin der Initiationsgruppe sein würde.

1967, zwei Jahre später, sollte dies während der langen Sommerferien Realität werden. In dieser Zeit – von Juli bis September – werden die meisten Mädchen beschnitten. Ich hatte gerade meine „Common Entrance", das Examen für die Zulassung zur besten High School in Gambia, exzellent bestanden. Wenn ich heute darüber nachdenke, frage ich mich: Was für eine Art, mir zu gratulieren, mich einer so schmerzvollen Tortur wie der weiblichen Genitalverstümmelung zu unterziehen? Dann beantworte ich diese Frage wieder, indem ich mir sage, dass ich meine Eltern darum gebeten und angefleht habe. Sie taten dies in der Überzeugung, es sei etwas Gutes für mich und keineswegs etwas Grausames. Ich war zwölf Jahre alt und bereit für die High School. Daher war FGM der Initiationsritus, der mich in das Reich der Frauen führen würde. Mir wurde suggeriert, ohne Beschneidung würde ich eine soziale Außenseiterin sein und ein junges Mädchen ohne traditionelles Wissen und traditionelle Bildung bleiben. Dies geschah mit allen unbeschnittenen Mädchen. Daher bewunderten und respektierten wir jene, die es schon hinter sich hatten, besonders, wenn sie gerade aus dem Busch kamen. Sie wurden mit traditionellen Kleidern geschmückt und bekamen viele Geschenke und wir fühlten, dass sie etwas wussten, was uns verborgen blieb.

Als älteste Tochter meiner Eltern und Führerin der jungen unbeschnittenen Mädchen, aber auch wegen der guten sozialen und ökonomischen Lage meines Vaters, war meine Beschneidung mit vielen Festlichkeiten umgeben. Ich kann mich noch lebhaft an ihren Beginn erinnern, es war an einem Freitagnachmittag. Unter Getrommel, Tanz und Beschneidungsliedern wurde mein Haar geflochten. Mir wurden selbst gebraute Getränke aus traditioneller Medizin zum Trinken gegeben. Diese sollten meine Tapferkeit stärken und mich gleichzeitig vor starken Blutungen schützen (was ich erst später verstand, da ich zum damaligen Zeitpunkt noch nicht wusste, was mich erwartete).

Meine beiden Spielkameradinnen hatten versprochen, mir eine Nacht davor alles zu erzählen. Doch als ich sie dann fragte, weigerten sie sich. Sie hatten damals geschworen, mit niemandem darüber zu sprechen. Auch meine Mutter sagte mir nie etwas darüber, und so wurde ich die ganze Nacht, während die Frauen ausgelassen tanzten und feierten, mit meinen Gedanken allein gelassen, die um alle möglichen Dinge kreisten.

Um fünf Uhr am Samstagmorgen wurden ich und meine fünf Jahre alte Schwester von unserer Mutter mit traditioneller Medizin gewaschen. Unsere Köpfe wurden bedeckt, und andere Frauen führten uns zum Haus der „Ngansimba" (jener Frau, die die Operation durchführt). Meine Mutter war nicht anwesend. Und erneut wurden wir mit traditioneller Medizin gewaschen, diesmal von Helferinnen der Ngansimba. Danach bildeten wir eine lange Reihe mit den anderen 20 Mädchen, die auch beschnitten werden sollten, und gingen zum Busch. Plötzlich bekam ich einen fürchterlichen Schreck: Wir hatten nämlich die Ngansimba im Haus zurückgelassen, und plötzlich stand sie vor uns im Busch – von Kopf bis Fuß in Rot gekleidet. Dies bestärkte meinen Glauben an die Erzählung meiner Spielkameradinnen, dass die Ngansimba übernatürliche Kräfte habe.

Etwa um sieben Uhr morgens (es ist wichtig, einen Zeitpunkt zu wählen, bevor es heiß wird, damit die Blutung nicht schlimmer wird) wurden wir alle mit bedeckten Köpfen in einen Kreis gesetzt. Die Frauen tanzten um uns herum. Dann wurde jede Einzelne von der Ngansimba und ihren Helferinnen in einen abgetrennten, entlegenen Teil des Busches gebracht. Als ich an der Reihe war, wurde ich auf dem Rücken meiner Cousine getragen und war von Frauen umgeben, die Beschneidungslieder sangen. Dies war der einzige Zeitpunkt, an dem ich meine Mutter sah. Sie hob meine Kopfbedeckung an und sagte: „Sei tapfer! Sei tapfer!" Zum ersten Mal realisierte ich, dass mich

Schmerzen erwarten würden. Ich nickte mit dem Kopf, um das Versprechen zu halten, tapfer zu sein und sie nicht zu enttäuschen.

Ich wurde mit bedecktem Kopf zur Ngansimba gebracht und dort abgesetzt, wo ihre Helferinnen dann bei meiner Beschneidung assistierten. Danach wurde mein Kopf enthüllt, und ich wurde aufgefordert, aufzustehen. Meine Tante (die ältere Schwester meines Vaters) forderte mich auf zu tanzen, um meine Tapferkeit zu zeigen. Dies war eine Quelle des Stolzes für meine gesamte Familie. Ich tanzte, und von meinen Familienmitgliedern wurde viel Geld in meine Richtung geworfen, das die Helferinnen der Ngansimba dann einsammelten.

Später wurden wir mit traditionellen Kräutern behandelt und liefen langsam die Straßen entlang, während die Frauen um uns herum tanzten. Es ging zum Haus der Ngansimba, wo wir für sechs Wochen bleiben würden. Diese Zeit ist für den Heilungsprozess und den Unterricht vorgesehen. Uns wurden Lieder, Rätsel und Zeichen beigebracht, und wir wurden in jene Geheimnisse eingeweiht, wie man eine gute Ehefrau, eine gute Mutter und eine Frau mit hohem moralischen Ansehen wird, ein verantwortungsbewusstes und aktives Mitglied unserer Gesellschaft also. Während dieser Zeit kochten uns unsere Eltern köstliche Speisen, die sie zum Haus der Ngansimba brachten.

Nachdem unsere Wunden völlig verheilt waren, suchte man einen Tag für die Feier unserer „Entlassung" aus. Wieder war es ein Samstag, da es sich um einen sehr wichtigen Tag für die traditionelle Gesellschaft Gambias handelt. Entwöhnung von Kleinkindern, Beschneidungszeremonien, das alles passiert an Samstagen. Dies ist unter anderem an den Glauben gekoppelt, dass sich alles wiederholen wird, was samstags geschieht. Deshalb wird eine Frau, die ihre Tochter an einem Samstag beschneiden ließ, auch ihre anderen Töchter an diesem Tag beschneiden lassen.

Erneut wurde ein großes Fest gefeiert, an dem die Familienoberhäupter – normalerweise die Väter – für ihre Töchter Kühe, Ziegen und Schafe schlachteten. So wurde wieder viel gekocht. In der Nacht davor wurden wir von den Frauen streng verwarnt, mit niemandem über unsere Erlebnisse zu sprechen, nicht einmal mit unseren Müttern und unseren Freunden. Man drohte uns, wir würden sterben, wenn wir es auch nur erwähnen sollten. Am Nachmittag wurden wir wieder zum Busch gebracht und zum letzten Mal mit traditioneller Medizin gewaschen, um uns vor bösen Geistern, Teufeln und Hexen zu bewahren. Man glaubte, sie wären begierig darauf, jungen Initiierten zu schaden. Wir wurden gewarnt, zwischen 14 und 19 Uhr auszugehen, da man glaubte, dies seien die Stunden, an denen die Geister uns jagen würden. Anschließend kleidete man uns in die teuersten und schönsten traditionellen Kleider, und von unseren Eltern wurden wir mit neuen Frisuren, neuen Schuhen, Perlen zur Dekoration und teurem Schmuck versehen. Wir tanzten und sangen zum Stolz unserer Mütter und unserer Familien. Abends wurden wir mit viel Getrommel von den Frauen zu unseren Häusern geleitet.

Die gesundheitsschädigenden Auswirkungen von FGM kamen mir nie in den Sinn, bis ich im Mai 1980 mit 24 Jahren mein erstes Kind bekam. Ich hörte meine Hebamme über das Problem von FGM lamentieren. Da meine Wehen sehr schnell kamen, musste die Hebamme einen Dammschnitt vornehmen, um meinem Kind mehr Platz für die Geburt zu verschaffen. Rückblickend bin ich froh, mein Kind in einem Krankenhaus zur Welt gebracht zu haben. Für die Frauen, die ihre Kinder nicht in einem Gesundheitszentrum oder einer Klinik und ohne ausgebildete Hebammen bekommen, ist es sicher schlimmer.

Ein für mich sehr schmerzliches Erlebnis stellt in diesem Zusammenhang der frühe Tod meiner einstigen Spielkameradin dar, von der ich zu Beginn berichtete. Sie starb mit 39 Jahren, am 16. März 1995. Zu diesem Zeitpunkt war sie gerade mit ihrem sechsten Kind schwanger. Ich habe mich oft gefragt, ob sie an den Folgen von FGM gestorben ist. Niemand kann mir diese Frage beantworten, doch mein Verdacht könnte wahr sein. Am 2. Juli desselben Jahres starb ein weiteres Mitglied unserer Initiandinnengruppe, nachdem sie mit 32 Jahren ihr viertes Kind zur Welt gebracht hatte. Und wieder frage ich mich: „Könnte dieser Tod durch eine Langzeitwirkung von FGM ausgelöst worden sein?"

Übersetzung aus dem Englischen: Alessandra Jacobi,
Dr. Corinna Feil, Petra Schnüll

Dieser Artikel ist ein Nachdruck des Textes von 2003. Die Inhalte wurden seither nicht aktualisiert und die Wortwahl nicht angepasst.

Ahmed R. Ragab

Ethische Betrachtungen zur Genitalverstümmelung

Ethische Haltungen und Einstellungen eines Individuums werden in jeder Gesellschaft von den sozialen Verhältnissen geprägt. Diese spiegeln wiederum die Interessen von TheologInnen, GesetzgeberInnen, SoziologInnen, ÖkonomInnen, ÄrztInnen, EthikerInnen und PolitikerInnen wider.[1] Neben Haltungen und Einstellungen werden ebenso gewisse Praktiken von ethischen Kodes bestimmt. Es ist wichtig, sich diesen Punkt vor Augen zu halten, bevor man eine Wertung ethischer Probleme vornimmt.

Vor dem Hintergrund dieser Aussagen erscheint es denn auch wenig überraschend, dass etwas, das in einer Gesellschaft als ethisch betrachtet wird, in einer anderen unter Umständen als unethisch gilt.[2] FGC[3] ist ein Beispiel hierfür. Einerseits wird diese Praktik als ein Muss angesehen, als etwas, das gut für die Gemeinschaft im Allgemeinen und für die Mädchen im Besonderen ist. Mädchen und Frauen verstehen den Eingriff als Teil ihres Seins. Symbolisch markiert er den Übergang vom Mädchen zur Frau und bringt damit auch die Akzeptanz ihrer Verpflichtungen im Hinblick auf ihren zukünftigen Ehemann und ihre Gemeinschaft zum Ausdruck. Dadurch werden ihre Heiratschancen verbessert.[4] Demgegenüber gilt FGC jedoch in anderen Gesellschaften als Verstümmelung und Verletzung der Menschenrechte, als das Ergebnis patriarchaler Machtstrukturen, die das Bedürfnis legitimieren, das Leben von Frauen zu kontrollieren. Für Cook rührt die Praktik von der stereotypen Wahrnehmung her, dass Frauen Wächter der sexuellen Moral ihrer Gemeinschaften seien.[5]

---

[1] vgl. Serour, G., 1994, S. 75-79

[2] vgl. Serour, G., 1994, S. 75-79

[3] Der Autor verwendet im gesamten Text ganz bewusst ausschließlich die Bezeichnung FGC, Female Genital Cutting, da sie seiner Ansicht nach kulturell sensibler ist. Zum Begriff siehe auch Glossar, Anm. d. Ü.

[4] vgl. Cook, R., 1992, S. 682; Ragab, A. R., 2002

[5] vgl. Cook, R., 1992, S. 682

FGC ist ein sehr komplexes Thema. Es ist eng mit traditionellen Geschlechterrollen, mit Aberglaube, lokalen Konzepten von Gesundheit und Sexualität sowie mit anderen sozialen Beziehungen verbunden. Dem vorliegenden Aufsatz liegt die Überzeugung zugrunde, dass eine Diskussion dieser komplexen Problematik ohne ethische Kritik nicht erschöpfend geführt werden kann. Aus diesem Grund beleuchten die Ausführungen FGC von einem ethischen Standpunkt aus und untersuchen gleichzeitig die Anwendbarkeit ethischer Prinzipien auf diese Praktik.

Der Autor vertritt darüber hinaus die Ansicht, dass ein einseitiges Verbot von FGC, ohne Einleitung sozio-kultureller Veränderungen, nicht zum Erfolg führt. Keine derartige Anstrengung zur Abschaffung des Eingriffs wäre erfolgreich.

Ethik und FGC

Die Debatte um FGC hat verschiedene Diskussionspunkte aufgeworfen, die noch immer nicht gelöst sind. Einige betreffen zum Beispiel die Rechte eines Individuums oder einer Gruppe, die ihrer Kultur innewohnenden Überzeugungen und Praktiken zu bewahren. In diesem Zusammenhang stellen sich folgende Fragen: Haben Menschen – Eltern oder andere Mitglieder einer Gruppe – im Namen der Tradition das Recht, dem Körper eines Kindes Schaden zuzufügen? Sollten Erwachsene tatsächlich die Erlaubnis besitzen, über einen medizinisch nicht gerechtfertigten oder ritualisierten Eingriff am Körper eines Kindes zu entscheiden bzw. ihm zuzustimmen?

Die vier ethischen Prinzipien umfassen das Prinzip des Nutzens (beneficence), das der Gerechtigkeit, der Autonomie (Respekt vor einer Person) und der Unschädlichkeit (nonmaleficience).[6]

Wenn wir uns FGC von dieser Seite her annähern, können wir zunächst argumentieren, dass diese Praktik das Prinzip des Nutzens verletzt, denn es handelt sich hier ohne Zweifel um eine schädliche Praktik. Zusätzlich verletzt FGC das Prinzip der Gerechtigkeit, denn es erscheint keineswegs gerecht, dass Frauen unter ihrem Sexual- und Eheleben leiden.

[6] Der Autor machte zu den vier ethischen Prinzipien keine Quellenangabe. Auf Nachfrage erläuterte er, dass die vier erwähnten Prinzipien universal seien. Sie hätten ihre Wurzeln in der Geschichte und sich daher über Jahre entwickelt. Anm. d. Ü.

Das Prinzip der Autonomie wird von Werten und Erfahrungen beeinflusst, die sogar innerhalb eines Landes oder einer Region stark variieren können. Jacobson definiert Autonomie als „die Fähigkeit eines Individuums, unabhängig von anderen zu denken und zu handeln, um seine Interessen zu erreichen".[7] Im Fall von FGC müssen wir uns fragen, welche Autonomie hier in Betracht gezogen werden soll: die der Eltern oder die des Opfers? Das Opfer ist ein schutzbedüftiges Wesen, in den meisten Fällen ein Mädchen im Alter zwischen vier und zehn Jahren. Dem Prinzip der Autonomie folgend haben Eltern zunächst die Freiheit, darüber zu entscheiden, wann und wie sie ihre Tochter beschneiden lassen wollen. Eltern können am besten die Begleitumstände einschätzen und letzten Endes sind sie es, die für ihre Kinder Opfer bringen. Aber, ist es wirklich im besten Interesse des Mädchens, oder auch der Eltern, das Mädchen beschneiden zu lassen? Kann die Hoffnung, dass die Tochter ihre Keuschheit bewahren und damit später in einer Ehe sicher aufgehoben sein wird, es tatsächlich rechtfertigen, einen solch furchtbaren Akt an ihr vorzunehmen?

Es ist belegt, dass das Zentrum sexuellen Verlangens nicht die Klitoris, sondern das Gehirn ist. Wenn wir also tatsächlich die Sexualität eines Mädchens kontrollieren wollen, müssen wir konsequenterweise ihr Gehirn zum Stillstand bringen und nicht ihre Klitoris entfernen.

Die Durchführung von FGC setzt weiterhin eine informierte Zustimmung voraus. Informiert sein bedeutet, dass jedes Individuum die Kenntnisse über den Eingriff hat, die es für eine Entscheidung benötigt. Unternimmt aber die Person, die den Akt ausführt, tatsächlich Anstrengungen, den Eltern wichtige Fakten mitzuteilen? Gibt sie ihnen Basisinformationen über die Physiologie der Sexualität und dass deren Zentrum nicht die Klitoris, sondern das Gehirn ist? Spricht sie über ihr Vorgehen beim Eingriff selbst und darüber, wie er ausgeführt wird sowie über die Funktionen der Körperteile, die entfernt werden? Informiert sie über mögliche Komplikationen beim Eingriff und vor allem über die Spätfolgen? Hat das Mädchen als Opfer, das vielleicht nicht älter als zehn Jahre ist, seine Zustimmung zu etwas gegeben, das sein ganzes folgendes Leben nachhaltig beeinflussen wird? Welche Informationen werden dem Opfer überhaupt gegeben? In einer Studie trat zu

[7] Jacobson, J., 1994, S. 26

Tage, dass den Mädchen folgende Erklärungen gegeben worden waren, um sie von der Richtigkeit der Praktik zu überzeugen:[8]

> Wenn du nicht beschnitten bist, werden deine Gebete nicht erhört und dein Fasten wird nicht akzeptiert.
> Wenn du nicht beschnitten bist, wirst du nicht heiraten können.
> Deine Klitoris ist unsauber und muss entfernt werden.
> Deine Klitoris wird wie der Penis eines Mannes wachsen und zwischen deinen Beinen herumbaumeln.
> Deine Vulva wird hässlich sein und eine Geburt behindern.
> Wenn du unbeschnitten verheiratet bist, kannst du nicht schwanger werden.
> Unbeschnittene Mädchen laufen Männern hinterher, sie können ihr sexuelles Verlangen nicht kontrollieren.

Man könnte argumentieren, dass der Erhalt der Jungfräulichkeit und die daraus resultierenden besseren Heiratschancen eines Mädchens den Eingriff rechtfertigen, besonders in einer Gesellschaft, in der Jungfräulichkeit ein Muss zur Verheiratung darstellt und in der Heirat der einzige Weg für ein Mädchen ist, ein abgesichertes Leben zu führen. Die bereits erwähnte Studie bestätigte, dass viele Befragte aussagten, einige Bräute seien zu ihren Familien zurückgeschickt worden, als der Ehemann bemerkte, dass sie nicht beschnitten waren.[9] Eigentlich könnte FGC als ein Weg angesehen werden, die Stellung von Frauen in der Gesellschaft zu stärken. Allerdings ist dieses Argument sehr schwach, und Bildung in der Gesellschaft, vor allem für Männer, würde deren Haltung gegenüber unbeschnittenen Frauen ändern.

Abschließend ist zu sagen: FGC ist eine unethische Praktik. Personen, die den Eingriff durchführen, wie Beschneiderinnen, MedizinerInnen und andere Ausführende, verletzen ethische Prinzipien. Die üblicherweise sehr jungen Opfer werden körperlicher Gewalt und gravierenden gesundheitlichen Gefahren ausgesetzt. Frauen wird Freiheit verweigert. Ihnen wird die Fähigkeit abgesprochen, ihr Leben zu genießen. Ihre reproduktive Gesundheit wird bedroht, ihr sexuelles Ausdrucksvermögen eingeschränkt, um ihre Keuschheit zu gewährleisten.

Übersetzung aus dem Englischen: Gritt Richter

---

[8] vgl. Ragab, A. R., 1999
[9] vgl. Ragab, A. R., 1999

Literaturnachweis

Cook, Rebecca, 1992: International Protection of Women's Reproductive Rights, New York University Journal of International Law and Politics, Band 24, Winter 1992, Nr. 2.

Cook, Rebecca; Dickens, Bernerad; Fathalla, Mahmoud, 2002: Female Genital Cutting (Mutilation/Circumcision): Ethical and Legal Dimensions. In: International Journal of OB/GYN 79, 2002, S. 281-287.

Jacobson, Jodi, 1994: Family, Gender and Population Policy: Views from the Middle East, Population Council, New York.

Khanna, Jitendra; Van Look, Paul; Griffin, David, 1992: Reproductive Health: a Key to Brighter Future, WHO, Genf.

Ragab, Ahmed Ragaa, 1999: Towards Total Eradication of Female Circumcision. A paper presented at the CDC Annual Conference.

Ragab, Ahmed Ragaa, 2002: Towards Total Eradication on Female Genital Cutting in Somalia, UNICEF 2002, Unpublished Report.

Serour, Gamal; Ragab, Ahmed; Mahmoud, Mervat, 2002: The Role of Husbands in Decision Making Regarding Some Reproductive Health Issues: A Case Study from Egypt, National Population Council.

Serour, Gamal, 1994: Islam and the Four Principles. In: Gillon, Raanan and Lloyd, Ann (Hrsg.), Principles of Health Care Ethics, John Wiley and Sons, New York.

Shandal, A. A., 1967: Circumcision and Infibulation of Females In: Sudan Medical Journal 5, S. 153-178. In: Karim, Mahmoud, 1998: Female Genital Mutilation: Historical, Social, Religious and Legal Aspects, Advanced Oress, Cairo.

Dieser Artikel ist ein Nachdruck des Textes von 2003. Die Inhalte wurden seither nicht aktualisiert und die Wortwahl nicht angepasst.

Berhane Ras-Work

Null-Toleranz gegenüber weiblicher Genitalverstümmelung

Für die Mehrheit der Frauen, die in einer traditionellen Gesellschaft leben, ist ihr Dasein ohne Aufopferung und Not nicht vorstellbar. Schmerz und Leiden, die mit Heirat und der Geburt von Kindern einhergehen, werden als normal betrachtet. Was diese Situation noch verschlimmert, ist die Apathie, mit der die Frauen dem allen begegnen. Die Herausforderung besteht deshalb darin, die Einstellung der Frauen so zu verändern, dass sie positiv über sich selbst denken und ihren Körper als ihnen gegeben akzeptieren.

Der Prozess der Sozialisation spielt in traditionellen Gesellschaften eine prägende Rolle. In diesen Gesellschaften werden Identität und Zugehörigkeit durch die Festsetzung und strikte Einhaltung traditioneller Normen und Praktiken sichergestellt. Eine solche traditionell akzeptierte Praktik ist die weibliche Genitalverstümmelung: Frauen werden dahingehend sozialisiert, diesen Eingriff als einen „normalen" gesellschaftlichen Akt hinzunehmen, damit sie die ihnen vorbestimmten Pflichten als Mütter und Ehefrauen erfüllen können. FGM ist also ein Opfer, das Frauen bringen müssen, um soziale Anerkennung und die damit verbundene Sicherheit zu erlangen.

Daher wird eine Mutter es ertragen, dass ihre Tochter schreit und um Hilfe ruft, während sie verstümmelt wird. Für Außenstehende mag diese Szene befremdlich anmuten und als Kindesmisshandlung erscheinen. Für die Mutter aber und all jene, die in den Akt involviert sind, bedeutet sie lediglich den Respekt vor der Kultur. Die Mutter nimmt ihre Verantwortung wahr, die Identität ihrer Tochter sicherzustellen und ihre Zukunftsaussichten zu verbessern. Die Gemeinschaft setzt eine alte Tradition fort, deren Bedeutung und Rechtfertigung im Laufe der Zeit verloren gegangen ist. Die Antwort auf die Frage „Warum tust du das?" lautet denn auch: „Das ist unsere Tradition." Aber Traditionen sind nicht statisch. Sie verändern sich, neue Normen entstehen und neue Informationen werden gewonnen. Dieser unausweichliche gesellschaftliche Wandel wird auch die weibliche Genitalverstümmelung in Frage stellen.

Das Inter-African Committee

Die erste Herausforderung kam aus Afrika. 1984 versammelten sich im Rahmen eines Seminars Afrikanerinnen und Afrikaner in Dakar/Senegal. Sie beschlossen nach ernsten Diskussionen über das Thema Genitalverstümmelung, dass diese Praktik zukünftig zu bekämpfen und eines Tages zu eliminieren sei, und demonstrierten damit großen Willen und Entschlossenheit. Seither hat die Kampagne gegen FGM an Boden und Kraft gewonnen.

Ein weiteres Ergebnis dieses Seminars war die Gründung des Inter-African Committee (IAC).[1] Von Beginn an wurde dem Dialog mit den Menschen und der Beratung der betroffenen Gemeinden große Bedeutung beigemessen, denn eine gesunde Verhaltensänderung resultiert aus Information, Überzeugung und dem Wunsch nach Veränderung. Diese Herangehensweise hat das IAC in all seinen Interventionen verfolgt.

Da die Praktik der genitalen Verstümmelung die gesamte Gemeinschaft wie auch unterschiedliche Zielgruppen betrifft, wurden jeweils entsprechende Programme maßgeschneidert. So ist das Instrument „Training, Information, Kommunikation" beispielsweise darauf ausgerichtet, die entsprechende Gemeinde als Ganzes zu erreichen, während die Maßnahme „Erschließung alternativer Einkommensquellen" darauf abzielt, eine Verhaltensänderung unter Beschneiderinnen herbeizuführen. Andere Zielgruppen sind z. B. religiöse Führer, politische Entscheidungsträger oder Gesundheitspersonal. Sie alle werden mithilfe von sorgfältig entworfenen Programmen angesprochen. Die Arbeit des IAC hat über die Jahre seines Bestehens hinweg gezeigt, dass es im Hinblick auf die Abschaffung schädlicher Praktiken möglich ist, positive Verhaltensänderungen zu bewirken.

Erfolge politischer Lobbyarbeit

Auf der Ebene der Vereinten Nationen haben humanitäre NGOs über 20 Jahre Lobbyarbeit geleistet für die Anerkennung der genitalen Verstümmelung als Menschenrechtsverletzung. Zuerst war dieser Diskussionspunkt in eine auf Sklaverei und sklavereiähnliche Praktiken spezialisierte Arbeitsgruppe[2]

---

[1] vgl. hierzu auch den Artikel von Nina Wöhrmann zu internationalen Initiativen gegen FGM in diesem Buch, Anm. d. Red.

[2] Working Group on Slavery and Slavery like Practices

eingebracht worden. Von dort aus ging er in die Unterkommission zur Verhütung von Diskriminierung und zum Schutz von Minderheiten,[3] die dann die Einrichtung einer speziellen Arbeitsgruppe zu traditionellen Praktiken, die der Gesundheit von Frauen und Kindern schaden,[4] empfahl. Um die Bemühungen zur Abschaffung schädlicher traditioneller Praktiken zukünftig kontinuierlich zu überwachen, wurde 1988 schließlich Halima Embarek Warzazi als Sonderberichterstatterin ernannt. Warzazi überbrachte der Unterkommission einen jährlichen Bericht über die Arbeit zur Beendigung schädlicher Praktiken. Dieser Prozess führte nach und nach zur Einbeziehung des Themas in die Agenda der Menschenrechtskommission der Vereinten Nationen. Auf diese Weise fand FGM als Form von Gewalt letztlich seinen Weg in die Generalversammlung der Vereinten Nationen, die am 9. Dezember 1998 die Resolution A/53/117 annahm. In ihr werden alle Staaten unter anderem dazu aufgefordert, Anstrengungen zu unternehmen, die internationale wie nationale Öffentlichkeit für das Thema zu sensibilisieren und auf die Folgen schädlicher traditioneller Praktiken wie FGM aufmerksam zu machen.

In Afrika arbeitete das IAC mit der Afrikanischen Union und der Wirtschaftskommission für Afrika[5] zusammen. Etliche regionale Treffen wurden abgehalten. Das IAC unterbreitete einen Entwurf für eine Konvention über die Beseitigung von FGM und anderen schädlichen traditionellen Praktiken und legte diesen der Afrikanischen Union vor. Nach intensiver Lobbyarbeit ging dieser Entwurf, der die Frauenrechte stärkt, nun in das Zusatzprotokoll der „Afrikanischen Charta der Menschenrechte und Rechte der Völker" ein.

Erfolge der Arbeit mit verschiedenen Zielgruppen

Auf Graswurzelebene trägt die intensive Arbeit des IAC ebenso Früchte. Beschneiderinnen distanzieren sich öffentlich von der genitalen Verstümmelung, indem sie ihre Messer niederlegen. Das wurde eindrucksvoll in

---

[3] Sub-Commission on Prevention of Discrimination and Protection of Minorities

[4] Special Working Group on Traditional Practices Affecting the Health of Women and Children. Diese Arbeitsgruppe setzte sich aus Experten zusammen, besteht jedoch inzwischen nicht mehr. Anm. d. Red.

[5] Economic Commission for Africa

Guinea, Kamerun, Äthiopien, Mali, Niger und vielen anderen Ländern demonstriert.

Religiöse islamische Führer teilten auf einem Symposium des IAC und dem Gambischen Komitee des IAC (GAMCOTRAP[6]) im Jahr 1998 in Banjul/Gambia unter anderem ihre Besorgnis darüber mit, dass inkorrekte Interpretationen und der Missbrauch des Islam Gewalt gegen Frauen, insbesondere FGM, verfestigten. Sie verurteilten die Fortführung der Praktik und bestätigten, dass die genitale Verstümmelung weder islamische noch christliche Ursprünge oder Rechtfertigungen hätte. Daher wollten sie sich in Zukunft dazu verpflichten, über diese Missinterpretation der Religionen aufzuklären. Schließlich bestätigten sie die Universalität der Menschenrechte sowie das Prinzip der Gleichheit und der Gerechtigkeit für alle – ohne Diskriminierung zwischen Mann und Frau.

Jugendliche, die am ersten afrikanischen Jugendforum im Jahr 2000 in Addis Abeba/Äthiopien teilnahmen, gratulierten dem Veranstalter IAC und anderen Organisationen, die das Tabu um schädliche traditionelle Praktiken gebrochen hatten. Sie hoben die Verabschiedung von Gesetzen gegen FGM positiv hervor, da dadurch Bürgerinnen in den jeweiligen Ländern geschützt werden könnten. Sie versprachen, in ihren Heimatländern bestehende Netzwerke zur Durchführung intensiver Kampagnen gegen diese Praktiken zu nutzen und als Vorbild bei der Mobilisierung junger Menschen gegen FGM zu fungieren. Gleichzeitig sprachen sie sich für die Beibehaltung positiver Traditionen aus. Schließlich verpflichteten sie sich zur Beendigung aller schädlichen traditionellen Praktiken, mit besonderem Augenmerk auf FGM.

Abgesehen von diesen Erfolgen haben mittlerweile 14 afrikanische Staaten Gesetze gegen FGM erlassen.[7] Um jedoch tief verwurzelte Verhaltensmuster und Praktiken zu ändern, braucht es mehr als nur Verbote; es braucht eine nachhaltige Kampagne, die gesetzliche Maßnahmen einschließt.

---

[6] GAMCOTRAP: The Gambia Committee on Traditional Practices Affecting the Health of Women and Children.

[7] vgl. hierzu auch den Artikel von Regina Kalthegener zu rechtlichen Regelungen in Afrika in diesem Buch, Anm. d. Red.

Internationaler Tag der Null-Toleranz

Im Februar 2003 organisierte das IAC eine internationale Konferenz unter dem Motto „Null-Toleranz gegenüber weiblicher Genitalverstümmelung". Ziel war es, die bereits laufenden Kampagnen gegen FGM weiter voranzubringen und zu beschleunigen. First Ladies aus vier afrikanischen Ländern, Minister, Repräsentanten der Vereinten Nationen und der Afrikanischen Union waren anwesend. Darüber hinaus nahmen viele Menschen, die sich auf Graswurzelebene gegen FGM engagieren, an der Konferenz teil. Sie gehörten 40 verschiedenen Nationalitäten an.

Nach langen Beratungen und einem intensiven Erfahrungsaustausch wurde eine gemeinsame Aktionsplattform verabschiedet. Dieses Dokument ruft alle am Kampf gegen FGM Beteiligten auf, sich die Hände zu reichen und zusammenzuarbeiten. Auf der Konferenz riefen die anwesenden Frauen und Männer die Afrikanische Union unter anderem dazu auf, schädliche Praktiken abzuschaffen. Sie verliehen weiterhin ihrer Anerkennung für die Länder Ausdruck, die bereits Gesetze gegen FGM erlassen haben. Zudem würdigten sie, dass in den Staaten, in denen die Praktik bislang nicht ausdrücklich unter Strafe gestellt ist, Aktivitäten gegen die genitale Verstümmelung in Gang gebracht wurden. Sie dankten den Vereinten Nationen wie auch der internationalen Staatengemeinschaft, den Prozess zur Beendigung von FGM und anderen schädlichen traditionellen Praktiken erleichtert zu haben. Da Frauen über die Hälfte der afrikanischen Bevölkerung bilden, so die Delegierten, sollten ihre Belange im Vordergrund stehen. Sie riefen daher dazu auf, ihren politischen, wirtschaftlichen und sozialen Fortschritt zu fördern. Es müssten Maßnahmen ergriffen werden, um ihre sexuellen und reproduktiven Rechte zu stärken, denn Gesundheit von Frauen sei ein zentraler Punkt für Entwicklung.

Zum Abschluss gaben die TeilnehmerInnen ihrer Hoffnung Ausdruck, dass die afrikanischen Staatschefs ihren Einsatz weiterhin unterstützen, und forderten die Null-Toleranz gegenüber weiblicher Genitalverstümmelung.

Der 6. Februar wurde zum „International Day on Zero Tolerance to FGM"[8] erklärt.

Übersetzung aus dem Englischen: Gritt Richter

---

[8] Internationaler Tag Null-Toleranz gegenüber weiblicher Genitalverstümmelung

Aktionen und Projekte

Inge Baumgarten und Emanuela Finke

Ansätze zur Überwindung weiblicher Genitalverstümmelung

Nach zwanzig Jahren Engagement gegen weibliche Genitalverstümmelung können heute erste Wirkungen dieses Einsatzes ausgewertet werden. Die Erfahrungen zeigen, dass sich vielversprechende Ergebnisse mit ganzheitlichen Strategien erzielen lassen, die unterschiedliche Ansätze kombinieren. Denn nur in der umfassenden Behandlung der Thematik FGM gelingt es, der Komplexität des ihr zugrunde liegenden Sinnzusammenhanges gerecht zu werden. Von den verschiedenen Ansätzen, mit denen der genitalen Verstümmelung begegnet wird, werden im Folgenden einige wesentliche vorgestellt. Um den LeserInnen einen strukturierten Überblick zu erleichtern, werden sie – trotz häufiger Überschneidungen in der Praxis – einzeln betrachtet.

Menschenrechte

Die internationale Diskussion über weibliche Genitalverstümmelung steht in engem Zusammenhang mit der Debatte um Menschenrechte. In diesem Diskurs wird FGM heute weltweit als Verletzung fundamentaler Menschenrechte von Frauen und Mädchen eingestuft.

Die Aufklärung von Frauen über ihre Rechte hat sich als effektives Instrument ihres Empowerment[1] erwiesen. Aus diesem Grund integrieren NGOs das Thema Menschenrechte, vor allem aber die Rechte von Frauen und Kindern, zunehmend in ihre Bildungsprogramme gegen FGM, so z. B. die senegalesische Organisation *Tostan*. Dabei beziehen sie zur Unterstützung auch internationale Konventionen in Engagement und Lobbyarbeit ein. Der alleinige Verweis auf Menschenrechte greift jedoch zu kurz. Deshalb

[1] Empowerment: Prozess, durch den sich Frauen, individuell und kollektiv, darüber bewusst werden, auf welche Weise sich Machtstrukturen auf ihr Leben auswirken. Empowerment befähigt sie, Selbstvertrauen und Stärke zu entwickeln, um die daraus resultierenden Geschlechterungleichheiten in Frage zu stellen und anzufechten. Anm. d. Red.

werden entsprechende Ansätze kulturspezifisch in andere Themen, wie Gesundheit und Hygiene, eingebunden. Auf diese Weise stoßen sie in den Gemeinden nur selten auf Widerstand. Wichtig ist, Argumente gegen die genitale Verstümmelung, die EuropäerInnen überzeugen, jeweils in die lokale Situation zu „übersetzen", damit sie für die Bevölkerung verständlich werden. So reagierten beispielsweise viele ÄgypterInnen auf vorgebrachte Gründe gegen FGM, die sich auf internationale Konventionen stützten, mit Befremdung, da sie sich nicht als TeilnehmerInnen an internationalen Diskussionen wahrnahmen und die dort verbrieften Rechte nicht unmittelbar auf sich bezogen.

Gesetzgebung

Einige afrikanische Länder haben spezielle Gesetze gegen FGM verabschiedet.[2] Verbote sind jedoch ein umstrittener Ansatz beim Engagement gegen FGM. Einerseits dienen Gesetze als Rückendeckung für entsprechende Projekte wie auch für Gesundheitspersonal, das sich gegen FGM und deren Medikalisierung[3] engagiert. Darüber hinaus bieten sie Frauen Schutz, lösen bei Beschneiderinnen und Familien Angst vor Bestrafung aus und sind ein Argument gegen die Reinfibulation. Andererseits können Verbote Traditionen nicht ändern. Erfahrungen aus mehreren Ländern zeigen: Eine strafrechtliche Verfolgung treibt die Praktik in die Illegalität, was u. a. dazu führt, dass gesundheitliche Folgen aus Angst vor Strafe geheim gehalten werden.

Aus diesen Gründen ist die Verabschiedung und Anwendung von Gesetzen als alleiniges Mittel zur Beendigung von FGM äußerst problematisch. Die Herausforderung besteht somit darin, eine Balance zwischen ihrer Implementierung sowie der Aufklärung und dem Dialog mit der Bevölkerung zu finden. Das Risiko ist groß, dass sich eine moderne Gesetzgebung in Gemeinschaften mit starken traditionellen Bindungen nicht durchsetzt.

---

[2] vgl. hierzu auch den Artikel von Regina Kalthegener zu rechtlichen Regelungen in Afrika in diesem Buch, Anm. d. Red.

[3] Der Begriff Medikalisierung bezeichnet die Vornahme einer FGM von medizinisch ausgebildetem Personal in Gesundheitszentren. FGM stellt jedoch einen Eingriff ohne medizinische Indikation dar und verletzt die Menschenrechte. In Übereinstimmung mit der Position der WHO lehnt die GTZ eine Medikalisierung ab.

Gesundheit

Seit 20 Jahren wird versucht, Berufsgruppen wie MedizinerInnen, PädagogInnen etc. und andere wichtige Personenkreise in das Engagement gegen FGM einzubeziehen, um mit ihrer Unterstützung vor den gesundheitlichen Risiken der Praktik zu warnen. Die Botschaft dieser Kampagnen war bislang: FGM ist schädlich und darf deshalb nicht länger praktiziert werden. Dabei ging man davon aus, dass dieses sensible Thema im Kontext von Gesundheit erfolgreich angesprochen und damit Auseinandersetzungen im religiösen und kulturellen Bereich vermieden werden können.

Allerdings hat diese ausschließliche Schwerpunktsetzung auf Gesundheitsargumente auch zu Problemen geführt. In Ethnien, in denen „mildere" Formen der genitalen Verstümmelung praktiziert werden und Sofort- wie Langzeitfolgen weniger schwerwiegend auftreten, wurde z. B. das Argument der Schädlichkeit von FGM in Frage gestellt. Weiterhin hat die Betonung gesundheitlicher Aspekte auch zur Medikalisierung der Verstümmelungen beigetragen. So werden mittlerweile bei den Kisii in Kenia 90 Prozent aller Beschneidungen von Gesundheitspersonal durchgeführt. Eltern in vielen betroffenen Ländern – insbesondere aus wohlhabenden Schichten – hoffen so, die gesundheitlichen Komplikationen für ihre Töchter zu mildern.

Die Folgen für die Gesundheit sowie die Frauenrechtsproblematik geraten hier jedoch völlig aus dem Blickfeld. Deshalb sollten Auseinandersetzungen mit den Auswirkungen von FGM immer Teil einer umfassenderen Strategie der Aufklärung und des Dialoges sein, die neben gesundheitlichen Problemen auch soziale, wirtschaftliche und kulturelle Aspekte aufgreift.

Integrierte soziale Entwicklung

Um dem Thema FGM gerecht zu werden, müssen unterschiedliche Aspekte in die Aktivitäten einbezogen werden. Dazu gehören soziale, politische, rechtliche und ökonomische Faktoren genauso wie Gesundheits- und Gender-Fragen[4]. Darüber hinaus sollten alle Mitglieder einer Gemeinschaft in die Entscheidungsfindung involviert werden.

[4] *gender* bezeichnet im Engl. das soziale und kulturelle Geschlecht, im Gegensatz zu *sex*, das im Engl. das biologische Geschlecht benennt. Anm. d. Red.

Häufig wird FGM aus Respekt vor Traditionen und dem Wunsch nach sozialer Zugehörigkeit praktiziert und ist damit vor allem eine Frage der Bewahrung von Traditionen und des gesellschaftlichen Wandels. Eine Person oder Familie, die ein Mädchen nicht beschneiden lassen will, oder eine unbeschnittene junge Frau riskiert den gesellschaftlichen Ausschluss, solange die übrige Gemeinde die Praktik aufrechterhält. Die Förderung gesellschaftlichen Wandels sollte deshalb der individuellen Verhaltensänderung vorgezogen werden. Wandel vollzieht sich reibungsloser, wenn alle Mitglieder einer Gemeinde zusammen ein Thema aufgreifen und sich gemeinsam zur Aufgabe einer Tradition entschließen. Das zeigt sich an der gemeinsamen Deklaration von 23 Dörfern in Burkina Faso, die am 3. Mai 2003 geleistet und öffentlich gefeiert wurde: Sie besiegelte den Willen der DorfbewohnerInnen, die Praktik der genitalen Verstümmelung zu beenden. Dem war ein breit angelegtes Bildungsprogramm der Organisation *Mwangaza* (eine Anpassung des Dorf-Empowerment-Programmes von *Tostan*) vorausgegangen.

IEC-Kampagnen[5]

Die meisten Programme gegen FGM haben ausgeprägte IEC-Komponenten. Herkömmliche IEC-Kampagnen konzentrieren sich auf Informations- und Fortbildungsangebote zur Bewusstseinsbildung.

Leider basierten die Strategien und Inhalte solcher Kampagnen in der Vergangenheit selten auf lokalen Datenerhebungen. Ihre Inhalte waren häufig nicht an unterschiedliche Zielgruppen angepasst, und sensible Themen wie weibliche Sexualität wurden oft nicht angemessen aufgegriffen. Die Erfahrung zeigt auch, dass „Standard-Botschaften" nur bedingt wirken, ja sogar kontraproduktiv sein können.

Dagegen sind Ansätze effektiver, die gemeinsam mit der Zielgruppe entwickelt werden, das jeweilige Umfeld in Betracht ziehen und Motive für die Praktik sowie Mythen und Stereotype aufgreifen. Das Netzwerk *Joint Action against FGM Practices in Ethiopia* unterstützt den Einsatz unterschiedlicher Medien und stimmt dabei die Botschaften auf die Zielgruppen

[5] IEC steht im Engl. für: information, education, communication und im Dt. für: Information, Bildung, Kommunikation.

ab. So beruhen Kernaussagen häufig auf Beiträgen, die partizipativ entwickelt oder bei Dicht- und Malwettbewerben eingereicht und ausgezeichnet wurden.

Erfolgreiche IEC-Kampagnen können zum Nachdenken anregen, Bewusstsein verändern und Einstellungen beeinflussen, jedoch nur selten Verhaltensweisen grundlegend wandeln. Dazu bedarf es besonderer Kommunikationstechniken und Interventionen zur Verhaltensänderung. Die Befähigung der Zielgruppe etwa, dem gesellschaftlichen Druck standzuhalten und die Tochter nicht beschneiden zu lassen, gehört ebenso dazu wie der Aufbau eines gemeinschaftlichen Rückhalts für Veränderungsprozesse.

Gesundheitspersonal als VermittlerInnen sozialen Wandels

Gesundheitspersonal ist auf sehr unterschiedliche Weise mit FGM konfrontiert: Es kann sich im Konflikt befinden zwischen seinen Verpflichtungen als GesundheitsexpertInnen und seiner Rolle als Mitglied einer traditionellen Gemeinschaft. Ihm kommt große Bedeutung zu sowohl bei der Medikalisierung als auch bei der Reinfibulation nach Geburten. Es behandelt die gesundheitlichen Komplikationen nach Beschneidungen oder bei Entbindungen betroffener Mütter. Es hat Zugang zu Frauen, die unter den gesundheitlichen Folgen einer FGM leiden. Damit hat Gesundheitspersonal Gelegenheit, Frauen und ihren Partnern von der Beschneidung ihrer Töchter und der Reinfibulation nach einer Geburt abzuraten. Darüber hinaus kann es Fortbildungen organisieren und Aufklärungsmaßnahmen für MultiplikatorInnen begleiten.

Diese Ausführungen zeigen deutlich: Gesundheitspersonal ist ein wichtiger Vermittler sozialen Wandels. Bisher verfügt es allerdings nur selten über die nötigen Kenntnisse, um Familien zu beraten oder Mädchen und Frauen adäquat zu behandeln. Arbeitsüberlastung und Unkenntnis darüber, wie schädliche Verhaltensweisen beeinflusst werden können, führen leider häufig dazu, dass ÄrztInnen und Krankenschwestern Gesundheitsaufklärung auf lokaler Ebene nur unzureichend durchführen. Bessere Schulung und mehr Personal sollten hier Abhilfe schaffen.

Aufklärung durch religiöse Führer

Die Bestrebungen der christlichen Kirchen zur Überwindung von FGM haben bereits eine lange Geschichte. Mit wechselndem Erfolg haben sie sich (die protestantische Kirche stärker als die katholische) im Rahmen der Missionierung gegen diese Praktik gewandt.

Obwohl der Islam FGM nicht vorschreibt, zählen in Regionen mit vorwiegend muslimischer Bevölkerung religiöse Motive häufig zu den stärksten Argumenten für die Beibehaltung von FGM. Es ist daher sinnvoll, religiöse Führer im Kampf gegen FGM zu gewinnen. Sie haben auf Gemeindeebene starke Netzwerke und sind tatsächlich oft bereit, sich für Maßnahmen gegen schädliche traditionelle Praktiken wie FGM einzusetzen. Als Schlüsselpersonen in ihren Gemeinschaften sind ihre Meinungen Vorbild und Orientierung für die Gläubigen.

Ein Beispiel hierfür sind die Kikuyus in Kenia, die aufgrund des Eingreifens religiöser Autoritäten die Beschneidung fast vollständig aufgegeben haben. Die benutzten Argumente waren z. B. „Gott hat uns vollständig geschaffen." oder „Wir haben kein Recht, den uns von Gott gegebenen Körper zu zerstören."

Konvertierung und Umschulung traditioneller Beschneiderinnen

Traditionelle BeschneiderInnen, v. a. Frauen, sind oft im Gesundheitsbereich tätig, meist als traditionelle Hebammen. Bislang werden sie in das Engagement gegen FGM vor allem mithilfe von zwei Ansätzen eingebunden: Man klärt sie über die gesundheitlichen Risiken der Praktik auf, und/oder ihnen werden alternative Einkommensquellen angeboten. Die meisten dieser Aktivitäten haben bisher leider nicht zu den gewünschten Ergebnissen geführt.

Wenn auch einige Beschneiderinnen ihre Tätigkeit aufgegeben haben, so ist doch die Nachfrage nach Beschneidungen unverändert geblieben, und es besteht die Gefahr, dass die Familien andere „AnbieterInnen" aufsuchen. Oftmals gewinnen Beschneiderinnen aufgrund der an sie gerichteten Interventionen sogar an Ansehen und Zulauf. Der beabsichtigte Effekt, die negativen Auswirkungen ihrer Tätigkeit in den Vordergrund zu stellen, bleibt dadurch aus. In einigen Fällen nehmen traditionelle Beschneiderinnen ihre Tätigkeit auch wieder auf, da sie lukrativ ist und ihr Ansehen in der Gemeinschaft wesentlich bestimmt.

Aufgrund der vorliegenden Erfahrungen mit dieser Strategie kann festgestellt werden, dass Maßnahmen für traditionelle Beschneiderinnen immer durch eine umfassende Sensibilisierungsarbeit in den Gemeinden ergänzt werden sollten.

Alternative Rituale für Mädchen

Alternative Rituale, die als Ersatz für traditionelle Beschneidungszeremonien entwickelt werden, sind ein relativ neuer Ansatz. Initiationsriten werden weltweit in traditionellen Gesellschaften praktiziert und markieren den Übergang ins Erwachsenenalter. Sie vermitteln traditionelle Erziehung und bereiten z. B. heranwachsende Mädchen auf ihre zukünftige Rolle, auf Sexualität und Mutterschaft vor. Die Zeremonien sind meist Anlass für tagelange Feste der gesamten Gemeinde.

Alternative Rituale zielen darauf ab, schädliche Traditionen durch neue Ausdrucksformen zu ersetzen. Dabei wird die Beschneidung an sich aufgegeben, die positiven Aspekte eines Initiationsritus werden jedoch beibehalten. So entwickelte z. B. eine kenianische NGO alternative Riten unter dem Titel „Beschneidung durch Worte“ und „Beschneidung ohne Schnitt“.

In Gesellschaften, in denen FGM nicht mehr im Zusammenhang mit der Initiation steht, ist die Entwicklung alternativer Rituale nicht sinnvoll. Sie waren/sind vor allem dort erfolgreich, wo sie in enger Zusammenarbeit mit betroffenen Gemeinden entwickelt und durch zusätzliche Maßnahmen ergänzt wurden. Erste Ergebnisse zeigen, dass sie von den Menschen gut aufgenommen werden und die Anzahl der Beschneidungen tatsächlich zurückgegangen ist. Ob diese Wirkung nachhaltig ist, muss noch überprüft werden.

Mehr Information zu diesen Ansätzen finden sich in der Publikation *Addressing Female Genital Mutilation*. Hier sind auch zahlreiche Beispiele aus Projekten, die von dem überregionalen Projekt „Förderung von Initiativen zur Überwindung der weiblichen Genitalverstümmelung“ der GTZ gefördert werden, nachzulesen.

Literaturhinweise

GTZ/Sektorprojekt „Förderung von Initiativen zur Überwindung der weiblichen Genitalverstümmelung“ (Hrsg.),

2001: Addressing Female Genital Mutilation. Challenges and Perspectives for Health Programmes. Part I: Select approaches, Universum Verlagsanstalt, Wiesbaden.

2002: Gewalt gegen Frauen und Mädchen beenden. Abbau und Prävention geschlechtsspezifischer Gewalt als Beitrag zum Schutz der Menschenrechte und zur Entwicklung, Universum Verlagsanstalt, Wiesbaden.

2002: Recommended Readings, Videos and Websites on Female Genital Mutilation (FGM), Universum Verlagsanstalt, Wiesbaden.

Roenne, Anna von, 2003: Dialog der Generationen. Empowerment von Mädchen in Afrika. In: *E+Z*, Nr. 2/03, S. 64-66.

Dieser Artikel ist ein Nachdruck des Textes von 2003. Die Inhalte wurden seither nicht aktualisiert und die Wortwahl nicht angepasst.

Regine Bouèdibéla-Barro

Es gibt nichts Besseres als Wissen

Im Folgenden lesen Sie ein Interview von Regine Bouèdibéla-Barro mit Rakieta Sawadogo-Poyga aus dem Jahr 1999. Rakieta Sawadogo-Poyga ist Gründerin und Geschäftsführerin der Organisation Bangr Nooma, die TERRE DES FEMMES in Burkina Faso unterstützt.

Burkina Faso ist sehr engagiert in der Bekämpfung von FGM und nimmt eine führende Rolle im internationalen Engagement gegen FGM ein:

— Zur Abschaffung von FGM hat der Staat den 18. Mai als nationalen Tag zu diesem Thema etabliert.
— Es existiert in Burkina Faso ein gesetzliches Verbot von FGM seit 1996.
— BeschneiderInnen und InitiatorInnen von FGM werden mit bis zu drei Jahren Gefängnis und mit Geldstrafen bis zu umgerechneten 10.000 US Dollar bestraft.
— Zwischen 2005 und 2012 wurden über 800 Personen wegen FGM verhaftet und rechtskräftig verurteilt.

FGM ist tief verankert in Tradition, Glaube und Soziokultur der Bevölkerung und wird bis heute weiter praktiziert. Über 70% der Frauen sind Betroffene von FGM. Die Eingriffe werden von traditionellen Beschneiderinnen durchgeführt, ohne Narkose und unter unhygienischen Bedingungen. Die Betroffenen leiden ein Leben lang unter den medizinischen (und seelischen) Folgen. FGM ist mit ein Grund für die hohe Rate der Müttersterblichkeit in Burkina Faso.

Die meisten Fakten rund um weibliche Genitalverstümmelung gelten trotz intensiver Abschaffungsbemühungen immer noch. Darum haben wir das Interview weitestgehend in seiner ursprünglichen Form belassen.

Rakieta, warum engagierst du dich gegen die weibliche Genitalverstümmelung?

Den Anstoß zu meinem Engagement gaben Gespräche mit beschnittenen Frauen, mit denen ich im Verlauf von Besuchen bei Aminata Sigué zusammentraf. Ihre Zeugnisse machten mich sehr betroffen. Was mich aber eigentlich zu meinem Kampf für die Unversehrtheit der Frau gebracht hat, war ein Erlebnis, das ich im Jahr 1998 hatte. Damals hörte ich zufällig eine Unterhaltung zwischen zwei Frauen, die sich über das Kommen einer Beschneiderin unterhielten. Angesichts dessen, was ich über die Praktik wusste, empfand ich das als eine Ohrfeige. Ich habe mir vorgestellt, was die Mädchen erleiden müssen und habe die beiden Frauen dann zu mir nach Hause eingeladen. Vorher lieh ich Videos über FGM aus. Die beiden Frauen konnten die Filme nicht ertragen, und schon bevor wir die Vorführung beendet hatten, gaben sie ihren Plan auf.

In diesem Moment wurde in mir der Wille geboren, gegen Genitalverstümmelung aktiv zu werden. Wenig später gründete ich mit anderen eine Gruppe zur Aufklärung gegen die Praktik. Als Namen wählten wir Bangr Nooma, was soviel bedeutet wie „Es gibt nichts Besseres als Wissen". Für mich klingt dieser Name als Motto für unseren Kampf wunderbar, wie schon der große Schriftsteller Amadou Hampâté Bâ sagte: „Wissen ist das, was euch bleibt, wenn man euch alles genommen hat."[1] Seitdem habe ich mich mit Leib und Seele dieser Arbeit verschrieben.

Welche Zielgruppen hat eure Aufklärungsarbeit?

Unsere Zielgruppen sind in erster Linie Frauen und junge Mädchen. Wir wenden uns aber auch an traditionelle und religiöse Führer sowie Autoritäten in unserer Administration. Darüber hinaus suchen wir den Kontakt zu all denen, die Ansehen genießen und Meinungen beeinflussen können. Wichtige Zielgruppen sind darüber hinaus Beschneiderinnen und Männer. Männer sind bei uns zwar nicht direkt in den Akt der Verstümmelung involviert, geben jedoch hierzu ihre Zustimmung. Schließlich treten wir an die Jugendlichen heran, denn sie sind unsere Zukunft und können etwas verändern.

Wie sieht eure Aufklärungsarbeit nun konkret aus?

Im Mittelpunkt unserer Arbeit steht die Sensibilisierung in Dörfern der Provinz Sanmatenga und in vier Sektoren der Hauptstadt, wo wir tätig sind. Animatricen und Animateure, die von uns ausgebildet wurden, aber auch ehren-

[1] Amadou Hampâté Bâ, Humanist, Schriftsteller, Historiker, wurde um 1900 in Mali geboren. Er widmete sein Leben u. a. der Sammlung von Geschichten und Legenden der westafrikanischen Völker. Von ihm stammt auch der berühmte Satz „Mit jedem Greis, der stirbt, verbrennt eine Bibliothek." Hampâté Bâ starb 1991. Anm. d. Ü.

amtliche HelferInnen kommen hier mit den Menschen ins Gespräch. Dabei wird oft ein anatomisches Beckenmodell eingesetzt. Unsere Schulungsseminare für zukünftige Animatricen und Animateure legen ihren Schwerpunkt auf die genitale Verstümmelung, widmen sich aber auch Themen wie Familienplanung oder Schwangerschaftsberatung. Außerdem lernen die Teilnehmenden, vorgebrachte Argumente gegen FGM in einer Diskussion zu widerlegen.

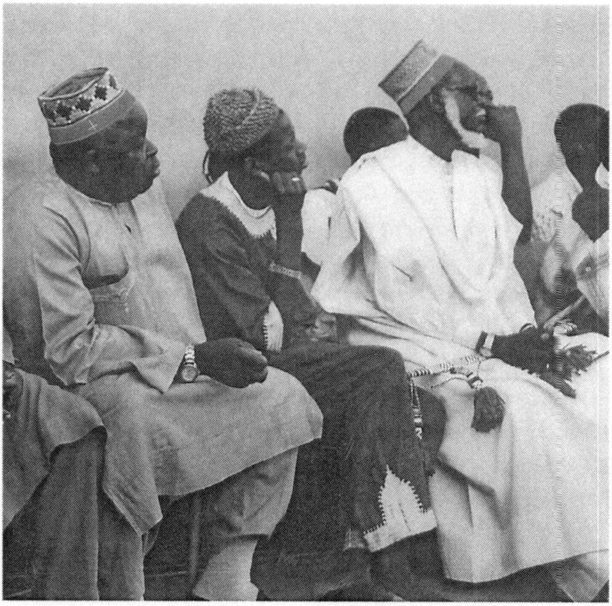

Religiöse Würdenträger nehmen an einer Aufklärungsveranstaltung zu genitaler Verstümmelung teil. Foto: Regine Bouèdibéla-Barro

Ihr belasst es aber nicht bei Gesprächen allein.

Nein, denn Worte genügen nicht. Wir zeigen, wenn wir die Möglichkeit haben, auch Aufklärungsvideos, was sich als wirkungsvoll erwiesen hat. Noch erfolgreicher aber ist der Einsatz von Theater. Gerade in den Dörfern gibt es kein kulturelles Angebot. Das Erscheinen einer Theatergruppe löst also großes Interesse aus und stellt ein beliebtes Ereignis dar, an dem alle teilnehmen: oft kommen zwischen 1.500 und 3.000 Menschen, wenn wir in sogenannten Großdörfern arbeiten. Dabei greift die Gruppe neben FGM meist auch noch andere Themen wie Familienplanung oder HIV/AIDS auf. Die Theaterstücke haben trotz ihrer ernsten Themen viel Humor, so dass alle mit Spaß dabei sind. Am Ende steht immer eine Diskussion. Auffallend für EuropäerInnen ist sicher, dass die Theatergruppe fast ausschließlich aus Männern besteht. Wir schaffen nämlich keine Verbesserungen für Frauen, wenn wir die Männer nicht erreichen, und unsere Männer hören nun mal nur auf das, was ihnen von Männern gesagt wird.

Fördert ihr nicht auch den Aufbau von Gruppen gegen Genitalverstümmelung?
Richtig. Wir regen in unseren Dörfern und Stadtvierteln den Aufbau von CVLPEs an.[2] Eine solche Gruppe besteht in der Regel aus sechs Personen, Frauen und Männern, und integriert oft auch ehemalige Beschneiderinnen. Die Mitglieder unterstützen z. B. unsere Animatricen und Animateure bei der Arbeit oder helfen, Beschneiderinnen zu identifizieren. Weiterhin werden sie in ihrem Umfeld als Gegner von FGM sichtbar. Das ist wichtig, um die Nachhaltigkeit unserer Arbeit sicherzustellen. Zudem sind innerhalb der Gruppen zwei Ehrenposten für Würdenträger reserviert. So werden auch sie in unsere Arbeit einbezogen.

Arbeitet ihr denn seit Beginn mit der von dir erläuterten Strategie, oder habt ihr sie inzwischen etwas verändert?
Nein, wir haben unsere Herangehensweise nicht geändert, weil wir mit den erzielten Ergebnissen zufrieden sind.

Wie viele Personen sind denn in eure Aktivitäten involviert?
Wir arbeiten mit vielen Animatricen und Animateuren. Des Weiteren wird unser Verein von hunderten Mitgliedern und weiteren Freiwilligen ehrenamtlich unterstützt. Das sind z. B. ehemalige Beschneiderinnen oder Mitglieder unserer Gruppen. All diese Personen sind sehr wichtig für uns, denn ohne das gemeinsame Engagement vieler kämen wir bei der Sensibilisierung der Bevölkerung kaum voran. Nur auf diese Weise werden wir FGM eines Tages besiegen. Es liegt aber noch ein langes Stück Weg vor uns. Aus diesem Grund haben wir uns auch erst einmal das Ziel gesetzt, unsere Informationen zum Thema an so viele Menschen wie möglich weiterzugeben. Wir wollen

---

[2] CVLPE: Cellules Villageoises de Lutte contre la Pratique de l'Excision. Es handelt sich um eine kleine Gruppe von AktivistInnen, die in Dörfern oder Stadtvierteln gegen die weibliche Genitalverstümmelung kämpft.

zunächst erreichen, dass sie erkennen, wie schädlich eine Beschneidung ist, vor allem aber wollen wir sie befähigen, sich selbst gegen diese Praktik einzusetzen. Wir kommen dabei gut voran.

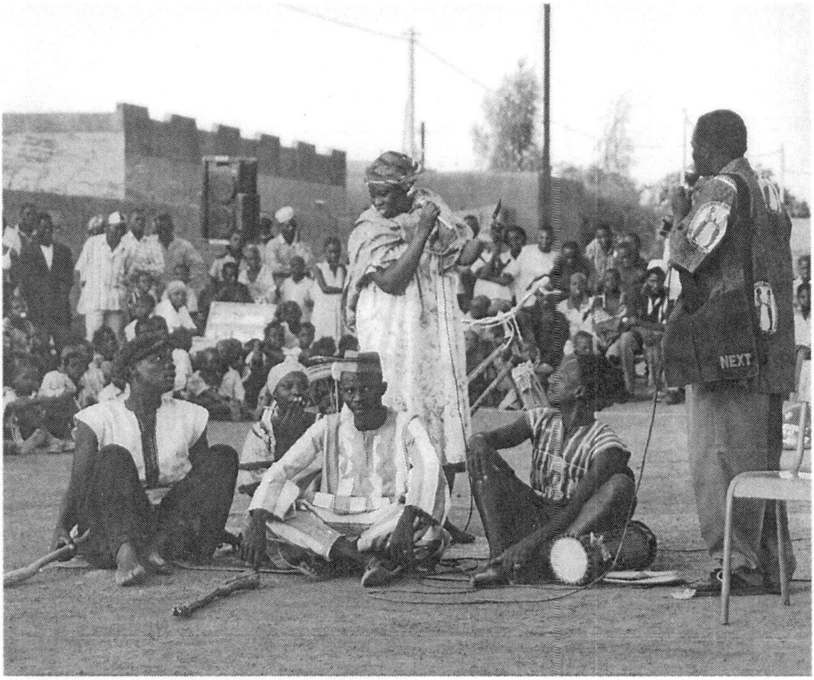

Aufklärungsarbeit mit der Theatergruppe
Foto: Regine Bouèdibéla-Barro

Neben den Erfolgen, auf die wir noch zu sprechen kommen, seid ihr doch sicherlich auch auf Probleme gestoßen, oder?

Natürlich. Ein Problem war gerade zu Beginn das Gewicht sozio-kultureller Faktoren: Manchmal wurden wir inmitten einer Sensibilisierung plötzlich aus einem Dorf gejagt, da wir u. a. gegen die Tabuisierung des weiblichen Geschlechts verstoßen hatten. Dies tritt heute glücklicherweise in den Hintergrund und zeigt sich v. a. darin, dass Frauen beginnen, sich ohne Scheu auszutauschen. Ein Hindernis, das allerdings weiterhin besteht, ist die sehr hohe

Analphabetenrate in unserer Zielgruppe.[3] Auf der personellen Ebene reichen unsere Animatricen und Animateure bei weitem nicht aus, um unsere Zielgebiete so zu betreuen, wie wir es uns wünschen. Und auch Menschen aus anderen Dörfern bitten uns, bei ihnen Aufklärungsarbeit durchzuführen. Leider haben wir hierzu nicht die Kapazitäten. Darüber hinaus sind unsere finanziellen Mittel zu gering, um unsere Aktivitäten zu intensivieren und zusätzliche Dörfer mit unserer Arbeit abzudecken. Was unsere Infrastruktur anbetrifft, sind wir inzwischen mit einem eigenen Auto ausgestattet, unser Computer wurde mit einem Internetanschluss ausgerüstet, und wir konnten immerhin einige Fahrräder und ein paar Motorräder für einige unserer bezahlten MitarbeiterInnen erwerben. Leider kann jeder Spendengroschen nur einmal ausgegeben werden. Aber da wir Dank eurer Hilfe schon gut vorangekommen sind, wird sich vielleicht auch weitere Unterstützung finden.

Was konnte nun Bangr Nooma bereits gegen die Genitalverstümmelung erreichen?

Zunächst haben wir zur Bildung von über hundert Gruppen gegen die weibliche Genitalverstümmelung beigetragen. In vielen unserer betreuten Dörfer überprüfen wir nach unseren Aktionen regelmäßig unsere Erfolge. Daher wissen wir, dass wir nachweislich 33.000 Mädchen und junge Frauen vor dem Messer gerettet haben. Wir stellen im Allgemeinen fest, dass dort, wo wir arbeiten, Fälle von FGM seltener werden. Einige Dörfer haben sich zur beschneidungsfreien Zone erklärt. Darüber hinaus vermittelten wir in vielen Fällen, in denen die Familie des Ehemannes die Schwiegertochter verstoßen wollte, weil sie nicht beschnitten war. Letztlich blieb die Frau unversehrt und im Hause der Schwiegerfamilie. In einigen Fällen hatten Frauen aufgrund ihrer Verstümmelung massive gesundheitliche Probleme, die ihre Ehen gefährdeten.[4] Wir haben Operationen für sie bezahlt und die Ehen damit gerettet. Zudem haben durch unser Engagement fast 300 Beschneiderinnen ihr Handwerk aufgege-

[3] Aktualisierung 2014: Burkina Faso ist das Land mit der zweithöchsten Analphabetismusquote der Welt. Über 70% der EinwohnerInnen über 15 Jahren können weder flüssig lesen noch schreiben. (Quelle: statistica.com)

[4] Aktualisierung 2014: Heute bietet Bangr Nooma Not-Operationen für Mädchen und Frauen an, die unter ihrer Genitalverstümmelung leiden und z. B. „geöffnet" werden möchten. Mehr über dieses Projekt erfahren Sie auf frauenrechte.de

ben. Sie wurden zum Teil in unsere Aufklärungsarbeit integriert. Wir haben auch in vielen Schulen über das Thema FGM gesprochen.

Das sind ja wunderbare Ergebnisse. Eine letzte Frage an dich, Rakieta. Was sind eure Wünsche für die Zukunft?
Unsere Wünsche habe ich ja bereits kurz angerissen: Gern würden wir unsere Aktivitäten ausweiten, denn wir möchten mit all unserer Kraft dazu beitragen, dass die genitale Verstümmelung schon bald in unseren Gebieten und irgendwann in ganz Burkina Faso der Vergangenheit angehört. Das ist natürlich unser größter Wunsch. Wir dürfen aber auch andere Probleme, denen Frauen bei uns begegnen, nicht aus den Augen verlieren, so die Zwangsehe[5], die Frühverheiratung und die Zwangsarbeit junger Mädchen in Haushalten oder den sozialen Ausschluss von Frauen, wenn beispielsweise eine Witwe als Seelenfresserin oder Hexe angeklagt und aus dem Haus gejagt wird. Frauen müssen in jeder Hinsicht und besonders gegen traditionelle schädliche Praktiken gestärkt werden, damit sie mehr Selbstbewusstsein erlangen und eigenständig entscheiden können. Nur so werden wir auch die weibliche Genitalverstümmelung eines Tages besiegen. Dafür machen wir uns stark.

Liebe Rakieta, vielen Dank für dieses Gespräch.

Adresse des Projektes
Association Bangr Nooma (ABN)
06 B.P. 9783 Ouagadougou 06
Burkina Faso
Tel: +226 70 85 10 22
+226 18 13 83
E-Mail: bangr.nooma1@yahoo.fr

Übersetzung aus dem Französischen: Gritt Richter

[5] Die Zwangsehe ist in Burkina Faso v. a. in Form der Leviratsehe noch weit verbreitet. Es handelt sich hierbei um eine Sekundärehe zwischen einer Witwe und einem Bruder des verstorbenen Ehemannes. (Mabe, Jacob E. (Hrsg.), Das Afrika-Lexikon, Peter Hammer Verlag, 2001, S. 347) Anm. d. Ü.

Veronika Kirschner

Selbstermächtigung durch Bildung – Mädchenrechte stärken gegen Beschneidung in Sierra Leone

Seit dem Jahr 2008 unterstützt TERRE DES FEMMES (TDF) die Organisation AMAZONIAN INITIATIVE MOVEMENT (AIM), eine lokale Nichtregierungsorganisation mit etwa 15 Mitarbeitenden, die in dem kleinen westafrikanischem Land Sierra Leone gegen weibliche Genitalverstümmelung und andere Formen geschlechterspezifischer Gewalt aktiv ist.

Die Situation in Sierra Leone

In dem kleinen westafrikanischen Land zwischen Guinea und Liberia leben derzeit etwa 5,5 Millionen Menschen, davon ca. 38 % in Städten und 62 % in ländlichen Gebieten[1]. Das Land hat im April 1961 seine Unabhängigkeit von der englischen Kolonialherrschaft erklärt. Bis heute ist Englisch die Amtssprache, aber die Menschen sprechen daneben weitere Sprachen, je nach Zugehörigkeit zu den ca. 16 ethnischen Gruppen, die jeweils ihre eigene Sprache und Kultur pflegen (Temne mit 35 %, Mende mit 31 %, Limba mit 8,5 %, Fullah mit 8 %, Mandingo mit 7% , Krio mit 5 %, u. v. a.[2]). Ein wichtiger Bezugsrahmen für die meisten Sierra Leoner sind die Familie und die lokale Gesellschaftsordnung.

Bekannt ist Sierra Leone vielen durch den schrecklichen, elf Jahre andauernden Krieg in den 1990er Jahren. Die Ausbeutung des Landes durch in- und ausländische Akteure sowie die Misswirtschaft und ethnische Privilegierung durch die politischen Machthaber waren entscheidende Faktoren, die 1991 zum Ausbruch des Bürgerkrieges führten. Im Verlauf des Krieges, dem etwa 50.000 Menschen zum Opfer fielen, ereigneten sich vier Machtwechsel und drei gescheiterte Friedensabkommen, bis es im Januar 2002 schließlich zur offiziellen Kriegsbeendigung kam. Der Bürgerkrieg war gezeichnet von äußerster Brutalität. Durch Gewalt und Terror wurden im ganzen Land Angst und Schrecken verbreitet. Mehr als eine Million Menschen waren auf der Flucht – die Mehr-

[1] http://liportal.giz.de/sierra-leone/ueberblick/ (Zugriff: 22.08.2014)
[2] http://liportal.giz.de/sierra-leone/gesellschaft/ (Zugriff: 22.08.2014)

heit waren Vertriebene innerhalb des Landes. Viele sind auch in benachbarte Länder oder nach Europa und in die USA geflüchtet. Heute befindet sich Sierra Leone in einer Phase der Friedenskonsolidierung. Das Land weist nach wie vor eine sehr schwache materielle und soziale Infrastruktur auf und Klientelismus, patriarchale Strukturen und Korruption kennzeichnen das politische System auf allen Ebenen. Sierra Leone rangiert auf dem Weltentwicklungsindex[3] der Vereinten Nationen auf den letzten Plätzen. Entgegen den meisten Prognosen vollzog sich 2007 dennoch ein demokratischer Regierungswechsel, bei dem die *Sierra Leone's People Party* (SLPP) die Macht an den *All People's Congress* (APC) abgab, der bis heute das Land regiert.

Die weibliche Genitalverstümmelung in Sierra Leone

Viele Menschen sind in geschlechtergetrennten, interethnischen Geheimgesellschaften organisiert, die viel Einfluss auf das politische und gesellschaftliche Leben in Sierra Leone haben. Ein Teil des Initiationsritus für eine Aufnahme in den Geheimbund der Frauen, der Bundo genannt wird, ist die Beschneidung. Bis heute sind etwa 90 Prozent der Frauen und Mädchen Sierra Leones von der weiblichen Genitalverstümmelung (FGM) betroffen. FGM macht ein Mädchen zur Frau und zum Mitglied im Geheimbund der Frauen. Die Mitgliedschaft im Bundo ist für viele noch immer eine Voraussetzung für die Verheiratbarkeit der Frau und damit ihre soziale Absicherung. Die in Sierra Leone praktizierte Form von FGM wird von der Weltgesundheitsorganisation als Typ II klassifiziert, bei dem die Klitoris, die inneren Schamlippen und teilweise auch die äußeren abgeschnitten werden. Diese Operationen werden meist ohne Betäubung und mit nicht-sterilen scharfen Gegenständen, wie Rasierklingen, Scherben, Messern o. Ä. durchgeführt.

Bereits 1990 hat Sierra Leone die UN-Kinderrechtskonvention unterzeichnet, doch noch immer gibt es kein Gesetz, welches FGM verbietet. Schätzungen zufolge sind circa 50.000 Beschneiderinnen in Sierra Leone tätig. Die

---

[3] Der sog. *Human Development Index* (HDI) wird einmal im Jahr vom Entwicklungsprogramm der Vereinten Nationen veröffentlicht. Der Index misst von insgesamt 187 Ländern (Stand: 2014) den Stand der sog. menschlichen Entwicklung. Es werden dabei neben dem Bruttonationaleinkommen pro Kopf auch die Faktoren Lebenserwartung und Bildungsgrad mit berechnet. Anhand dieser drei Größen wird ein Wert zwischen 0 und 1 errechnet. Sierra Leone hatte im Bericht 2014 den Wert 0,374 und rangiert damit im untersten Bereich auf Platz 183 (http://hdr.undp.org/en/countries/profiles/SLE – Zugriff: 25.08.2014).

meisten von ihnen genießen ein hohes Ansehen in der Gesellschaft und Politiker/-innen in Sierra Leone fürchten den starken gesellschaftlichen Einfluss der Frauengeheimbünde und stellen sich darum nicht eindeutig gegen die weibliche Genitalverstümmelung.

Die von FGM betroffenen Frauen sprechen selbst nur selten über das schwere Schicksal, das sie erleiden mussten. FGM ist ein Tabu, über das nicht gesprochen werden darf. Die Frauen, die dennoch ihre Stimme erheben, müssen Anfeindungen und Stigmatisierungen über sich ergehen lassen. Dennoch geben sie nicht auf. Eine von ihnen ist Rugiatu Turay.

Rugiatu „Neneh“ Turay

Rugiatu Turay ist Gründerin und Direktorin der Frauenrechtsorganisation Amazonian Initiative Movement (AIM). In der griechischen Mythologie sind Amazonen ein Volk kämpferischer Frauen, das „männergleich“ in den Krieg zieht. Auch Rugiatu kämpft, allerdings nicht mit Waffen, sondern mit Worten. Ihr Gegner: die genitale Verstümmelung von Mädchen und Frauen in ihrem Heimatland Sierra Leone.

Rugiatu Turay weiß, wovon sie spricht, wenn sie sagt, dass Mädchen und Frauen ihr Leben lang unter den Folgen weiblicher Genitalverstümmelung leiden. Nach dem Tod ihrer Mutter wurde sie im Alter von 12 Jahren selbst beschnitten und wäre fast verblutet. Erst nach einer Woche konnte sie wieder gehen. Zur selben Zeit wurde ihre Cousine beschnitten – und starb. Damals wurde die junge Frau zur Aktivistin gegen Genitalverstümmelung, angetrieben durch ihre persönliche Erfahrung. Seitdem engagiert sie sich gegen diese Tradition – zuerst in Guinea, wohin sie 1997 aufgrund des Krieges floh, später auch in ihrer Heimat. Hier gründete sie im Jahr 2003 AIM.

Als AIM die Arbeit aufnahm, brach der Verein mit der öffentlichen Thematisierung von Genitalverstümmelung ein Tabu. Rugiatu Turay selbst wurde mehrfach bedroht, bekam sogar Morddrohungen. Ans Aufhören hat sie jedoch nie gedacht: „Ich bin entschlossen, meinen Kampf fortzusetzen.“

Für ihr Engagement wurde sie 2010 mit dem Alice-Salomon-Award ausgezeichnet. Damit ehrt die Alice Salomon Hochschule Berlin Personen, die sich für die Emanzipation der Frauen einsetzen.

Die entschlossene Aktivistin Rugiatu Turay ist überzeugt: *„Menschen bilden heißt sie stärken. Nur über ihre Denkweise können wir das Handeln der Menschen verändern.“* Sie hat dieser Überzeugung ihr Leben gewidmet. Sie spricht mit Schülerinnen und Schülern über Menschen- und Kinderrechte und gilt vielen bereits als ein Vorbild. Als politische Aktivistin trifft sie sich mit Geistlichen, Politikern/-innen und Beschneiderinnen, um über die Stellung der Frau, deren Rechte und die Abschaffung der weiblichen Genitalverstümmelung zu diskutieren.

Erste Erfolge stellen sich über die Jahre ein, wenn auch viel Geduld und langer Atem nötig ist. Und zufrieden ist Rugiatu Turay noch lange nicht. *„Eines Tages möchte ich mit dem Wissen aufwachen, dass Mädchen keine Angst mehr vor weiblicher Genitalverstümmelung haben müssen. Ich möchte sehen, wie junge Männer unbeschnittene Frauen heiraten, Eltern die Entscheidungen ihrer Kinder respektieren und die Regierung denen Schutz gewährt, die ihn benötigen. Ich möchte sehen, wie Frauen in Sierra Leone Führungspositionen übernehmen. Dafür kämpfe ich."*

Und so bleibt der Name „Amazonen" auch weiterhin aktuell. Rugiatu Turay wird weiterkämpfen, wenn nötig – wie sie sagt: *„Till my last drop of blood."*

Die Arbeit von AIM

Seit mehr als 10 Jahren arbeitet AIM nun in diesem Umfeld als unabhängige Frauenrechtsorganisation für die Überwindung der weiblichen Genitalverstümmelung. Ihren Hauptsitz hat die Organisation in Lunsar, das etwa 80 km nordöstlich von der Hauptstadt Freetown entfernt im Port Loko District liegt. AIMs erklärtes Ziel ist es, das allgemeine Schweigen über die Praxis der weiblichen Genitalverstümmelung zu durchbrechen und langfristig eine vollständige Abschaffung der Praxis zu erreichen. Mit einem vielseitigen Ansatz arbeitet die kleine NGO auf vielen Ebenen und mit vielen unterschiedlichen Zielgruppen. Neben Aufklärungsarbeit für Kinder, Jugendliche, Familien und Lehrer/-innen wendet sie sich an die lokalen Politiker/-innen, religiöse Führer sowie an die Beschneiderinnen selbst.

AIM engagiert sich sehr in der politischen Bildungsarbeit für Kinder und Jugendliche, denn sie sind besonders stark von Menschenrechtsverletzungen betroffen und gleichzeitig die wichtigsten Akteure/-innen des sozialen Wandels. So wurde ein Menschenrechtsseminar entwickelt, welches zunächst in zwei Sekundarschulen in Lunsar eingeführt wurde und mittlerweile bereits in mehr als 15 Schulen durchgeführt wird. Dort erfahren die Schüler/-innen, was Menschen- und Kinderrechte sind und dass sie ein Recht darauf haben, unversehrt aufzuwachsen. Im Anschluss daran organisiert AIM sowohl in den beteiligten Schulen als auch außerhalb sogenannte „Menschenrechtsclubs“, die dabei helfen sollen, die Mitschüler/-innen sowie die Bevölkerung für das Thema zu sensibilisieren (z. B. durch Radiosendungen und Theaterprojekte).

Einige Mitarbeiter/-innen arbeiten als sog. „field animators“. Jede/r Feldanimateur/-in ist für die Dörfer eines bestimmten Bezirks zuständig. Seitdem AIM nicht mehr nur in der näheren Umgebung von Lunsar tätig ist, leben die Feldanimateure/-innen auch in den Dorfgemeinschaften. Das sei sehr wichtig, um das Vertrauen der Menschen zu gewinnen und eng mit ihnen zusammen arbeiten zu können. Bei Treffen und Versammlungen werden tatsächlich erstaunlich offen Diskussionen um Menschenrechtsthemen mit der ganzen Dorfgemeinschaft geführt. Jede/r kommt zu Wort und auch die Kinder leisten mit Sketchen zu Kinderrechtsproblemen ihren Beitrag, um das Publikum zu unterhalten, aber auch kontroverse Diskussionen anzuregen. Margaret Harding, langjährige Mitarbeiterin von AIM, die einen sehr guten Draht zu den Jugendlichen hat, sagt dazu: „*Unsere Arbeit mit Jugendlichen zeigt große Wirkung. Kinder sprechen frei und regen Diskussionen mit Gleichaltrigen und ihren Familien an. Es ist ein großer Fortschritt, dass sie keine Angst mehr haben, über Beschneidung zu sprechen. Das Schweigen wurde gebrochen.*“

Auch die Beschneiderinnen sind eine wichtige Zielgruppe für AIM und es gibt keinerlei Berührungsängste. Beschneiderin ist in vielen Teilen des Landes noch immer ein vergleichsweise guter Beruf, der das Einkommen ganzer Familien sichert. So hat die Praxis auch eine ökonomische Dimension. Durch Bildungsmaßnahmen bietet AIM ehemaligen Beschneiderinnen eine Einkommensalternative. Die Frauen nehmen an einem sechsmonatigen Alphabetisierungs- und Landwirtschaftskundekurs teil, der von der örtlichen Berufsschule St. Joseph Vocational Institute durchgeführt wird. Bisher hat AIM insgesamt etwa 60 Beschneiderinnen davon überzeugt, der weiblichen Genitalverstümmelung abzuschwören und sich mit Hilfe der Umschulung eine andere Lebensgrundlage zu schaffen. Etwa die Hälfte der ehemaligen Beschneiderinnen sind mittlerweile AIM-Aktivistinnen, die in ihrem Umfeld als Multiplikatorinnen gegen FGM wirken.

Das Schutzhaus für Mädchen

Die Sensibilisierungsarbeit, die AIM in Schulen, Kirchen, Moscheen etc. leistet, zeigt Wirkung: Immer mehr Menschen in den Aufklärungsgebieten kennen die negativen Folgen von FGM und wenden sich von dieser schädlichen traditionellen Praxis ab. Sie haben die Vorteile erkannt: So entfallen bspw. die teuren Beschneidungsfeiern, für die sich viele Eltern verschulden. Und viel wichtiger: Ihre Töchter erkranken und sterben nicht.

Die Abkehr von FGM führt aber auch in vielen Familien zu Konflikten. Immer mehr junge Mädchen möchten nicht beschnitten werden, doch ihre Familien oder auch nur einzelne Mitglieder wollen sie trotzdem zur Initiation zwingen. Rugiatu Turay nahm einige solcher Fälle in ihrem Haus auf, dessen Kapazität bald mehr als ausgelastet war. Seit einigen Jahren gab es bei AIM daher schon die Idee, ein Schutzhaus für diese Mädchen zu bauen, in dem sie versorgt und geschützt werden können.

Mit Hilfe der Kooperation mit TERRE DES FEMMES wurde dieses Haus im Laufe des Jahres 2011 schließlich errichtet. In Lunsar und Umgebung kennt man sich. So wissen alle Bauarbeiter, dass sie mit dem Bau des Schutzhauses ein Zeichen gegen FGM setzten und dazu stehen sie. Überzeugt erklärten sie ebenso wie viele Mädchen aus der Region, warum ein solches Haus so wichtig sei: Das wichtigste Argument ist, dass Mädchen noch immer zu FGM gezwungen werden. Die Beschneidung bleibt ein hochsensibles Thema und ihre Ablehnung stößt weiterhin bei vielen Menschen auf großes Unverständnis. So müssen die Mädchen nach wie vor geschützt werden.

AIM berät die Mädchen und sucht zugleich den Dialog mit ihren Familien. Jedes Mädchen, das Schutz bei AIM sucht, wird zunächst von AIM-Mitarbeitern/-innen zu ihrer Familie begleitet. Es wird ein gemeinsames Gespräch angeregt, in dem die unterschiedlichen Sichtweisen angehört werden, auch und gerade die der Mädchen. In manchen Fällen gelingt eine Übereinkunft und die Eltern respektieren den Wunsch ihrer Tochter. Sind die Eltern nicht bereit, die Rechte ihrer Kinder zu schützen, wird das Mädchen im Schutzhaus untergebracht. Dort sind mittlerweile eine Sozialarbeiterin sowie eine Köchin und ein Schutzmann angestellt, die für das Wohl der Kinder sorgen. Und auch die Umgebung, das Dorf Masethleh, stellt eine Art Schutz da, denn dies war das erste Dorf, das sich aufgrund der Aufklärungsarbeit von AIM offiziell gegen FGM ausgesprochen hat. Seine Bewohner/-innen, unter ihnen auch die ehemaligen Beschneiderinnen, sind heute wichtige Verbündete der Amazonenbewegung.

Mittlerweile leben 16 Mädchen im Schutzhaus und es ist damit voll belegt. Derzeit gibt es keine Kapazitäten, weitere Mädchen aufzunehmen, obwohl die Nachfrage da wäre. Ein Projekt dieser Art ist bisher einzigartig in Sierra Leone, ein Pilotprojekt. Seit seiner Entstehung 2011 findet es immer mehr Zustimmung.

AIM übernimmt bis auf Weiteres Verantwortung für die Mädchen im Schutzhaus, die zwischen elf und 17 Jahre alt sind. Neben einem sicheren Heim werden den Mädchen eine Schul- und Weiterbildung ermöglicht sowie viel Freiraum für das Ausbilden eigener Interessen gegeben. Die Mädchen sollen auch nach Abschluss der Schule (secondary school) weiter gefördert werden. Das Ziel ist, ihnen eine gute Ausbildung zu ermöglichen, bis sie auf eigenen Beinen stehen können. Die ersten drei Mädchen sind schon dabei. AIM möchte die Mädchen befähigen, als Multiplikatorinnen und Vorbilder für andere junge Menschen in Sierra Leone einzutreten. Die Menschen sollen erkennen, dass auch unbeschnittene Frauen ihr Leben gut und verlässlich meistern können, dass sie eine Familie gründen und für diese Sorge tragen können.

Ausblick

Es bleibt viel zu tun und AIM kämpft unerlässlich weiter. Im November 2013 hatte die kleine NGO ihr zehnjähriges Jubiläum. Es gibt immer mehr Menschen verschiedenen Alters, die AIM auch als ehrenamtliche Aktivisten/-innen unterstützen und hinter den Forderungen der Organisation stehen, die die Angebote von AIM nutzen und die sich öffentlich gegen die Praxis aussprechen – bis vor ein paar Jahren ein undenkbares Verhalten. Die Tatsache, dass AIM heute zu traditionellen, politischen und auch religiösen bedeutenden Persönlichkeiten beste Kontakte pflegt und auch sonst eine sehr angesehene Organisation ist, zeigt, wie weit sie in den zehn Jahren gekommen ist. Die unermüdliche Energie und Kraft der Mitarbeitenden von AIM ist beeindruckend. Es ist nicht einfach, sich als NGO in Sierra Leone durchzuschlagen und schon gar nicht, wenn man sich einem so heiklen, sensiblen Thema widmet. Beschneidung von Frauen ist eigentlich bis heute ein Tabuthema – auch wenn AIM maßgeblich dazu beiträgt, dass sich das immer mehr ändert. Mit ihren Kampagnen und Projekten konnten sie bis heute sehr viele Menschen erreichen und zu einem Umdenken bewegen.

Weitere Infos

http://www.frauenrechte.de/online/index.php/themen-und-aktionen/eine-welt/internationale-kooperationen/266-arbeit-gegen-genitalverstuemmelung-in-sierra-leone-aim

https://www.facebook.com/pages/AIM-Sierra-Leone/116171761739755?fref=ts

Gritt Richter und Katharina Kunze

TERRE DES FEMMES: aktiv gegen weibliche Genitalverstümmelung

„Die Menschenrechte haben kein Geschlecht."[1] Diesem Ausspruch der Frauenrechtlerin Hedwig Dohm liegt die feste Überzeugung zugrunde, dass Menschenrechte für Männer wie für Frauen gelten. Doch so simpel die Aussage dieses Satzes auch klingt, so wenig hat sie bis heute von ihrer Aktualität eingebüßt: Nach wie vor werden Frauen universelle Rechte aufgrund ihres Geschlechts vorenthalten – mit Berufung auf unveränderliche Traditionen, kulturelle Selbstbestimmung und/oder freie Religionsausübung.

Dagegen stand für TERRE DES FEMMES (TDF) immer fest, dass keine Kultur über alle Kritik erhaben ist. Es gibt Handlungen oder Regeln, die nach überkulturellen, allgemein menschlichen Kriterien für gut oder für schlecht befunden werden können. So wichtig Respekt und Sensibilität für andere Traditionen, Kulturen und Religionen sind, Menschenrechte gelten überall und für alle Menschen.[2]

Aus diesem Grund macht sich TDF seit 1981 stark für ein selbstbestimmtes Leben von Frauen und Mädchen weltweit und engagiert sich – als erste Organisation in Deutschland – gegen die Verstümmelung der weiblichen Genitalien: eine Praktik, die Frauen unterdrückt und ihre Gesundheit, ihr Leben und Empfinden in nachhaltiger Weise beeinträchtigt. Damit ist sie unserer Auffassung nach eine der schwersten Formen von Gewalt gegen das weibliche Geschlecht.

Anfänge

Das Engagement gegen die genitale Verstümmelung begann 1983, als aktive Frauen unseres Vereins die senegalesische Frauenrechtlerin und Gründerin

---

[1] Mit diesem Satz schließt Hedwig Dohm (1831-1919) ihr Aufsehen erregendes Buch aus dem Jahr 1876: Der Frauen Natur und Recht (erschienen in Berlin).

[2] vgl. Benard, Cheryl; Schlaffer, Edit, 1984: Die Grenzen des Geschlechts, rororo, Hamburg, S. 128f.

von C.A.M.S.[3], Awa Thiam, zur Jahreshauptversammlung einluden, um über das Thema zu sprechen. Ihre Ausführungen machten betroffen, und so wurde beschlossen, Aktionen der Organisation finanziell zu fördern. Ein Anfang war gemacht.

In den folgenden Jahren beschäftigte das Thema immer mehr Vereinsfrauen. Ab 1990 erschienen regelmäßig Artikel über Genitalverstümmelung in unserer Zeitschrift *Menschenrechte für die Frau*. 1995 wurde die AG gegen weibliche Genitalverstümmelung gegründet, die sich seither halbjährlich trifft. Interessierte Frauen unterschiedlicher Berufe, die aus ganz Deutschland kommen, tauschen sich hier aus, diskutieren miteinander und planen gemeinsam Vorhaben gegen die Genitalverstümmelung.

1997 wurde eine hauptamtliche Referentin in der TDF-Bundesgeschäftsstelle in Tübingen angestellt.

Schwerpunkte der Arbeit

Der Schwerpunkt der Arbeit von TDF gegen die weibliche Genitalverstümmelung liegt in einer intensiven Öffentlichkeitsarbeit. Sie soll das Thema in der deutschen Bevölkerung als Menschenrechtsverletzung verankern und sie gegen die Praktik mobilisieren.

Darüber hinaus unterstützen und unterstützten wir Initiativen von Frauen und Männern zur Bekämpfung der Praktik in Burkina Faso, Kenia, Tansania und Sierra Leone.

Da die Aktivitäten von TDF gegen FGM in den afrikanischen Ländern in diesem Buch an anderer Stelle[4] vorgestellt werden, möchte ich mich im Folgenden auf die Ansätze unserer Öffentlichkeitsarbeit in Deutschland konzentrieren und sie mit Beispielen veranschaulichen.

Recherchen

Mitte der 90er Jahre herrschte in Deutschland die Auffassung vor, ein Engagement gegen die genitale Verstümmelung habe allenfalls im Ausland Relevanz. Ziel von TDF musste es deshalb zunächst sein, diese falsche Vorstel-

[3] C.A.M.S.: Commission pour l'Abolition des Mutilations Sexuelles, vgl. auch Artikel von Nina Wöhrmann zu internationalen Initiativen gegen FGM in diesem Buch, Anm. d. Red.

[4] vgl. hierzu Artikel von Bouèdibéla-Barro, Kirschner und Choumaini/Klingels-Haji Haji in diesem Buch, Anm. d. Red.

lung auszuräumen. Dies gelang zum Teil mit der Durchführung verschiedener Erhebungen.

So führten wir 1997 eine Befragung unter deutschen MedizinerInnen zum Thema durch. Der Rücklauf reichte zwar nicht aus, um von einer repräsentativen Umfrage sprechen zu können, jedoch konnten wir wichtige Erkenntnisse über den Informationsstand dieser Berufsgruppe gewinnen.[5] Unsere Ergebnisse waren eindeutig: Genitalverstümmelte Frauen suchten die Hilfe von MedizinerInnen. Diese waren jedoch in keinster Weise darauf vorbereitet, nur ungenügend über die Praktik informiert, fühlten sich häufig ratlos und waren mit der Situation überfordert.

Ähnlich erging es ehemaligen EntwicklungshelferInnen, die im medizinischen Bereich in afrikanischen Ländern tätig gewesen waren. Sie wurden 1998 von TDF befragt, ob und wie die Praktik der genitalen Verstümmelung Eingang in die Vorbereitung auf ihre Auslandstätigkeit gefunden hatte und welche Erfahrungen sie im Laufe ihrer Einsätze gemacht hatten. Das Ergebnis war erschütternd: Unter den EntwicklungshelferInnen, die den Fragebogen zurückgesandt hatten, war niemand auf FGM bzw. den Umgang damit vorbereitet worden. Mehr als die Hälfte der Antwortenden hatte jedoch in Ländern gearbeitet, in denen die Praktik stattfindet, ein erheblicher Teil war vor Ort sogar damit konfrontiert worden.

Eine weitere 1998 durchgeführte Umfrage unter Organisationen der Entwicklungszusammenarbeit förderte zu Tage, dass diejenigen, die Projekte in Ländern unterstützten, in denen FGM verbreitet ist, erst zögerlich begannen, dort Initiativen gegen diese Praktik zu fördern bzw. das Thema in bereits bestehende Projekte einzubeziehen.

Neben diesen Recherchen erstellte TDF 1998 die erste Statistik zur Zahl der in Deutschland lebenden betroffenen Frauen und potenziell gefährdeten Mädchen. Unseren Berechnungen zufolge handelte es sich damals um mindestens 21.000 bereits verstümmelte Frauen und 6.000 gefährdete Mädchen.[6]

Die Ergebnisse der hier angeführten Umfragen sowie der Statistik machten eines sehr deutlich: Parallel zu den Aktivitäten in Afrika bestand in Deutsch-

[5] Bereits 35,5 Prozent der RücksenderInnen des Fragebogens sind beruflich mit genitalverstümmelten Patientinnen in Deutschland in Berührung gekommen.

[6] Die Zahlen der aktuellen TDF-Statistik – Stand 31.12.2013 – lauten: 24.997 Betroffene Frauen und 2500 gefährdete Mädchen aus entsprechenden afrikanischen Ländern und dem Irak mit dringendem Hinweis darauf, dass diese Daten nur eine Schätzung sind.

land ebenso dringender Handlungsbedarf. Dies bestärkte TDF darin, Schulungen und Fortbildungen für verschiedene Berufsgruppen und die interessierte Zivilgesellschaft anzubieten.

Informationen

Lange Zeit war FGM in Öffentlichkeit und Medien kein Thema. Kaum jemand wusste etwas darüber. Um jedoch Menschen für den Kampf gegen die genitale Verstümmelung zu gewinnen, waren Informationen wichtig und in diesem speziellen Fall vor allem differenzierte Kenntnisse. Denn eine verkürzte, voyeuristische Herangehensweise – wie wir sie leider nur allzuoft in den Medien erleben – schürt lediglich Vorurteile gegenüber AfrikanerInnen und verstärkt rassistische Stereotype.

Deshalb war es TDF von Anfang an wichtig, der Öffentlichkeit kompetente Informationen über die Hintergründe von FGM zur Verfügung zu stellen. In diesem Sinne hat TDF auch Publikationen herausgegeben, wie 1997 die Aktionsmappe *Sie versprachen mir ein herrliches Fest* oder 1999 eines der ersten deutschsprachigen Fachbücher *Weibliche Genitalverstümmelung. Eine fundamentale Menschenrechtsverletzung*, dessen Nachfolger Sie gerade in der Hand halten, die Unterrichtsmappe zur altersgerechten Information von SchülerInnen, die von 270.000 Menschen gelesene Broschüre *Wir schützen unsere Töchter* in sechs Sprachen, die Handlungsempfehlung für Menschen in pädagogischen, sozialen und medizinischen Berufen zur Prävention und zum Umgang mit Betroffenen *Weiblicher Genitalverstümmelung begegnen,* die in vier Sprachen existiert uvm.

Kampagnen und Aktionen

TDF setzt mit Kampagnen und Aktionen das Thema genitale Verstümmelung immer wieder auf die politische Tagesordnung. So starteten wir beispielsweise am 25. November 1997[7] die erste bundesweite Plakatkampagne unter dem Titel *Stoppt Genitalverstümmelung*, um eine noch breitere Öffentlichkeit

[7] Der 25. November ist der *Internationale Tag NEIN zur Gewalt an Frauen*. Er geht auf den 25.11.1960 zurück, an dem drei Frauen in der Dominikanischen Republik eines gewaltsamen Todes starben. Sie wurden vom militärischen Geheimdienst aufgrund ihrer politischen Aktivitäten ermordet. Auf einem Treffen lateinamerikanischer und karibischer Feministinnen 1981 in Bogotá riefen die Teilnehmerinnen den 25. November zum internationalen Gedenktag an die Opfer von Gewalt an Frauen und Mädchen aus.

zu erreichen. Die Kampagne, die ein Jahr lief, stieß bei Medien und Öffentlichkeit auf große Resonanz. Im Jahr 2000 lief unser erster Kinospot *Ein ganz besonderer Tag* in über 100 Kinos in ganz Deutschland und 2009 erreichte der Kurzfilm *Alle 11 Sekunden* weltweit tausende Menschen. Auf unsere Initiative gründeten sich in vielen deutschen Städten Runde Tische um auf Lokalebene gegen weibliche Genitalverstümmelung vorzugehen. 2011 machten wir die Öffentlichkeit darauf aufmerksam, dass die Korrektur der Genitalverstümmelung nicht von Krankenkassen übernommen werden muss und erwirkten die freiwillige Selbstverpflichtung der gesetzlichen Kassen, allen Betroffenen zu helfen. 2013 wurde weibliche Genitalverstümmelung in das Abrechensystem der Krankenkassen aufgenommen, was zu einer besseren Informationslage der ÄrztInnen und angemessener Versorgung der Betroffenen führt. Und nach 15 Jahren Engagement und Lobbyarbeit wurde endlich ein eigener Straftatbestand gegen weibliche Genitalverstümmelung in das Strafgesetzbuch (§226a) aufgenommen.

Mit Unterschriftenkampagnen setzen wir regelmäßig Schwerpunkte, um die Zivilgesellschaft über oft ignorierte Aspekte der weiblichen Genitalverstümmelung zu informieren. So waren wir 2013 die ersten, die sich intensiv der weiblichen Genitalverstümmelung in Asien gewidmet haben. Unsere Unterschriftenaktion „Schutz statt Verharmlosung" prangert die Befürwortende Haltung der indonesischen Politik gegenüber dieser Menschenrechtsverletzung an und macht darauf aufmerksam, dass im Nahen Osten und Südostasien ebenso viele Betroffene leben, wie die Weltgesundheitsorganisation und UNICEF mit Daten aus dem Subsahararaum und Irak als „weltweite" Hochrechnung angeben.[8]

Erfolge

Dieser Artikel nennt nur einen kleinen Ausschnitt unserer Aktivitäten gegen die weibliche Genitalverstümmelung und kann entsprechend auch nicht alle Erfolge auflisten. Eine Vielzahl von Fortschritten und gemeinsamen[9] Leis-

[8] Informationen zu weiblicher Genitalverstümmelung in Asien finden Sie auf www.frauenrechte.de/fgm-asien. Über dieses Thema können wir leider im Rahmen dieses Buches nicht informieren, rufen aber ausdrücklich dazu auf, weibliche Genitalverstümmelung nicht als „afrikanisches" Thema zu verstehen.

[9] „gemeinsam" bezeichnet nicht nur das Engagement unseres Vereins sondern soll auch institutionsübergreifend verstanden werden: Unsere PartnerInnen in verschiedenen Kam-

tungen haben dazu geführt, dass weibliche Genitalverstümmelung heute in Deutschland verboten ist, dass der Begriff zum Allgemeinwissen gehört und TDF nicht nur bei Fachpersonal, WissenschaftlerInnen und PolitikerInnen als Institution und Informationsquelle zu diesem Thema gilt.

Die oft vergessenen „kleinen Schritte" dahin möchten wir hier würdigen:

TDF war eine der ersten Organisationen in Deutschland, die einen Schwerpunkt auf die Abschaffung weiblicher Genitalverstümmelung legte. Unsere Pionierrolle trug dazu bei, dass heute 29 Organisationen im 2005 gegründeten deutschlandweiten Netzwerk Integra organisiert sind und die Bundesregierung in afrikanischen Ländern Projekte gegen weibliche Genitalverstümmelung unterstützt. 2001 wurde die erste Beratungsstelle für betroffene Frauen und gefährdete Mädchen in Berlin eröffnet – und damit eine unserer ersten Forderungen erfüllt.[10]

Im Jahr 2005 wurde das Zuwanderungsrecht reformiert und geschlechtsspezifisches Asyl verankert. Das heißt, dass Mädchen und Frauen aufgrund einer drohenden Genitalverstümmelung Asyl in Deutschland beantragen können. TDF schreibt seither regelmäßig individuelle Gutachten und beobachtet die Entscheidungen des Bundesamts für Migration und Flüchtlinge.

2007 wurde TDF erstmals von VertreterInnen des Frauenausschusses der EU zu europäischen Strategien gegen weibliche Genitalverstümmelung befragt und informierte wenig später auf dem Symposium „Gewalt macht krank" u. a. VertreterInnen der Weltgesundheitsorganisation, der Bundesärztekammer und des Bundesministeriums für Gesundheit über die Folgen der weiblichen Genitalverstümmelung und den Bedarf an Beratungsstellen und standardisierten Präventionsstrategien.

2012 sensibilisierten wir die Öffentlichkeit mit unserer Unterschriftenkampagne dafür, dass im beliebten Urlaubsland Ägypten nicht nur über 90% der Mädchen und Frauen genitalverstümmelt sind, sondern auch noch ein Gesetz erlassen wurde, das diese Praxis legitimiert, wenn ein Befund über „medizinische Notwendigkeit" vorliegt.

---

pagnen, alle Organisationen, die im Netzwerk Integra organisiert sind und weitere AktivistInnen auf staatlicher und nichtstaatlicher Seite kämpfen mit uns gemeinsam gegen weibliche Genitalverstümmelung.

[10] Eine Liste von Beratungsstellen in Deutschland finden Sie auf www.frauenrechte.de Die Beratungsstelle von TDF unterstützt ebenfalls bei Bedarf.

2013 startete unser erstes von der Europäischen Union finanziertes Projekt gegen weibliche Genitalverstümmelung. Gemeinsam mit Partnerorganisationen in vier europäischen Ländern trägt CHANGE[11] dazu bei, in ausgewählten Communities das Tabu um weibliche Genitalverstümmelung zu brechen, den Kulturwandel zu beschleunigen und so die Unversehrtheit der Mädchen zu schützen, indem gut vernetzte und vertrauenswürdige Individuen mit dem gleichen kulturellen Hintergrund wie ihre „Zielgruppe" Aktionen und Gespräche rund um weibliche Genitalverstümmelung organisieren und die Familien überzeugen, diese Menschenrechtsverletzung abzulehnen.

2014 wurde TDF aufgrund des Engagements gegen weibliche Genitalverstümmelung in Indonesien auf die *Second Middle East and Asia Conference on FGM* in Istanbul und zum *Genital Autonomy Symposium* nach Colorado eingeladen, um sich dort mit internationalem Fachpublikum über die eigene Arbeit und natürlich den Handlungsbedarf zur weltweiten Abschaffung von weiblicher Genitalverstümmelung auszutauschen.

In naher Zukunft möchten wir uns verstärkt für die psychosoziale Betreuung von Betroffenen engagieren, die Erkenntnisse aus dem CHANGE-Projekt in weiteren Projekten nutzen, mit Hilfe von Netzwerken verstärkt die EU-Politik prägen, um den Betroffenen und Gefährdeten unabhängig vom Aufenthaltsort die gleiche Behandlung zu ermöglichen und dazu beitragen, dass diese Frauen und Mädchen verstärkt selbst ihre Stimmen erheben, auf informierte und interessierte MedienvertreterInnen treffen, eine hilfreiche und empathische Öffentlichkeit vorfinden und durch einen öffentlichen Diskurs das Tabu um weibliche Genitalverstümmelung brechen.[12]

Weibliche Genitalverstümmelung besteht aufgrund von sozialem Druck und Unkenntnis des möglichen Schadens – gemeinsam können wir diese Ursachen abschaffen. Engagieren Sie sich gegen weibliche Genitalverstümmelung und für eine Welt, in der alle Mädchen gleichberechtigt, selbstbestimmt und frei leben können. Denn: Frauenrechte sind Menschenrechte!

---

[11] Weitere Informationen zum Projekt auf www.change-agent.eu und www.frauenrechte.de

[12] Bitte beachten Sie in diesem Zusammenhang unseren Spendenaufruf am Ende des Buches – wir sind auf Ihre Unterstützung (auch finanzielle) angewiesen!

Veröffentlichungen von TDF-Autorinnen zum Thema Genitale Verstümmelung – eine Auswahl

Bernhard, Renate und Dethloff, Sigrid: FilmDokumentation: Hibos Lied - Beschnittene Frauen zwischen Tradition und Moderne. Köln 2012

Bouédibéla-Barro, Regine: Ausbildung für die Aufklärung über FGM. Interview mit einer Animatrice in Burkina Faso. In: Menschenrechte für die Frau. Heft 3/2006, S. 16 – 18. Tübingen, 2006

Deutsches Komitee für UNICEF/TERRE DES FEMMES/Berufsverband der Frauenärzte e. V.: Schnitte in Körper und Seele. Eine Umfrage zur Situation beschnittener Mädchen und Frauen in Deutschland. Deutsches Komitee für UNICEF, Köln 2005

Göttsche, Anna Lena: Weibliche Genitalverstümmelung/-beschneidung. In: Berghahn, Sabine/Schultz, Ulrike (Hrsg.), Rechtshandbuch für Frauen- und Gleichstellungsbeauftragte, Hamburg: Dashöfer, 47. Aktualisierung 2013, Kap. 7.1.

Hulverscheidt, Marion: Weibliche Genitalverstümmelung. Mabuse Verlag, Wissenschaft Bd.63, Frankfurt am Main, 2. Aufl 2011

Kirschner, Veronika/Siegle, Steffi: Gegen Genitalverstümmelung in Sierra Leone. TERRE DES FEMMES unterstützt ein umfassendes Aufklärungsprojekt. In: Frauensolidarität. Wien, Nr. 109, Heft 3/2009, S. 22f. S. Wien 2009

Kunze, Katharina et al.: Weiblicher Genitalverstümmelung begegnen: Ein Leitfaden für Fachkräfte in sozialen, pädagogischen und medizinsichen Berufen. 2013 (kostenlos bestellbar über den TERRE DES FEMMES Shop)

Richter, Gritt, 2001: Weibliche Genitalverstümmelung – ein Thema für Hebammen. In: Kongressband zum IX. Hebammenkongress, Dresden, S. 193-198.

TERRE DES FEMMES/Gruber, Franziska/Kulik, Katrin: Studie zu weiblicher Genitalverstümmelung (FGM = Female Genital Mutilation) Im Auftrag von: Feleknas Uca, Mitglied des Europäischen Parlaments. Tübingen 2005

Schewe-Gerigk, Irmingard: Kinderrechte sind unverhandelbare Menschenrechte. In: Franz, Matthias (Hrsg.): Die Beschneidung von Jungen. Ein trauriges Vermächtnis. S. 397 – 420. Vandenhoeck & Ruprecht, Göttingen 2014

Schnüll, Petra/TDF (Hrsg.), 1999: Weibliche Genitalverstümmelung. Eine fundamentale Menschenrechtsverletzung, Göttingen. (Vorläufer dieses Buches)

Strenge, Dorin Katharina: Traumatisierung durch weibliche Genitalverstümmelung. Ein Prozessmodell unter besonderer Berücksichtigung der Migration in: Trauma und Gewalt, Jg 7, Heft 04, November 2013. Klett-Cotta-Verlag. Stuttgart 2013

Valentiner, Dana-Sophia: Zur Notwendigkeit einer strafrechtlichen Regelung der weiblichen Genitalverstümmelung. In: Studentische Zeitschrift für Rechtswissenschaft Heidelberg (StudZR) 3/2012, S. 493-507

Nina Wöhrmann
Internationale Initiativen gegen weibliche Genitalverstümmelung

Seit den 70er Jahren haben eine Reihe von NGOs, CBOs, staatlichen sowie zwischenstaatlichen Organisationen durch verschiedene Ansätze und Strategien dazu beigetragen, ein Bewusstsein gegen die weibliche Genitalverstümmelung zu schaffen. In diesem Artikel finden Sie, in alphabetischer Reihenfolge, eine Auswahl internationaler Organisationen und Kontakte. Die Kurztexte beruhen überwiegend auf den Selbstdarstellungen der einzelnen Initiativen.

AIDOS (Assoziazione Italiana Donne per lo Sviluppo)
AIDOS wurde 1981 gegründet und setzt sich für die Verwirklichung der Ziele der UN-Frauendekade (1976-1985) ein – für Gleichberechtigung, Entwicklung und Frieden. In Italien ist die NGO in der Nationalen Kommission für die Gleichheit von Frauen und Männern vertreten. AIDOS treibt mit seiner Arbeit das Empowerment[1] von Frauen voran. Dies geschieht mittels Forschung, Dokumentation, Bildung, Information, Programmen vor Ort sowie durch die Vernetzung mit Initiativen verschiedener afrikanischer Länder. Hier ist AIDOS u. a. auf den Gebieten Gesundheit von Frauen und Kleingewerbeförderung für Frauen tätig. Im Bereich FGM engagiert sich die Organisation sowohl in Italien – für dort lebende Afrikanerinnen – als auch auch in Afrika. So führte AIDOS zusammen mit der *Somali Women's Democratic Organization* 1987 in Somalia eine beeindruckende Medienkampagne gegen die Praktik durch, deren Erfolge bedauerlicherweise von Kämpfen rivalisierender somalischer Gruppen zunichte gemacht wurden. Darüber hinaus produzierte AIDOS Videos in italienischer Sprache, die in entsprechenden

[1] Empowerment: Prozess, durch den sich Frauen, individuell und kollektiv, darüber bewusst werden, auf welche Weise sich Machtstrukturen auf ihr Leben auswirken. Empowerment befähigt sie, Selbstvertrauen und Stärke zu entwickeln, um die daraus resultierenden Geschlechterungleichheiten in Frage zu stellen und anzufechten. Anm. d. Red.

Kampagnen in Afrika eingesetzt werden, sowie eine Vielzahl anderer Lehrmaterialien.

AIDOS, Daniela Colombo, Via dei Giubbonari, 30, 00186 Rom, Italien
Tel.: 0039/6/68 73 214, Fax: 0039/6/68 72 549
E-Mail: aidos@aidos.it, www.aidos.it (Homepage ausschließlich in italienischer Sprache)

BWHAFS (Black Women's Health & Family Support)
Die Organisation BWHAFS wurde 1982 als *London Black Women's Health Action Project* von vorwiegend somalischen Frauen ins Leben gerufen. Gründerin ist die Somalierin Shamis Dirir, heute Direktorin der NGO. Ziel des Projektes ist es, auf Graswurzelebene eine Debatte innerhalb der betroffenen – vor allem somalischen – Gemeinden in Großbritannien anzuregen und damit die Haltung von Frauen und Familien gegenüber FGM zu ändern. Einzel- und Gruppenberatung stehen hierbei im Mittelpunkt. Die Organisation ist jedoch inzwischen auch in Somaliland[2] tätig: Hier richtete sie im Jahr 2001 z. B. ein fünftägiges Internationales Forum zu FGM aus. Gleichzeitig baut BWHAFS internationale Kontakte zu anderen NGOs auf.

Black Women's Health & Family Support, 1st Floor, 82 Russia Lane, London E2 9LU Großbritannien, Tel.: 0044/208/980 3503, Fax: 0044/208/980 6314
E-Mail: bwhafs@btconnect.com, www.bwhafs.org.uk

C.A.M.S. (Commission pour l'Abolition des Mutilations Sexuelles)
C.A.M.S wurde von der senegalesischen Frauenrechtlerin Awa Thiam 1982 in Paris gegründet. Als Zweigstelle ist *Femmes et Société* im Senegal aktiv. Die Organisation engagiert sich in Frankreich intensiv für die Abschaffung von FGM. Informationskampagnen beziehen Regierungsmitglieder ein und führen somit auch zu einer erfolgreichen Lobbyarbeit. Um dem Anspruch nach Informationsvermittlung gerecht zu werden, veröffentlichte C.A.M.S. u. a. das Video „Bintou à Paris", dessen Handlung den Gewissenskonflikt einer afrikanischen Mutter beschreibt, die sich letztlich gegen die Verstüm-

[2] Somaliland ist ein Teil Somalias, ein Staat, der in dieser Form seit 1991 nicht mehr besteht. Somaliland befindet sich im Nordwesten Somalias und hat sich 1991 – nach dem Sturz des damaligen Präsidenten – zur unabhängigen Republik ausgerufen. Anm. d. Red.

melung der eigenen Tochter entscheidet. Darüber hinaus bietet der Verein Fortbildungen für medizinisches Personal an und setzt sich juristisch für akut bedrohte Frauen und Mädchen ein: so in der Vergangenheit z. B. für Aminata Diop aus Mali, die mit Unterstützung von C.A.M.S. die Erlaubnis erhielt, sich in Frankreich niederzulassen. Der Verein trat außerdem in vielen Prozessen als Nebenkläger auf, in denen Beschneiderinnen und/oder Eltern vor Gericht standen.

Im Jahr 1995 erhielt C.A.M.S. den Menschenrechtspreis der Französischen Republik.

C.A.M.S., Linda Weil-Curiel, 6, Place Saint-Germain-des-Près, 75006 Paris, Frankreich
Tel.: 0033/1/45490400, Fax: 0033/1/45491671

Femmes et Société, Section Senegalese, c/o Awa Thiam, B.P. 11345, Dakar, Senegal
Tel.: 00221/1022/250090

DAFI e. V. (Deutsch-Afrikanische Faueninitiative)

DAFI wurde im Jahr 2000 in Berlin gegründet. Im Verein engagieren sich afrikanische und deutsche Frauen gemeinsam gegen FGM. Unter dem Motto „Aufklärung statt Verurteilung“ wehren sie sich gegen einen reißerischen Umgang mit dem Thema in den Medien und fühlen sich einer antirassistischen Grundhaltung sowie einem respektvollen Umgang mit betroffenen Frauen und Familien verpflichtet. DAFI bietet in diesem Sinne z. B. Aufklärung und Beratung an – unter anderem in den Bereichen Recht und Gesundheit –, vermittelt ärztliche Behandlung und hilft in familiären Konfliktsituationen. Auf Initiative des Vereins und mit Unterstützung von TERRE DES FEMMES entstand im Juli 2001 die erste Beratungsstelle zum Thema in Deutschland: BAIP (Berlin-Afrikanisches Immigranten-Projekt), die leider im Juli 2003 aufgrund wegfallender Finanzen geschlossen werden musste. Die dort ehemals tätige Afrikanerin berät und unterstützt jedoch weiterhin zusammen mit anderen DAFI-Aktivistinnen von FGM betroffene und bedrohte Frauen sowie Familien, auf Wunsch auch zu Hause. Darüber hinaus vermittelt DAFI Expertinnen für Fortbildungen unterschiedlicher Berufsgruppen, so z. B. für ÄrztInnen, SozialarbeiterInnen und JuristInnen.

DAFI e. V., Prinzenallee 81, 13357 Berlin, Tel.: 030/2940259, Fax: 030/2940259
E-Mail: dafi_berlin@yahoo.com, www.dafi-berlin.org

Equality Now

Equality Now wurde 1992 als internationale Menschenrechtsorganisation gegründet, die ihre Arbeit den Rechten von Mädchen und Frauen widmet. Die New Yorker NGO hat sich u. a. den Kampf gegen FGM auf die Fahne geschrieben. So engagiert man sich z. B. mit Bildungs- und Informationsarbeit sowie Brief- oder Faxkampagnen. Den Kern der Aktionen bildet das „Women's Action Network", ein internationales Netzwerk von AktivistInnen und Equality Now MitarbeiterInnen, das Informationen über Gewalt gegen Frauen zusammenträgt. Seit 1997 gibt der Verein das Nachrichtenblatt *Awaken* heraus. Es wendet sich speziell an Organisationen und Personen, die gegen FGM aktiv sind und ist in Englisch, Französisch und Arabisch erhältlich. International bekannt wurde Equality Now v. a. durch den Fall der Fauziya Kassindja.[3] Ihr wurde als Erste 1996 aufgrund einer drohenden Verstümmelung politisches Asyl in den USA gewährt.

Equality Now, 250 West 57th Street, 1527, New York, NY 10107, USA

Equality Now, P.O. Box 20646, Columbus Circle Station, New York, NY 10023, USA

Tel.: 001/212/586-0906, Fax: 001/212/586-1611

E-Mail: info@equalitynow.org, www.equalitynow.org

Equality Now, Africa Regional Office, P.O. Box 2018, KNH, Nairobi, Kenia

Tel.: 00254/2/2719913, Fax. 00254/2/2719868

E-Mail: equalitynow@kenyaweb.com

Europäisches Netzwerk zur Prävention und Beendigung schädlicher traditioneller Praktiken, die die Gesundheit von Frauen und Kindern beeinträchtigen, insbesondere zur Abschaffung von FGM

Im Dezember 1999 wurde in Paris von verschiedenen NGOs, CBOs sowie aktiven Einzelpersonen das europäische Netzwerk zur Prävention von FGM gegründet. Ziele sind: ein ständiger Erfahrungs- und Informationsaustausch, um doppelte Anstrengungen zu vermeiden und erfolgreiche Aktionen voranzutreiben, die Harmonisierung bestehender und voneinander abweichender Richtlinien für medizinisches Personal im Hinblick auf den Umgang mit betroffenen Frauen sowie ein Austausch vorhandener Ressourcen und Da-

[3] Die Geschichte der jungen Togolesin ist in folgendem Roman nachzulesen: Kassindja, Fauziya, 2000: Niemand sieht dich, wenn du weinst, Goldmann. Anm. d. Red.

tenbestände. Darüber hinaus erfolgt die Koordination von Forschungen in Europa sowie der Austausch von Informationen und ExpertInnenwissen zwischen afrikanischen und europäischen NGOs, CBOs und Fachleuten. Das Netzwerk will des Weiteren konzertierte Strategien für die Kommunikation mit den Medien sowie ein gemeinsames Engagement im Advocacy-, Lobby- und Fundraisingbereich entwickeln. G.A.M.S. Belgien hat den Vorsitz übernommen.
Zur Zeit sind im Netzwerk NGOs aus neun europäischen Ländern vertreten.
Präsidentin: Khady Koita, E-Mail: association.gams@wanadoo.fr

FORWARD (Foundation for Women's Health, Research and Development)
FORWARD wurde 1983 von AfrikanerInnen und BritInnen in London gegründet und setzt sich für die Abschaffung von FGM sowie geschlechtsspezifischer Gewalt und Diskriminierung ein. Um die gesundheitliche Situation von Afrikanerinnen in Großbritannien und von Frauen in entsprechenden afrikanischen Ländern zu verbessern, unterstützt die Organisation Betroffene, SozialarbeiterInnen und medizinisches Personal, die insbesondere zur genitalen Verstümmelung Aufklärung leisten. Darüber hinaus werden auch in Afrika Aktionen gegen FGM finanziell unterstützt. In ihrer Arbeit bedient sich FORWARD zahlreicher, zum Teil eigener, Materialien. Große Erfolge der Arbeit waren z. B. das Verbot von FGM in Großbritannien 1985 durch den *Act of Parliament,* die Ausrichtung der ersten Fachkonferenz über FGM in Europa und der westlichen Welt 1992 und die Einrichtung von Frauenkliniken in London und Manchester, die sich den Bedürfnissen verstümmelter Frauen annehmen. Efua Dorkenoo, Gründerin von FORWARD, wurde 1994 von Königin Elisabeth II. für ihr Engagement gegen FGM zur *Order of the British Empire* berufen.
FORWARD, Unit 4, 765-767 Harrow Road, London NW10 5NY, Großbritannien
E-Mail: forward@forwarduk.org.uk, www.forwarduk.org.uk

FORWARD Germany e. V.
FORWARD Germany wurde 1998 von Afrikanerinnen und Deutschen in Frankfurt gegründet. Ziel der Arbeit ist die Bekämpfung der Genitalverstümmelung. In Deutschland soll dies durch sensible Öffentlichkeitsarbeit, einfühlsame Beratung und die Einrichtung von Institutionen erreicht wer-

den, die sich medizinisch und psychosozial um die Opfer von FGM kümmern. FORWARD fühlt sich dem Antirassismus verpflichtet und möchte die interkulturelle Verständigung fördern. In diesem Rahmen initiierte der Verein in Kooperation mit (I)NTACT und TERRE DES FEMMES eine Wanderausstellung mit Gemälden nigerianischer KünstlerInnen. Die Bilder bringen das Thema erfolgreich der deutschen Öffentlichkeit nahe. Um die Diskussion auch unter in Deutschland lebenden afrikanischen Mädchen zu fördern, lädt FORWARD Germany sie zu Wochenendseminaren ein. Für dieses Projekt erhielt der Verein den internationalen Menschenrechtspreis der Ingrid-zu-Solms-Stiftung. Darüber hinaus organisiert man Aufklärungsveranstaltungen für spezielle Zielgruppen. In Afrika wird FORWARD Germany zusammen mit dem Deutsch-Ogadenischen Freundschaftsverein e. V. in Äthiopien aktiv.

FORWARD Germany e. V., c/o Dr. Tobe Levin, Martin-Luther-Str. 35, 60389 Frankfurt

Tel.: 069/459660, Fax: 069/464069

E-Mail: info@forward-germany.de, www.forward-germany.de

1. Vorsitzende: Dr. Tobe Levin, E-Mail: tobe.levin@forward-germany.de

2. Vorsitzende: Dr. Asili Barre-Dirie, E-Mail: asili.barre-dirie@forward-germany.de

FORWARD USA

FORWARD USA wurde 1994 von Meserak „Mimi“ Ramsey gegründet. Sie hat es sich zur Aufgabe gemacht, durch Informationskampagnen die Öffentlichkeit für die Problematik FGM zu sensibilisieren und deren Ausführung in den USA zu verhindern. Letzteres soll durch Beratung von (betroffenen) Müttern, aber auch von Vätern und Familienangehörigen von potenziellen Opfern sowie durch Seminare und Workshops erreicht werden. Beispielhaft für bisherige Erfolge von FORWARD USA ist der Fall der Äthiopierin Mabrat, die in San Jose, Kalifornien, lebte. Mabrat, selbst von FGM betroffen, hatte gegen den Willen ihrer Schwiegermutter versucht, ihre Tochter vor der Praktik zu bewahren. Erst die Aufklärung mit Fotos und Videos von FORWARD USA konnten die Schwiegermutter überzeugen, das Kind nicht verstümmeln zu lassen. Ein Erfolg auf juristischer Ebene konnte mit der Verabschiedung der *California Assembly Bill No. 2125* verbucht werden, die Genitalverstümmelung in Kalifornien verbietet.

Freundeskreis Tambacounda e. V.

Der Freundeskreis Tambacounda wurde 1991 in Hannover gegründet. Der Name Tambacounda leitet sich von der gleichnamigen Hauptstadt der Provinz Sénégal Oriental im Osten des Senegal ab. Mit Hilfe von Mitteln des Landes Niedersachsen und weiteren Spenden initiiert der Freundeskreis, oft in Zusammenarbeit mit anderen Organisationen und Initiativen, Projekte in und um Tambacounda, die zum Aufbau und zur Weiterentwicklung der Region beitragen sollen. Ziel des Vereins ist jedoch nicht zuletzt die Vermittlung afrikanischen Kulturgutes in Deutschland, z. B. durch Seminare und Veranstaltungen afrikanischer KünstlerInnen. Auch des Themas der weiblichen Genitalverstümmelung hat sich der Freundeskreis Tambacounda angenommen und dazu u. a. in Kooperation mit TERRE DES FEMMES mehrere Veranstaltungen organisiert und durchgeführt.

Freundeskreis Tambacounda e. V., Herr Abdou Karim Sané, Am Kleinen Felde 21
30167 Hannover, Tel.: 0511/1612612, Fax: 0511/1612612
E-Mail: tambacounda@compuserve.com, www.africa-info.de

G.A.M.S. (Groupe Femmes pour l'Abolition des Mutilations Sexuelles et autres Pratiques Traditionelles affectant la Santé des Femmes et des Enfants)
G.A.M.S. wurde 1982 in Paris als französische Sektion des IAC mit dem Ziel gegründet, in Frankreich lebende Frauen und Mädchen über die schädlichen Konsequenzen der genitalen Verstümmelung aufzuklären und FGM somit zu unterbinden. Neben diesem Thema befassen sich die Afrikanerinnen und Französinnen, die teilweise im Gesundheitswesen oder im Bereich der Sozialarbeit tätig sind, mit anderen traditionellen Praktiken, die die Gesundheit von Frauen und Kindern bedrohen. G.A.M.S. berät in professionell entwickelten Seminaren und Workshops u. a. medizinisches Personal, um dieses auf Situationen vorzubereiten, in denen es mit betroffenen Frauen zusammentrifft. Des weiteren werden – besonders für Frauen, die in Gemeinschaften leben, die dafür bekannt sind, dass sie FGM durchführen – Sensibilisierungs- und Präventionsmaßnahmen organisiert. G.A.M.S. gestaltet auch Radio- und Fernsehsendungen und hat ein Video mit dem Titel „Femmes Assises sous le Couteau" produziert. Eine umfangreiche Bibliothek ergänzt das Angebot. In Belgien wurde G.A.M.S 1996 mit gleichen Zielsetzungen gegründet.

G.A.M.S. France, 66, rue des Grands-Champs, 75020 Paris, Frankreich
Tel.: 0033/1/43481087, Fax: 0033/1/43480073
E-Mail: association.gams@ wanadoo.fr, http://perso.wanadoo.fr/..associationgams/
G.A.M.S. Belgique, 11, rue Brialmont, 1210 Brüssel, Belgien
Tel.: 0032/2/2194340, Fax: 0032/2/2194340
E-Mail: gams@netcourrier.com, www.gams.be

G.R.A.F. gGmbH (Gesellschaft für die Rechte afrikanischer Frauen)
G.R.A.F. wurde 2001 zur Unterstützung von Frauen, Kindern und Familien in schwierigen Lebenssituationen gegründet. Die Organisation setzt sich ein für ein gesundes, schmerzfreies und würdevolles Leben. Gesundheitsaufklärung, Prävention und Bekämpfung von FGM, aber auch von Infektions- und sexuell übertragbaren Krankheiten, insbesondere HIV/AIDS, sind Schwerpunkte des Engagements. Dabei spielen Integration und interkulturelle Kommunikation eine wichtige Rolle. Das Angebot umfasst neben medizinischer, sozialer und rechtlicher Beratung auch Kulturveranstaltungen und Länderinformationen sowie Lesungen, Vorträge, Workshops und Film- bzw. Videovorführungen. G.R.A.F. unterhält ein Projekt zur Gesundheitsförderung und Krankheitsprävention in Bafoussam/Kamerun. Darüber hinaus leistet die Organisation Einzelfallhilfe durch den Versand von Medikamenten an AIDS-kranke Frauen, bisher nach Harare/Simbabwe und Addis Abeba/Äthiopien.
Geschäftsstelle: G.R.A.F., c/o Frau Solange Nzimegne-Gölz, Schaperstr. 19
10719 Berlin, Tel.: 030/88683700, Fax: 030/8838575
Beratungsstelle: Kaiserdamm 24, c/o Praxiszentrum Kaiserdamm, 14057 Berlin
Tel.: 030/30113940, E-Mail: graf_brd@yahoo.de, www. graf-berlin.de

GTZ-Projekt „Förderung von Initiativen zur Überwindung der weiblichen Genitalverstümmelung"

Das Sektorprojekt der GTZ mit Sitz in Eschborn entstand 1999 im Auftrag des BMZ. Es unterstützt in Partnerländern – u. a. in Burkina Faso, Guinea, Mali und dem Senegal – bestehende Initiativen, die aktiv für die Abschaffung von FGM eintreten. Langfristig will das Projekt durch die Arbeit lokaler Initiativen erreichen, die Öffentlichkeit in den Partnerländern umfassend über FGM zu informieren und sie somit zur Aufgabe der Praktik bewegen.

Dazu bedient man sich u. a. folgender Maßnahmen: Auswertung und Weiterentwicklung von Ansätzen zur Bekämpfung von FGM, die dann den Partnern zur Verfügung gestellt werden, fachliche Beratung von Projekten, auch zu der Frage, wie FGM in die Aktivitäten einbezogen werden kann, Förderung des Austauschs in regionalen und internationalen Netzwerken. Zielgruppen der Arbeit sind z. B. von FGM betroffene bzw. potenziell bedrohte Frauen und Mädchen, Entscheidungsträger (Eltern, Väter, Lehrer, religiöse Führer, kommunale Autoritätspersonen etc.), Beschneiderinnen, Gesundheitspersonal. Das GTZ-Projekt verfolgt in seiner Arbeit einen integrierten Ansatz, der eine enge Zusammenarbeit zwischen den Bereichen Gesundheit, Bildung, Frauenförderung und Menschenrechte gewährleisten soll.

GTZ, Sektorprojekt „Förderung von Initiativen zur Überwindung der weiblichen Genitalverstümmelung", Dr. Inge Baumgarten, Emmanuela Finke, Gisela Rosenberger, OE 4320 Gesundheit, PF 5180, 65726 Eschborn, Tel.: 06196/79-7422, -7425, -4106, Fax: 06196/79-7411, E-Mail: (jeweils: Vorname.Nachname)@gtz.de, www.gtz.de/fgm

IAC (Inter-African Committee on Traditional Practices Affecting the Health of Women and Children)

Das IAC wurde 1984 in Dakar/Senegal gegründet. Sitz ist Addis Abeba/Äthiopien, ein Verbindungsbüro besteht in Genf, nationale Komitees bzw. Sektionen arbeiten in 26 afrikanischen sowie drei europäischen Ländern. Ziel der Arbeit der NGO ist die Bekämpfung traditioneller Praktiken, die der Gesundheit von Frauen und Kindern schaden, gleichzeitig jedoch die Beibehaltung positiver Traditionen. Der Schwerpunkt des Engagements liegt auf Informationskampagnen zur Abschaffung von FGM. Zielgruppen sind u. a. Frauen und Männer, traditionelle und religiöse Führer, medizinisches Personal, traditionelle HeilerInnen und Geburtshelferinnen sowie Jugendliche. Um eine größere Öffentlichkeit zu erreichen, bildet das IAC auch MultiplikatorInnen aus. Zur Sicherung der Nachhaltigkeit der Arbeit werden u. a. alternative Einkommensmöglichkeiten für ehemalige Beschneiderinnen geschaffen. Auch die Veröffentlichung von Forschungsergebnissen und die Produktion von Lehrmaterialien (wie dem anatomischen Beckenmodell) oder von Videos (z. B. „Beliefs and Misbeliefs") gehören zum Einsatzbereich. Ein Newsletter erscheint zweimal im Jahr. Zu den Erfolgen der Arbeit des IAC zählen u. a. die öffentliche Thematisierung und die Hinterfragung von FGM, die Ablehnung der Praktik in mehreren Regionen Afrikas sowie der Gewinn einflussreicher PolitikerInnen, die sich öffentlich gegen FGM aussprechen.

IAC, c/o ECA/IAC, P.O. Box 3001, Addis Abeba, Äthiopien
Tel.: 00251/1/515793, Fax: 00251/1/515793, E-Mail: iac-htps@uneca.org
IAC Geneva, 145, rue de Lausance, 1202 Genf, Schweiz, Tel.: 0041/22/7312420
Fax: 0041/22/7381823, E-Mail: cominter@iprolink.ch, www.iac-ciaf.ch
(Eine Liste der dem IAC angeschlossenen Komitees kann in Genf angefordert werden.)

(I)NTACT (Internationale Aktionen gegen die Beschneidung von Mädchen und Frauen)
(I)NTACT wurde 1996 in Saarbrücken gegründet und unterstützt in Afrika Projekte gegen die genitale Verstümmelung finanziell, technisch und organisatorisch. Nach dem Motto „(I)NTACT hilft, ohne sich einzumischen" initiiert der Verein keine eigenen Projekte, sondern möchte vielmehr Hilfe zur Selbsthilfe leisten. Initiativen werden jeweils auf Qualität und Durchführbarkeit geprüft, bevor ihnen Spendengelder zur Verfügung gestellt werden. Zur Zeit unterstützt die Organisation u. a. Projekte in Benin, Burkina Faso, Eritrea, Senegal und Tansania. Darüber hinaus arbeitet (I)NTACT in Deutschland, wo man sich zum Ziel gesetzt hat, viele Menschen über FGM zu informieren und aufzuklären. Um bereits betroffenen Afrikanerinnen eine adäquate medizinische Versorgung anbieten zu können, informiert (I)NTACT medizinisches Personal. Außerdem sieht der Verein dadurch die Möglichkeit gegeben, dass diese Personengruppen afrikanische Eltern über die negativen Folgen der Genitalverstümmelung aufklären.

(I)NTACT, Johannisstr. 4, 66111 Saarbrücken, Tel.: 0681/32400, Fax: 0681/9388002
E-Mail: info@intact-ev.de, www.intact-ev.de

Maisha (Selbsthilfeorganisation afrikanischer Frauen in Deutschland e. V.)
Maisha wurde 1996 von Afrikanerinnen verschiedener Länder in Frankfurt gegründet. Ziel ist es, sich untereinander zu unterstützen und die Kultur der jeweiligen Herkunftsländer lebendig zu halten. Maisha vertritt die Interessen der in Deutschland lebenden afrikanischen Frauen, hilft bei der Bewältigung des Alltags, Problemen in der Familie oder bei der Lebensplanung. Darüber hinaus wird die zweite, in Deutschland lebende Generation u. a. in Fragen

der afrikanischen Identität beraten. Maisha engagiert sich auch gegen FGM. Ziel ist es, durch Diskussionen das Bewusstsein der Frauen für ihren Körper zu schärfen. Auch sollen Afrikanerinnen in die Lage versetzt werden, Aufklärung und Prävention zum Thema selbst in die Hand zu nehmen. Maisha unterstützt darüber hinaus von FGM betroffene Frauen, z. B. in ihrer gesundheitlichen Versorgung. Der Verein schaltet sich auch dann ein, wenn sich Dritte (Jugendamt, Schule etc.) besorgt über eine mögliche Gefährdung durch FGM äußern. Maisha möchte allen mit den Thema Befassten einen respektvollen Umgang mit der Thematik vermitteln.

Maisha, Virginia Wangere Greiner, c/o AGISRA, Ludolfusstr. 2-4, 60487 Frankfurt

Tel.: 069/7777-52, -55, Fax: 069/7777-57

Maisha, PF 60 04 83, 60334 Frankfurt

Rainbo (Research, Action & Information Network for Bodily Integrity of Women)

Rainbo wurde 1994 in New York als internationale NGO gegründet, die am Schnittpunkt Gesundheit-Menschenrechte von Mädchen und Frauen agiert. Intention ist der Schutz und die Förderung der reproduktiven Gesundheit der Zielgruppe. Rainbo engagiert sich auch gegen FGM und versucht hier, ein Katalysator für Initiativen auf Gemeindeebene zu sein. Dies geschieht durch die Erleichterung des Informationsflusses und Netzwerkaufbaus zwischen Organisationen verschiedener Ebenen und Länder, die Förderung der Fähigkeiten von bestimmten Berufsgruppen sowie die Erschließung von Finanzen für Projekte. Zur Umsetzung dieser Ansätze hat Rainbo drei Programme entwickelt: 1. „Das Internationale Programm“ zur Mobilisierung von Ressourcen für die Anti-FGM-Arbeit, 2. „Das Afrika Programm“ zur Unterstützung von Initiativen in Afrika und 3. „Das Programm für afrikanische ImmigrantInnen“ zur Verbesserung und zum Schutz der sexuellen und reproduktiven Gesundheit afrikanischer Frauen in den USA. Darüber hinaus trägt Rainbo zur Entwicklung von Materialien bei, die sich an Personal im Gesundheits- oder Menschenrechtsbereich wenden.

Rainbo USA, 915 Broadway, Suite 1109, New York, NY 10010-7108, USA

Tel.: 001/212/477-3318, Fax: 001/212/477-4154

E-Mail: info@rainbo.org, www.rainbo.org

Rainbo UK, Suite 5A, Queens Studios, 121 Salusbury Road, London NW6 6RG,

Großbritannien, Tel.: 0044/20/7625-3400, Fax: 0044/20/7625-2999
E-Mail: kefford@rainbo.org
Koordinatorin für Rainbo in Deutschland: Rainbo, c/o Frau Ellen Ismail, PF 1147
21115 Bendestorf oder: Achtern Kamp 8, 21227 Bendestorf, Tel.:/Fax: 04183/6936

TARGET e. V.

TARGET wurde im Jahr 2000 von sieben Gründungsmitgliedern ins Leben gerufen, um FGM zu beenden. Heute arbeitet die Organisation ausnahmslos mit zwei AktivistInnen, einer davon ist der in Deutschland vor allem als Survivalexperte bekannte Rüdiger Nehberg. Der Verein nimmt keine Mitglieder auf, um in seiner Arbeit unkonventionell und flexibel zu bleiben. Das Engagement ist aktionsbetont. TARGET sieht in der Kraft des Islam die stärkste Waffe, FGM zu beenden und will deshalb eine „Pro-Islamische Allianz gegen die Genitalverstümmelung bei Frauen" ins Leben rufen. Bisher hat es TARGET nach eigenen Angaben erreicht, die Afar, eine in Äthiopien ansässige Ethnie, mittels einer Wüstenkonferenz von der Schädlichkeit der Praktik zu überzeugen.

TARGET, c/o Herr Rüdiger Nehberg, Großenseer Str. 1a, 22929 Rausdorf
Tel.: 04154/999940, Fax. 04154/999944
E-Mail: ruediger.nehberg@target-human-rights.com, www.target-human-rights.com

TERRE DES FEMMES – Menschenrechte für die Frau e. V.

TERRE DES FEMMES (TDF) wurde 1981 als Menschenrechtsorganisation für Frauen und Mädchen gegründet. Sitz des Vereins ist seit 1990 Tübingen. TDF macht sich stark für ein selbstbestimmtes und freies Leben von Frauen und Mädchen weltweit. Ziel ist ein partnerschaftliches und gleichberechtigtes Geschlechterverhältnis. Schwerpunktthemen sind derzeit der Handel mit Frauen, soziale Rechte von Textilarbeiterinnen, Zwangsverheiratung und weibliche Genitalverstümmelung (zum Engagement von TDF gegen FGM findet sich in diesem Buch ein umfangreicher Artikel von Gritt Richter). Ein eigenes Referat setzt sich für Frauen in akuten Notsituationen ein. Der Verein unterstützt auch Selbsthilfeprojekte von Frauen für Frauen in der so genannten „Dritten Welt". Neben der vierteljährlich erscheinenden Zeitschrift *Menschenrechte für die Frau* ist TDF auch Herausgeberin eines Kalenders sowie zahlreicher Publikationen zu verschiedenen Frauenrechtsthemen. In

Tübingen wird darüber hinaus ein umfangreiches frauenspezifisches Archiv unterhalten. In über 20 deutschen Städten sowie in der Schweiz ist der Verein durch ehrenamtlich arbeitende Städtegruppen vertreten. Kontakte sind über die Bundesgeschäftsstelle erhältlich. In der Schweiz befindet sich zudem eine Geschäftsstelle im Aufbau. Für ihr außergewöhnliches Engagement wurde TDF 1999 mit dem Preis der top-Frauenmesse geehrt. 2002 wurde der Verein erneut mit einer Auszeichnung gewürdigt: Der Barbara-Künkelin-Preis erkennt die Arbeit von Frauen und Frauengruppen an, die vorbildlich zum Wohl der Allgemeinheit tätig sind.

TERRE DES FEMMES e. V., PF 2565, 72015 Tübingen
Tel.: 07071/7973-0, Fax: 07071/7973-22
E-Mail: tdf@frauenrechte.de, genitalverstuemmelung@frauenrechte.de
www.frauenrechte.de

Tostan

Tostan,[4] eine amerikanische NGO mit Sitz im Senegal, wurde 1991 gegründet. Ziel ist es, BewohnerInnen ländlicher Gebiete zu befähigen, die eigene Entwicklung selbst in die Hände zu nehmen. Dazu wurde ein innovatives, 18-monatiges Bildungsprogramm entwickelt. Gemeinsam mit ausgebildeten ModeratorInnen arbeitet die Zielgruppe in lokaler Sprache unter Nutzung von Liedern, Geschichten, Dichtung etc. zu Menschenrechten, Gesundheit oder zu Lösungsansätzen für lokale Probleme, erlernt aber auch Fähigkeiten, wie Lesen und Schreiben. Auf der Grundlage dieses Programms entschied sich 1997 erstmals eine ganze Dorfgemeinschaft, ihre Mädchen nicht mehr verstümmeln zu lassen. Die Entscheidung wurde durch eine öffentliche Erklärung untermauert, den „Eid von Malicounda Bambara". Dem Dorf haben sich inzwischen mehr und mehr Dörfer angeschlossen, und mittlerweile wurde das Programm von Tostan auch auf andere Länder Afrikas ausgeweitet.
Es erreichte bislang über 50.000 Menschen.

TOSTAN, B.P. 29371, Dakar, Senegal, Tel.: 00221/820/5589
E-Mail: tostan@sentoo.sn, www.tostan.org

---

[4] Tostan steht in der Übersetzung aus dem Wolof für „Durchbruch". Wolof ist, neben der Amtssprache Französisch, die Hauptsprache im Senegal. Sie wird von ca. 3,5 Millionen EinwohnerInnen des westafrikanischen Landes gesprochen.

WIN (Women's International Network)
WIN ist eine gemeinnützige Organisation aus den USA. Sie bringt vierteljährlich die Zeitschrift *WIN News* heraus, in der u. a. regelmäßig aktuelle Informationen zu FGM veröffentlicht werden. Herausgeberin ist Fran P. Hosken. Sie ist seit 1975 gegen FGM aktiv und leistete auf diesem Gebiet Pionierarbeit. Ihr Buch *The Hosken Report: Genital and Sexual Mutilation of Females* bietet neben Länderstudien eine Fülle von Informationen zum Thema und zu Kampagnen weltweit. Daneben entwickelte WIN das *Universal Childbirth Picture Book*. Es arbeitet grundlegende biologische Informationen über die reproduktive Gesundheit von Frauen, darunter FGM, überwiegend graphisch auf und eignet sich daher hervorragend für die Arbeit mit AnalphabetInnen. Mehr als 70.000 Exemplare – es existiert in Englisch, Französisch, Spanisch, Arabisch und Somali – wurden bereits kostenlos in afrikanischen Ländern wie auch unter Immigranten in Kanada und Europa verteilt. Fran P. Hosken hat darüber hinaus das Buch *STOP Female Genital Mutilation – Women Speak – Facts and Actions* veröffentlicht.
WIN NEWS, 187 Grant Street, Lexington, MA 02420-2126, USA
E-Mail: winnews@igc.org, Informationen unter: www.feminist.com/win

Weitere Organisationen und Kontakte

Afrikanische Frauenorganisation in Wien, Türkenstr. 3 / Zi. 108, 1090 Wien, Österreich, Tel.: 0043/1/3105145-352, Fax: 0043/1/3105145-312, E-Mail: afrikanisc.frauenorganisation@chello.at

amnesty international (Sektion der Bundesrepublik Deutschland e. V.), 53108 Bonn, Tel.: 0228/98373-0, Fax: 0228/630036, info@amnesty.de, www.amnesty.de

APGWA (Association For Promoting Girl's And Women's Advancement in The Gambia), 74 Kombo Sillah Drive, Churchillstown, Serrekunda, Gambia, Tel.:/Fax: 00220/392826

BAFROW (Foundation for Research on Women's Health, Productivity and the Environment), P.O. Box 2854, Serrekunda, 214, Tafsir Demba Mbye Road, Tobacco Road Estate, Banjul, Gambia, Tel.: 00220/225270, Fax: 00220/223266, E-Mail: bafrow@gamtel.gm

Grassivaro Gallo, Pia, Universität Padua, Dep. of General Psychology, Via Venezia 8, Padua, Italien, Tel.: 049/8276632,
E-Mail: pia.grassivaro@unipd.it, http://dpg.psy.unipd.it/cgi-bin/index.cgi

International Centre for Reproductive Health, University Hospital Ghent, De Pintelaan 185 4K3, 9000 Ghent, Belgien, Tel.: 0032/9/2403564, Fax: 0032/9/2403867, E-Mail: icrh@rug.ac.be, www.icrh.org

Lightfoot-Klein, Hanny, PMB 107, 4729 E. Sunrise Drive, Tucson, AZ 85718, USA, Tel.: 001/520/529-2029, Fax. 001/520/529-9411,
E-Mail: hanny@lightfoot-klein.com, www.lightfoot-klein.com

MYWO (Maendeleo Ya Wanawake Organization), Maendeleo House, P.O. Box 44412, Monrovia Street, 4th Floor, Nairobi, Kenia,
Tel.: 00254/2/212302 oder 223300, Fax: 00254/2/225390,
E-Mail: mywo@users.africaonline.co.ke

RISK (Riksföreningen Stoppa Kvinnlig Könsstympning, National Association for Ending FGM), Fana Habteab, Dan Anderssonsg. 26, 754 41 Uppsala, Schweden, Tel.: 0046/18322057, Fax. 0046/18323629,
E-Mail: femaleintegrity@telia.com www.qweb.kvinnoforum.se/main.html

TAMWA (Tanzania Media Women's Association), P.O. Box 8981, Dar-es-Salaam, Tansania, Tel.:/Fax: 00255/22/2115278,
E-Mail: tamwa@raha.com, www.tamwa.or.tz

The Women's Front of Norway, Storgata 11, 0155 Oslo, Norwegen,
Tel.: 0047/23010313, Fax: 0047/22370672,
E-Mail: kvinnefronten@online.no, www.kvinnefronten.no/ENGELSK/

UNICEF (Deutsches Komitee), Höninger Weg 104, 50969 Köln, Tel.: 0221/93650-0, Fax: 0221/93650-279, E-Mail: mail@unicef.de, www.unicef.de

Voix de Femmes, 01 B.P. 515 Ouagadougou 01, Burkina Faso,
Tel.: 00226/384708, Fax: 00226/370212, E-Mail: vofemme@yahoo.fr

W.I.C.S.A. (Women Issues Communications Services Agency), Joy Ugo Keshi Ashibuogwu, c/o Lintas Ltd., No. 6 Sylvia Crescent, Anthony Village, Lagos, Nigeria

W.I.S.E. (Women's International Studies Europe), Dr. Tobe Levin, Martin-Luther-Str. 35, 60389 Frankfurt, Tel.: 069/459660, Fax: 069/464069, www.uja.ac.be/women/wise

WHO, Avenue Appia 20, 1211 Genf 27,
Tel.: 0041/22/7912111, Fax: 0041/22/7913111, www.who.int

Neben dieser Auswahl wichtiger Initiativen, die in den Kurztexten vorgestellt wurden, sowie den Adressen von NGOs und Kontakten im letzten Teil gibt es zahlreiche weitere Organisationen, die gegen FGM aktiv sind. TERRE DES FEMMES recherchiert gern für Sie. Besuchen Sie auch unsere Homepage: www.frauenrechte.de. Stand dieser Information ist der Juli 2003. Adressen von Beratungsstellen für MigrantInnen finden Sie an anderer Stelle in diesem Buch.

Dieser Artikel ist ein Nachdruck des Textes von 2003. Die Inhalte wurden seither nicht aktualisiert und die Wortwahl nicht angepasst.

Recht und Gesetz

Regina Kalthegener

Strafrechtliche Regelungen in europäischen Staaten

Über viele Jahre wurde in öffentlichen Diskussionen immer wieder die Frage gestellt, ob weibliche Genitalverstümmelung in europäischen Staaten überhaupt unter Strafe gestellt werden soll. Diese Debatte ist inzwischen hinfällig. FGM ist nicht länger eine afrikanische Angelegenheit, wie Yetunde Teriba, Mitarbeiterin der Afrikanischen Union, bereits 2003 betonte. Migrantinnen und Migranten aus Ländern, in denen die Praktik weit verbreitet ist, hätten sie längst in andere Länder gebracht. Die Zahl der Frauen, die in Westeuropa von FGM betroffen seien, steige. Dies führe zu einem enormen Druck auf die Mitgliedstaaten der EU, sich mit diesem Problem auseinanderzusetzen. Nach Informationen von Yetunde Teriba sind in der EU über 270.000 Mädchen und Frauen potenziell von FGM bedroht.[1]

Im Jahr 2001 forderte das Europäische Parlament die EU und ihre Mitgliedstaaten auf, bei der Ausarbeitung spezifischer Rechtsvorschriften zusammenzuarbeiten, um die genitale Verstümmelung „im Namen der Rechte der Person auf Unversehrtheit, Gewissensfreiheit und Gesundheit zu unterbinden." Das Parlament „lehnt es [weiterhin] ab, diese Praktiken in die Hände von Ärzten zu verlagern."[2] Bis Anfang 2014 bestätigte das Parlament in einer Reihe von Resolutionen[3] die Notwendigkeit, FGM als eine spezielle Form von Gewalt gegen Mädchen und Frauen zu sanktionieren und entsprechende gesetzliche Regelungen in den einzelnen der mittlerweile 28 EU Staaten zu erlassen. Alle Mitgliedsstaaten haben sich verpflichtet, FGM strafrechtlich zu belangen und Schutzmaßnahmen für Betroffene sexualisierter Gewalt, wozu auch FGM gezählt wird, zu schaffen.[4]

---

[1] Rede von Yetunde Teriba, Research and Communication Officer Women, Gender and Development, African Union, Fachtagung FGM, 08.03.2003, Auswärtiges Amt, Berlin; die EU geht weiterhin von einer ähnlich hohen Anzahl von potentiell Betroffenen aus, vgl.

[2] European Parliament, FGM, A5-0285/2001, 20.9.2001 – Final Edition

[3] vgl. m. w. H. P7_TA-PROV (2014)0105 Elimination of female genital mutilation EP resolution of 6 February 2014, http://www.europarl.europa.eu/document/activities/cont/201402/20140219ATT79604/20140219ATT79604EN.pdf

[4] http://eige.europa.eu/sites/default/files/EIGE-Report-FGM-in-the-EU-and-Croatia_0.pdf

Bisher wurden in elf der 28 Mitgliedstaaten der EU – in Belgien, Dänemark, Frankreich, Großbritannien, Irland, Italien, Kroatien, Österreich, Schweden, Spanien, Zypern – sowie in Norwegen und der Schweiz, zwei von drei Staaten[5], die mit der EU einen Wirtschaftsraum bilden, besondere strafrechtliche Regelungen gegen FGM erlassen. In den anderen Staaten ist die Praktik als Körperverletzung generell strafbar. Bei einer Verurteilung drohen Geldstrafen und zum Teil langjähriger Freiheitsentzug.

Etwaige vorgebrachte Rechtfertigungsgründe[6] heben die Rechtswidrigkeit der Tat nicht auf. Personen, die FGM selbst durchführen oder andere bestimmen, sie an Mädchen oder Frauen vorzunehmen, handeln vorsätzlich – hinsichtlich der Nichtkenntnis der Strafbarkeit zumindest jedoch grob fahrlässig. Die Einwilligung minderjähriger Opfer führt nicht zur Straflosigkeit. Kontrovers wird noch immer die Frage diskutiert, ob Volljährige einer genitalen Verstümmelung am eigenen Körper zustimmen können. Nach Auffassung des Europäischen Parlamentes soll FGM strafbar sein, unabhängig von der Zustimmung der betroffenen Frau.

Die nachfolgende Darstellung der strafrechtlichen Situation in 30 europäischen Staaten wurde im Sommer 2014 verfasst und soll als Orientierung und Kurzüberblick dienen[7]

Belgien: Seit 1986 scheiterten verschiedene Versuche, FGM als Straftatbestand in das Strafgesetzbuch aufzunehmen. Letztlich wurde Ende 2000 der *Penal Code* um den Artikel 409 ergänzt, der Genitalverstümmelung ausdrücklich verbietet. Die Regelung trat am 27.03.2001 in Kraft[8] Dass über diese Regelung hinaus weiterer Handlungsbedarf besteht, machte das Europäische Parlament deutlich, indem es im Juni 2003 Belgien aufforderte, zum Schutz

[5] Es handelt sich bei diesen drei Staaten um Island, Norwegen und die Schweiz.

[6] Vgl. hierzu auch den Einführungsartikel von Petra Schnüll in diesem Buch „Weibliche Genitalverstümmelug in Afrika".

[7] Die Ausführungen zur rechtlichen Situation in den einzelnen europäischen Ländern beziehen teilweise Informationen der IPU mit ein: www.ipu.org.

[8] vgl. Leye, Els; Sabbe, Alexia, Responding to female genital mutilation in Belgium: Striking the right balance between prosecution and prevention, http://www.icrh.org/files/ICRH_rapport%202009_def%20-%20high%20resolutio

von jungen Mädchen aus den betroffenen Ländern Afrikas verstärkt Maßnahmen gegen FGM zu treffen.[9]

Bulgarien: Eine spezialgesetzliche Regelung gibt es nicht. FGM kann aber als schwere Körperverletzung bestraft werden (Artikel 128 ff., 181 Strafgesetzbuch).[10]

Dänemark: Es gibt eine spezialgesetzliche Regelung. § 245a des Strafgesetzes verbietet Eingriffe in Form von FGM. Taten, die im Ausland an dänischen Bürgerinnen oder Personen mit Aufenthaltsstatus durchgeführt werden, sind ebenfalls nach dänischem Recht strafbar.[11]

Deutschland: Seit 2013 ist die Verstümmelung weiblicher Genitalien gemäß neuem § 226a Strafgesetzbuch (StGB) strafbar[12]. Die Tat wird mit Freiheitsstrafe nicht unter einem Jahr bestraft. Es handelt sich somit um ein Verbrechen i.S.d. § 12 Abs. 1 StGB und ist bei Minderjährigen nicht einwilligungsfähig (vgl. § 228 StGB).[13]

Bis in Kraft treten der gesetzlichen Regelung war FGM bereits als Straftat gegen die körperliche Unversehrtheit nach den §§ 223 ff. StGB strafbar. ÄrztInnen, die den Eingriff vornehmen, droht ein Berufsverbot von ein bis fünf Jahren (§ 70 StGB). Seit 1996 gab es vermehrt Hinweise, dass FGM auch in Deutschland praktiziert wird. In Berlin wurde gegen einen ägyptischen Gynäkologen ermittelt, der FGM für umgerechnet 610 Euro anbot, nicht wis-

---

[9] vgl. Service de Criminologie, Université de Liège, Les Atteintes à l'intégrité des organes sexuels, 1996, S. 35, Artikel 29, Gesetz vom 28.11.2000 (on the Penal Protection of Minors); vgl. Europäisches Parlament, 2003

[10] http://www.europarl.europa.eu/document/activities/cont/201402/20140219ATT79604/20140219ATT79604EN.pdf

[11] Stand: 4/2012, vgl. http://eige.europa.eu/sites/default/files/documents/Current%20situation%20and%20trends%20of%20female%20genital%20mutilation%20in%20Denmark_EN.pdf; https://www.retsinformation.dk/Forms/R0710.aspx?id=133530

[12] vgl. ausführlich Sternberg-Lieben in Schönke/Schröder, Strafgesetzbuch Kommentar, 29. Aufl. 2014, § 226a StGB, Rd. 1ff.

[13] Kontrovers wird seit Sommer 2012 eine Diskussion über die Rechtswidrigkeit der Beschneidung von Jungen geführt und ggfs. anderer rechtlicher Beurteilung als wie die von FGM. Es geht um das Menschenrecht auf körperliche und seelische Unversehrtheit eines Kindes, elterliches Erziehungsrecht und Religionsfreiheit. Auslöser war das „Beschneidungsurteil" des Landgerichts Köln vom 07.05.2012 (Az. 151 Ns 169/11 in NJW 2012, 2128), das am 26.06.2012 öffentlich bekannt wurde. Siehe dazu auch „TERRE DES FEMMES gegen Jungenbeschneidung" auf frauenrechte.de.

send, dass der „interessierte" Vater ein Kameramann der Fernsehredaktion des ARD-Magazins „Report Mainz" war und das Gespräch mit versteckter Kamera aufzeichnete. Nach der Ausstrahlung der Sendung am 22. März 1999 wurde ein Ermittlungsverfahren eingeleitet, das aber mangels Beweisen eingestellt wurde: Die Patientinnenkartei des Arztes konnte bei der Durchsuchung der Praxis nicht mehr gefunden werden. Die Ärztekammer Berlin leitete ein Untersuchungsverfahren gegen den Gynäkologen ein.[14]

Estland: Eine spezialgesetzliche Regelung gibt es nicht. Artikel 118 des Strafgesetzbuches kann auf FGM angewandt werden (schwere Gesundheitsbeeinträchtigung).[15]

Finnland: Es existiert keine spezialgesetzliche Regelung. Die Körperverletzungstatbestände des Strafgesetzbuches sind anwendbar. 1992 erklärte das Ministerium für soziale Angelegenheiten und Gesundheit in einem Rundschreiben an alle Krankenhäuser FGM für rechtswidrig.[16]

Frankreich: Genitalverstümmelung ist in Frankreich strafbar (Artikel 222-9 und 222-10 Code Pénal)[17] und wird seit 1979 strafrechtlich verfolgt.[18] Damit nimmt Frankreich in Europa eine Sonderstellung ein. Aufsehen erregten besonders seit 1991 mehrere Prozesse, bei denen neben Beschneiderinnen auch Eltern von betroffenen Mädchen verurteilt wurden: Im Juni 1991 sprach ein Gericht die Eltern von 17 Mädchen für schuldig und verurteilte sie jeweils zu einem Jahr Freiheitsstrafe auf Bewährung. Die Beschneiderin erhielt vier Jahre Freiheitsentzug, da eines der Kinder infolge der Verstümmelung starb. Im Januar 1993 wurde erstmals gegen die Mutter eines Opfers, eine Frau

---

[14] vgl. Ein Schmerz, der die Seele trifft, 1998: Dokumentation der Anhörung gegen genitale Verstümmelung von Mädchen und Frauen vom 28.04.1997, Bundestagsfraktion Bündnis 90/Die Grünen; vgl. Erschließungsantrag der Fraktionen der CDU/CSU, SPD, Bündnis 90/Die Grünen und der F.D.P. Deutscher Bundestag, Ausschussdrucksache 13/320 vom 20.03.1998; vgl. Strafgesetzbuch (StGB) in der Fassung der Bekanntmachung vom 13.11.1998, BGBl. I, S. 3322, gültig ab 01.01.1999, vgl. Genitalverstümmelung in Deutschland. In: *taz*, 23.03.1999; vgl. Verfahren gegen Gynäkologen. In: *taz*, 13.07.2001

[15] vgl. http://eige.europa.eu/sites/default/files/documents/Current%20situation%20and%20trends%20of%20female%20genital%20mutilation%20in%20Estonia_EN.pdf

[16] vgl. Smith, J., 1995, S.150f.

[17] http://eige.europa.eu/sites/default/files/documents/Current%20situation%20and%20trends%20of%20female%20genital%20mutilation%20in%20France_EN.pdf

[18] vgl. Artikel 312-3 Code Pénal

aus Gambia, eine einjährige Gefängnisstrafe ausgesprochen und vier weitere Jahre auf Bewährung ausgesetzt. Im Februar 1999 endete in Paris der Prozess für eine Beschneiderin aus Mali mit acht Jahren Haft ohne Bewährung. Die Mutter des Mädchens erhielt zwei Jahre Gefängnis und weitere drei bis fünf Jahre auf Bewährung.[19]

Griechenland: In Griechenland existiert kein spezieller Straftatbestand. FGM kann als schwere Körperverletzung nach den 308 ff. Strafgesetzbuch geahndet werden. Taten mit Auslandsbezug (Extraterritorialität) können geahndet werden.[20]

Großbritannien: FGM ist einem speziellen Gesetz, dem *Prohibition of Female Circumcision Act* von 1985 strafbar.[21] Da es jedoch bisher nicht zu Verurteilungen kam und Handlungsbedarf besteht, forderte das Europäische Parlament Großbritannien im Juni 2003 auf, zum Schutz von jungen Mädchen aus entsprechenden Ländern Afrikas verstärkt Maßnahmen gegen FGM zu ergreifen. Der *General Medical Council*, die Körperschaft, die für die medizinischen Berufe die Zulassungen erteilt und Disziplinargewalt ausübt, verurteilt die Ausübung der Praktik durch medizinisches Personal. Ein Arzt, der 1993 in sieben Fällen Verstümmelungen an Mädchen durchführte, musste sich vor diesem Gremium verantworten und verlor seine Lizenz. 2001 wurden bereits bestehende Leitlinien zum Thema für ÄrztInnen überarbeitet.[22]

Irland: FGM ist seit April 2012 spezialgesetzlich verboten und kann auch als Auslandstat in Irland verurteilt werden (Extraterritorialität).[23]

---

[19] vgl. Ott, Ursula, 1994: Es ist gefährlich eine Frau zu sein. In: *TERRE DES FEMMES Rundbrief* 3/4/94, S. 18f.

[20] Vgl. http://eige.europa.eu/sites/default/files/documents/Current%20situation%20and%20trends%20of%20female%20genital%20mutilation%20in%20Estonia_EN.pdf

[21] vgl. Prohibition of Female Circumcision Act 1985, 16.07.1985

[22] vgl. Europäisches Parlament, 2003; vgl. Davidson, Helen; Alderson, Andrew, Mutilation Doctor Banned. In: *Sunday Times*, 28.11.1993, vgl. Guidelines on FGM for medical practitioners 1996/2001 der *British Medical Association.*

[23] Spezialgesetz Nr. 11/2012 Criminal Justice (Female Genital Mutilation) Act 2012; vgl. http://www.endfgm.eu/en/resources/legal-framework/national-laws/ireland-criminal-justice-female-genital-mutilation-act-april-2012/#.U_D066PfiTQ

Italien: Mangels Spezialgesetz sind Körperverletzungstatbestände auf FGM anwendbar (Artikel 582, 583 Strafgesetzbuch i. V. m. Artikel 5 Zivilgesetzbuch). Sie kommen auch bei im Ausland begangenen Taten zur Anwendung.[24]

Kroatien: Nach Artikel 116 des 2013 in Kraft getretenen neuen Strafgesetzbuches[25] ist FGM ausdrücklich verboten und unter Strafe gestellt. Zudem schützt Art. 116 des Familienrechts Mädchen vor schädlichen Praktiken (Kindeswohlgefährdung).

Lettland: Eine spezialgesetzliche Regelung gibt es nicht. Gleichwohl kann FGM u. a. als besonders schwere Körperverletzung bestraft werden nach den Sectionen 125, 126, 139 und 174 des Kriminalrechts. [26]

Litauen: Spezialgesetzliche Regelungen gibt es nicht. FGM kann als schwere Körperverletzung (Artikel 125, 126 Strafgesetzbuch) oder als illegale Abtrennung von Körperteilen an einem lebenden Menschen (Artikel 139) oder Kindesmisshandlung in Abhängigkeitsverhältnissen (Artikel 174) bestraft werden. Die Tat kann im Ausland verfolgt werden (Extraterritorialität).[27]

Luxemburg: Da in Luxemburg keine besondere strafrechtliche Regelung erlassen wurde, sind die Körperverletzungstatbestände im Strafgesetzbuch auf FGM anwendbar.[28]

Malta: Es gibt keine spezialgesetzliche Regelung. FGM kann als Körperverletzung nach Artikel 214 oder körperliche Verstümmelung, Amputation nach Artikel 54d (b) bestraft werden.[29]

Niederlande: Spezielle strafrechtliche Regelungen wurden nicht erlassen, so dass FGM als Misshandlung und Körperverletzung nach den Artikeln 300 bis

---

[24] vgl. Rosenke, M., 2000, S. 94, m. w. H.
[25] vgl. http://eige.europa.eu/sites/default/files/documents/Current%20situation%20and%20trends%20of%20female%20genital%20mutilation%20in%20Croatia_EN.pdf
[26] vgl. http://eige.europa.eu/sites/default/files/documents/Current%20situation%20and%20trends%20of%20female%20genital%20mutilation%20in%20Latvia_EN.pdf
[27] vgl. http://eige.europa.eu/sites/default/files/documents/Current%20situation%20and%20trends%20of%20female%20genital%20mutilation%20in%20Malta_EN.pdf
[28] vgl. Smith, J., 1995, S. 160
[29] vgl. http://eige.europa.eu/sites/default/files/documents/Current%20situation%20and%20trends%20of%20female%20genital%20mutilation%20in%20Malta_EN.pdf

309 des Strafgesetzbuches strafbar sein könnte.[30] Für Aufregung sorgte 1992 der Vorschlag des niederländischen Gesundheitsministeriums, eine „nicht-verstümmelnde Form von FGM" zu legalisieren. Es sollte sich bei dieser Form um einen kleinen Schnitt in die Klitoris handeln. Damit sollte erreicht werden, dass FGM unter hygienischen Verhältnissen durchgeführt würde und die vielen somalischen ImmigrantInnen die Praktik der Infibulation aufgäben. Es folgten starke Proteste aus dem In- und Ausland. Die Regierung brauchte fast ein Jahr, um schließlich im Februar 1993 zu einer eindeutigen Position gegen alle Formen von genitaler Verstümmelung zu gelangen.[31]

Norwegen: FGM und Beihilfe zur Praktik sind seit 1995 ausdrücklich nach einem speziellen Gesetz verboten. NorwegerInnen, die die Tat im Ausland begehen, machen sich ebenso strafbar. FGM konnte zwar auch vor 1995 nach dem Strafrecht geahndet werden, doch sollte ein Gesetz die Ablehnung der Praktik durch die Regierung noch stärker ausdrücken.[32]

Österreich: Seit 2001 ist FGM, die geeignet ist, eine nachhaltige Beeinträchtigung des sexuellen Empfindens herbeizuführen, ausdrücklich nach dem § 90 des Strafgesetzes strafbar. Eine Einwilligung zum Eingriff ist nicht möglich.[33]

Polen: Eine spezielle Regelung hinsichtlich FGM gibt es nicht. Gleichwohl ist eine Ahndung von FGM als schwere Körperverletzung nach den Artikeln 156, 157, 160 Strafgesetzbuch möglich. Auslandstaten können verfolgt werden (Extraterritorialität).[34]

Portugal: Mangels spezialgesetzlicher Regelung könnte der Körperverletzungstatbestand auf FGM angewendet werden (Artikel 143 Strafgesetz).[35]

---

[30] vgl. Smith, J., 1995, S. 161ff.; vgl. Rosenke, M., 2000, S. 100, m. w. H.

[31] Vgl. van der Leeuw, Maria, 1993: FGM not yet banned out in the Netherlands. In: *Women's Exchange Programm International Newsbulletin*, Summer 1993.

[32] vgl. Gesetz Nr. 74, 15.12.1995, Verbot von weiblicher Genitalverstümmelung

[33] vgl. http://eige.europa.eu/sites/default/files/documents/current_situation_and_trends_of_female_genital_mutulation_in_austria.pdf

[34] vgl. http://eige.europa.eu/sites/default/files/documents/Current%20situation%20and%20trends%20of%20female%20genital%20mutilation%20in%20Poland_EN.pdf

[35] vgl. Smith, J., 1995, S. 169, m. w. H.

Rumänien: Mangels spezialgesetzlicher Regelung kommt eine Ahndung von FGM nach den generellen Körperverletzungstatbeständen der Artikel 180 bis 184 des Strafgesetzbuches in Betracht.[36]

Schweden: Die schwedische Regierung stellte FGM bereits 1982 in einem speziellen Gesetz unter Strafe, dem „Gesetz über das Verbot der weiblichen Beschneidung[37] von Frauen“. 1998/99 wurden die Strafen im Gesetz verschärft. Wird FGM von schwedischen BürgerInnen außerhalb des Landes begangen, ist sie ebenso strafbar. Bisher kam es zu keinen Verurteilungen.[38]

Schweiz: Seit 2012 gibt es eine spezialgesetzliche Regelung. Nach Artikel 124 ist FGM strafbar.[39, 40]

Slowakei: Eine spezialgesetzliche Regelung gibt es nicht. FGM kann als schwere Körperverletzung nach den generellen Tatbeständen der Artikel 123, 155, 156, 208 Strafgesetzbuch bestraft werden. Auslandstaten können verfolgt werden (Prinzip der Extraterritorialität).[41]

Slowenien: Mangels spezialgesetzlicher Regelungen kann FGM als schwere Körperverletzung nach Artikel 123 und 124 des Strafgesetzbuches bestraft werden.[42]

Spanien: Mangels spezialgesetzlicher Regelungen könnte der Körperverletzungstatbestand – Kapitel IV, Artikel 421 § 2 Strafgesetz – auf FGM angewendet werden. Zum Schutz von jungen Mädchen aus den betroffenen Län-

---

[36] vgl. http://eige.europa.eu/sites/default/files/documents/Current%20situation%20and%20 trends%20of%20female%20genital%20mutilation%20in%20Romania_EN.pdf

[37] Seit 1.7.1998 heißt es „Gesetz über das Verbot der weiblichen Genitalverstümmelung“.

[38] vgl. Gesetz Nr. 316, 27.05.1982 (1982:316), Verbot von weiblicher Beschneidung, geändert 1998 (SFS 1998:407) und 1999 (SFS 1999:267); vgl. Call for worldwide ban of FGM. In: *afrol News*, 18.03.2001, www.afrol.com; vgl. African emigrants fight to curb female mutilation in Europe. In: *afrol News*, 29.11.2000, www.afrol.com

[39] vgl. hierzu auch http://marcelkuechler.ch/wp/wp-content/uploads/2012/08/giger_beatrice _genitalverstuemmelung_-_voraussetzungen_und_grenzen_der_einwilligung.pdf

[40] vgl. Rosenke, M., 2000, S. 92, m. w. H.

[41] vgl. http://eige.europa.eu/sites/default/files/documents/Current%20situation%20and%20 trends%20of%20female%20genital%20mutilation%20in%20Slovakia_EN.pdf

[42] http://eige.europa.eu/sites/default/files/documents/Current%20situation%20and%20trends %20of%20female%20genital%20mutilation%20in%20Slovenia_EN.pdf

dern Afrikas soll Spanien nach Willen des Europäischen Parlaments verstärkt Maßnahmen gegen die Praktik treffen.[43]

Tschechien: Eine spezialgesetzliche Regelung gibt es nicht. FGM kann nach dem generellen Strafrecht der Artikel 145 und 146 als schwere Körperverletzung bestraft werden. Die Tat ist auch im Ausland verfolgbar (Extraterritorialität). Seit 2006 können gegen FGM auch rechtliche Schutzmaßnahmen gegen häusliche Gewalt angewandt werden.[44]

Ungarn: Mangels spezialgesetzlicher Regelungen ist das allgemeine Strafrecht, speziell Artikel 170 (4) und (5) sowie 195 (1) Strafgesetzbuch) anwendbar. FGM kann als schwere Körperverletzung bestraft werden. Taten im Ausland können verfolgt werden (Extraterritorialität).[45]

Zypern: In 2003 wurde Artikel 233A ins Strafgesetzbuch eingefügt. Danach ist FGM strafbar. Die Einwilligung des Opfers ist ohne Auswirkung auf die Strafbarkeit. Strafverfolgung auch bei Tat an einer Staatsangehörigen im Ausland (Extraterritorialität).[46]

Schlussfolgerungen

In den meisten westeuropäischen Staaten hat sich ein Sinneswandel vollzogen.

Genitalverstümmelung wird mittlerweile nicht mehr überwiegend als Problem von MigrantInnen verstanden. Im Sinne der Aktionsplattform der Weltfrauenkonferenz 1995 wird FGM nicht mehr länger ausschließlich als eine kulturelle Praktik definiert, die sich negativ auf die Gesundheit der betroffenen Mädchen und Frauen auswirkt, sondern als Menschenrechtsverletzung und Gewalt gegen das weibliche Geschlecht benannt.

Im Widerspruch dazu mangelt es in Teilen der Justiz, bei MitarbeiterInnen von Strafverfolgungsbehörden und Teilen der Öffentlichkeit an einem Bewusstsein für die Strafbarkeit der genitalen Verstümmelung. Auch stellt die Tabuisie-

---

[43] vgl. Smith, J., 1995, S. 169; vgl. Europäisches Parlament, 2003

[44] http://eige.europa.eu/sites/default/files/documents/Current%20situation%20and%20trends%20of%20female%20genital%20mutilation%20in%20Czech_EN.pdf

[45] Act 4 von 1978 vgl. http://eige.europa.eu/sites/default/files/documents/Current%20situation%20and%20trends%20of%20female%20genital%20mutilation%20in%20Hungary_EN.pdf

[46] http://eige.europa.eu/sites/default/files/documents/Current%20situation%20and%20trends%20of%20female%20genital%20mutilation%20in%20Cyprus_EN.pdf

rung des Themas weiterhin noch immer ein Problem dar, weshalb sachspezifische Informationen und Aufklärung nach wie vor dringend notwendig sind. Strafgesetzliche Regelungen können dabei eine Signalwirkung haben.

Literaturhinweise

Europäisches Parlament, 2003: Ausschuss für die Freiheiten und Rechte der Bürger, Justiz und innere Angelegenheiten, Entwurf eines Berichts über die Lage der Grundrechte in der Europäischen Union (2002), Vorläufig (2002/2013 (INI)) Teil 1, 04.06.2003, Berichterstatter: Fodé Sylla,

www.europal.eu.int/meetdocs/committees/libe/20030611/498934DE.pdf

EU (Hrg.), 2013: European Institute for Gender Equality, Report Female Genital Mutilation in the European Union and Croatia,

http://eige.europa.eu/sites/default/files/EIGE-Report-FGM-in-the-EU-and-Croatia_0.pdf

Rosenke, Marion, 2000: Die rechtlichen Probleme im Zusammenhang mit der weiblichen Genitalverstümmelung, Dissertation, Peter Lang Verlag, Frankfurt.

Smith, Jacqueline, 1995: Visions and Discussions on Genital Mutilation of Girls. An International Survey, Defence of Children International, Section The Netherlands, Amsterdam.

www.afrol.com (Nachrichten aus Afrika)

www.europal.eu.int (Homepage des Europaparlamentes)

www.ipu.org (Homepage der *Inter-Parliamentary Union*)

Linda Weil-Curiel

Weibliche Genitalverstümmelung aus Sicht einer französischen Rechtsanwältin und Aktivistin

Warum sollte sich eine Pariser Rechtsanwältin ohne persönliche Verbindung zu Afrika dem Kampf gegen die weibliche Genitalverstümmelung anschließen? Warum sollte sie daran interessiert sein, dass dieses Thema in Frankreich auf die juristische Tagesordnung gesetzt wird?

Ganz einfach: Weil die genitale Verstümmelung in Frankreich passiert. Das wurde bereits 1980 von ÄrztInnen enthüllt, zu einer Zeit, als afrikanische Familien in großer Zahl nach Frankreich immigrierten. KinderärztInnen waren bestürzt, als sie entdeckten, dass viele Mädchen sexuell verstümmelt waren und dass ihre Familien über diesen Eingriff nur widerstrebend Erklärungen abgaben.

Eine bedeutende Wende ereignete sich im Juli 1982, als ein drei Monate altes Baby an schweren Blutungen in Folge einer Beschneidung starb. Der tragische Tod des kleinen Mädchens wurde zur Schlagzeile. Er führte dazu, dass ÄrztInnen Richtlinien einforderten, um diese furchtbare Praktik in Zukunft verhindern zu können. Darüber hinaus wandte sich der Oberarzt für Kinderheilkunde eines großen Pariser Krankenhauses an das Justizministerium. Er bat um eine Stellungnahme zu der Frage, ob die weibliche Beschneidung unter das französische Recht falle, auch wenn Eltern diesen Eingriff als ihre Tradition verteidigten.

Die Antwort des Ministeriums war eindeutig: Nach französischem Recht sei jede Art der Körperverletzung durch das Strafgesetzbuch verboten und eine Beschneidung werde als Kindesmisshandlung angesehen. Aus diesem Grund seien ÄrztInnen nicht an die Schweigepflicht gebunden, wenn sie mit Beschneidungen konfrontiert würden. Im Gegenteil, sie sollten derartige Fälle der Polizei oder den Justizbehörden melden.

Nach und nach wurden nun Verstümmelungen bekannt, die zu einer Anklage der Eltern auf der Grundlage des französischen Strafrechts führten. Der erste dokumentierte Fall war jedoch der einer Französin. Sie hatte ihre Tochter sexuell verstümmeln lassen und zwar in genau der gleichen Weise, wie dies afrikanische Mütter tun. Der einzige Unterschied war, dass sie als Motiv für ihr Handeln keine traditionellen Gründe nannte.

Bereits im August 1983 hatte der Bundesgerichtshof Folgendes festgestellt: „Die Klitoris und die Schamlippen sind erektile weibliche Organe; ihr Nichtvorhandensein als das Resultat von Gewalt stellt eine Verstümmelung dar, wie sie in Artikel 312-3 des Strafgesetzbuches definiert ist."

Dementsprechend plädierte ich dafür, dass, wenn eine weiße Mutter für die Verstümmelung ihres Kindes juristisch verfolgt und verurteilt wird, auch afrikanische Eltern für den selben Akt zur Verantwortung gezogen werden müssen. Andernfalls würde unsere Haltung zu der Annahme verleiten, dass die Verstümmelung eines schwarzen Mädchens weniger schwerwiegend sei als die eines weißen Kindes, auch wenn der Schmerz und der Verlust der sexuellen Organe für beide gleich schwer wiegen.

Um den Schutz der Rechte von Kindern afrikanischer Herkunft sicherzustellen, war es überaus wichtig für mich, unserem Gesetz zur Anwendung zu verhelfen. Aus diesem Grund beschloss ich, in den Gerichtsfällen als Nebenklägerin für eine Organisation aufzutreten, deren Ziel es ist, FGM mit allen Mitteln zu verhindern und zu bekämpfen.

Debatten in der Öffentlichkeit

In der Folge tauchte in Diskussionen, die in der Presse und unter Intellektuellen geführt wurden, immer wieder eine Frage auf: Kann die Jurisprudenz auf AfrikanerInnen angewendet werden, die für sich das Argument in Anspruch nehmen, Genitalverstümmelung sei eine traditionelle Praktik, und die beteuern, nicht die Absicht verfolgt zu haben, jemanden zu verletzen. Dieser Blickwinkel führte zu einer Kontroverse.

Allerdings zogen diejenigen, die der Meinung waren, französische Gerichte seien keineswegs berechtigt, derartige Fälle zu verhandeln, verschiedene Punkte nicht in Betracht. Sie negierten zunächst, dass das Recht gleichermaßen für jede und jeden im Land gilt. Sie stellten darüber hinaus in Abrede, dass der Schutz unseres Gesetzes selbstverständlich auch für Kinder afrikanischer Herkunft gilt. Schließlich übersahen sie, dass Eltern, die für sich in Anspruch nehmen, zum Besten für ihre Töchter zu handeln, trotzdem an dem Eingriff festhalten und zwar ungeachtet des Schmerzes, der den Mädchen dabei zugefügt wird.

Die Konsequenz einer solchen Geisteshaltung wäre fatal. Tatsächlich würden wir dann Kinder abhängig von der Herkunft ihrer Eltern behandeln und damit einzelne diskriminieren. Außerdem stünde Gewohnheitsrecht über nationalem Recht. Akzeptierten wir also eine traditionelle Praktik, die unserem Recht auf körperliche Integrität aller Kinder widerspricht, würde dies zu einer Toleranz gegenüber der Beschneidung afrikanischer Mädchen führen, während diese für westliche Mädchen nicht akzeptabel wäre. Und mehr noch, eine solche Haltung enthebt Eltern ihrer Verantwortung und signalisiert, dass ein derartiger Eingriff nicht so schlimm ist.

Genitale Verstümmelung ist ein Verbrechen

In den ersten Jahren wurden Fälle von Beschneidung jeweils vor einem normalen Strafgericht verhandelt, da die Richter mit dem Eingriff und ihren gesundheitlichen Folgen noch nicht sehr vertraut waren. Allerdings war mir beim genauen Nachlesen im Strafgesetzbuch aufgefallen, dass eine Verstümmelung dort eindeutig als Verbrechen definiert wurde und für mich stand ohne Zweifel fest, dass die Mädchen verstümmelt wurden. Es war ja auch vom Bundesgerichtshof bestätigt worden, dass hier eine Verstümmelung vorlag. Aus diesem Grund war eigentlich nur das Schwurgericht – das höchste Strafgericht – berechtigt, derartige Fälle zu verhandeln. Ich begann also, mich in diese Richtung zu engagieren und gewann schließlich am 1. März 1984 einen erbitterten Kampf vor Gericht um einen Gerichtsbeschluss, der besagte, dass Eltern im Fall von FGM vor ein Schwurgericht gestellt werden müssen, das aus drei Richtern und einer Jury von neun BürgerInnen besteht.

Das war ein wichtiger Sieg, denn diese Anweisung bedeutete endlich die volle Anerkennung durch das Gericht, dass eine Genitalverstümmelung ein an einem Kind begangenes Verbrechen darstellt.

Als ich begann, mich in Gerichtsverfahren zu engagieren, lehnten afrikanische Frauen eine Einmischung von Seiten des Rechts in ihre Tradition vehement ab. Sogar diejenigen unter ihnen, die sich wünschten, die Praktik möge aufhören, waren mit meiner Vorgehensweise nicht einverstanden. Nach einer Weile gaben sie jedoch zu, dass meine Arbeit bei Gericht ihre Mädchen vor FGM schützte, auch wenn sie zu Strafen für uneinsichtige Eltern führte. Als dann Eltern begannen, sich dahingehend zu äußern, dass sie ihre Töchter aus Angst vor Strafe nicht beschneiden lassen würden, gestanden sie schließlich ein, dass die Durchsetzung des Rechts ihren Zwecken diente.

Einrichtung einer Arbeitsgruppe

Im Jahr 1983, als in den Medien über verschiedene Beschneidungsfälle berichtet wurde, berief die damalige Ministerin für die Rechte der Frau, Yvette Roudy, eine Arbeitsgruppe zu FGM ein, der auch Afrikanerinnen angehörten. Hier sollten folgende Fragen erörtert werden: Was sind die besten Wege, um FGM unter afrikanischen ImmigrantInnen zu bekämpfen und zu verhindern? Ist es notwendig, eine spezielle Gesetzgebung zu entwerfen, die Beschneidung verbietet?

Ich gehörte zum juristischen Flügel dieser Arbeitsgruppe. Hier vertrat ich zur zweiten Frage die Ansicht, dass wir in Frankreich keine spezielle Gesetzgebung bräuchten, da wir bereits über die notwendigen rechtlichen Mittel verfügten.[1] Ich führte weiter aus, dass ein solches Gesetz meiner Meinung nach nur einen anklagenden Finger auf ImmigrantInnen richten würde.

In der Arbeitsgruppe wurde weiterhin beschlossen, dass ÄrztInnen die Familien über die mit einer Beschneidung einhergehende Verletzung unterrichten und darüber informieren sollten, dass die Praktik in Frankreich verboten war. Wenn nötig sollten afrikanische ÜbersetzerInnen helfen, diese Botschaft zu übermitteln. Darüber hinaus wurde beschlossen, Anti-FGM-Gruppierungen finanziell zu unterstützen und sie damit in die Lage zu versetzen, mit Familien arbeiten zu können.

Gespräche mit ÄrztInnen

Bei meinen Versuchen, ÄrztInnen davon zu überzeugen, dass sie systematisch die Genitalien von Mädchen untersuchen und Fälle sexueller Verstümmelung melden sollten, stieß ich auf viele Schwierigkeiten.

[1] Einige europäische Staaten haben in dieser Frage anders entschieden und ein Spezialgesetz gegen FGM verabschiedet, vgl. hierzu auch den Artikel von Regina Kalthegener zu rechtlichen Regelungen in Europa in diesem Buch, Anm. d. Red.

Die meisten ÄrztInnen glaubten, dass eine Beschneidung anzuzeigen, einem Betrug an den Familien, die ihnen vertrauten, gleich käme. Sie änderten oft erst dann ihre Meinung, wenn das Argument vorgebracht wurde, dass ihre erste Pflicht sei, die Kinder zu schützen und nicht die Erwachsenen, die sehr gut wussten, dass Beschneidung nicht nur schädlich, sondern auch gegen das Gesetz war. Ich konfrontierte solche ÄrztInnen auch häufig mit der Frage: „Wie werden Sie jungen Mädchen gegenübertreten, sollten sie zu Ihnen kommen und sagen: Sie hätten meine Eltern davon abhalten können, mich zu verstümmeln. Warum haben Sie nichts getan? Ist es deshalb, weil meine Haut schwarz ist?"

Darüber hinaus machte ich ihnen klar, dass sie, sollten sie derartige Fälle nicht den Behörden melden, die Botschaft an die Eltern vermittelten, die Praktik sei akzeptabel. Dadurch seien auch andere Mädchen in der Familie gefährdet.

Die ÄrztInnen brachten wiederum vor, dass die Familien ihre Warnungen nicht immer ernst nähmen, da nicht allen tatsächlich etwas passierte, die gegen das Gesetz verstoßen hatten. Einige Familien hätten inzwischen sogar damit geprahlt, dass ihre Töchter nun beschnitten waren, sie aber keinerlei Probleme bekommen hätten.

Rettung vor Genitalverstümmelung in Afrika

Einmal rief mich eine Ärztin in großer Aufregung an. Obwohl afrikanischen Müttern in ihrer Praxis alle Informationen über FGM gegeben worden waren, hatte eine Mutter aus Mauretanien öffentlich geäußert, im Sommer Ferien in ihrem Heimatland zu machen und gleichzeitig ihre Tochter beschneiden zu lassen.

Ich riet der Ärztin, einen Jugendrichter zu benachrichtigen, da es seine Aufgabe sei, Kinder in Gefahr zu beschützen. Dann könnte die Familie in das Büro dieses Richters gebeten werden, und man würde ihnen erklären, dass eine im Ausland durchgeführte Beschneidung an einem Kind, das in Frankreich geboren und deshalb französischer Staatsbürger ist, verboten ist und vom Gesetz geahndet wird. Zudem gaben wir die Information über das Ankunftsdatum der Mutter und ihrer Tochter an eine Frau, die ich einmal getroffen hatte und die eine hohe Position im Gesundheitsministerium Mauretaniens inne hatte. Sie schickte einen Mann, um die beiden am Flughafen zu treffen und sie in ihr Dorf zu eskortieren. Dieser Mann erklärte dann später der Dorfversammlung, dass weibliche Beschneidung keine gute Tradition sei. Der Vater des Mädchens sandte, nachdem er in dieser Angelegenheit in Frankreich ebenso zum Jugendrichter bestellt worden war, eine Nachricht an seine Familie und bat darum, seiner Tochter den Eingriff zu ersparen – wahrscheinlich, weil er Angst vor einer Strafe hatte. Am Ende blieb das Mädchen intakt, und es sprach sich schnell unter den Familien herum, dass sogar in Afrika Mädchen mit Hilfe unseres Gesetzes geschützt werden.

In einem anderen Fall konnte eine Frau aus Gambia, die zum Zweck der Verstümmelung ihrer Tochter nach Hause zurückkehren wollte, vor Gericht gestellt und verurteilt werden.

Afrikanische Töchter klagen vor Gericht

Ich habe es oft erlebt, dass Familien auf das Thema Verstümmelung angesprochen, nicht zugaben, dass sie ihre Töchter hatten beschneiden lassen. Doch die Mädchen verstehen, dass sie verstümmelt worden sind, und einige sind so wütend darüber, dass sie nicht zögern, ihre Eltern heute dafür vor Gericht zu bringen.

Im Februar 1999 stand Mariatou Koita, 24 Jahre alt, im Gericht. Ihr gegenüber saßen ihre Mutter, ihre Beschneiderin und 24 andere Eltern, alle angeklagt für die Verstümmelung von insgesamt 48 Mädchen. Mariatou selbst und zwei ihrer Schwestern bezeugten den Horror, den sie durchlebten, während ihre Mutter ihre Beschneidung überwachte, um ganz sicher zu sein, dass auch alles sauber gemacht wurde. Die jungen Frauen warfen ihren Eltern vor, dass sie die schlechtere Wahl getroffen hatten zwischen der Tradition und dem, was sie darunter verstanden, und dem Wohlergehen ihrer Töchter. Als der Richter fragte „Was erwarten Sie von diesem Gerichtsverfahren?“, antworteten Mariatou und ihre Schwestern „Wir wollen Gerechtigkeit.“

Die neue Generation von Mädchen, in Frankreich geboren, lehnt es ab, im Namen der Tradition der Eltern verstümmelt und ihrer Rechte beraubt zu werden. Sie nennen es barbarisch und sind froh, dass FGM in Frankreich illegal ist. Sie geben ihrer Hoffnung Ausdruck, dass ihren jüngeren Schwestern der Eingriff erspart bleibt, dank der Gerichtsverfahren oder sagen wir es so: dank der Angst vor Bestrafung.

Erfolge der Arbeit

Es war festzustellen, dass die Zahl der Beschneidungen zu sinken begann. Dies folgte einerseits aus den Gerichtsverhandlungen selbst, wurde andererseits jedoch auch verursacht durch die Berichterstattung über Beschneiderinnen und Eltern, die Gefängnisstrafen erhielten.[2] Und doch hat die Presse in ihren Artikeln über die Verfahren oft Zurückhaltung geübt. Das war beispielsweise an Headlines wie „Afrikanische Tradition versus französische Justiz" zu erkennen.

Fragten JournalistInnen dann allerdings afrikanische Aktivistinnen, ob sie die Prozesse nicht unakzeptabel fänden, antworteten diese: „Sie [die JournalistInnen] verraten die AfrikanerInnen." und „Was nicht akzeptabel ist, ist Kinder dieser Folter auszusetzen. Sogar in Afrika kämpfen Frauen gegen die Beschneidung. Warum sollten wir das hier akzeptieren?"

An dieser Stelle ein persönliches Erlebnis: Einen Monat nach dem Gerichtsverfahren von Mariatou Koita, dem großes Interesse von Seiten der Presse entgegengebracht worden war, fand eine andere Verhandlung statt. Ich war sehr überrascht, in der Pause im Publikum auch eine der Mütter zu sehen, die im vorherigen Fall vor Gericht gestanden hatten. Diese Frau war zu fünf Jahren Gefängnis, ausgesetzt zur Bewährung, verurteilt worden.

Wir unterhielten uns, und ich fragte sie, warum sie hier sei. Sie antwortete, dass sie gekommen war, weil sie wissen wollte, wie die angeklagte Familie reagieren würde und welche Art von Geschichte (sie meinte: welche Lüge) sie dem Gericht erzählen würde. Dann fragte ich sie, was sie denn über ihren eigenen Prozess denke. Sie antwortete sehr ernst: „Wissen Sie, am Anfang war es wirklich hart für uns Mütter für ein Verbrechen an unseren Töchtern angeklagt zu sein, und wir waren sehr verletzt. Aber aus den Debatten haben wir auch sehr viel gelernt. Wir haben viel diskutiert, und wir haben nun all den Schmerz verstanden, den wir unseren Kindern zugefügt

[2] Der Rückgang von FGM als Folge verschiedener Maßnahmen läßt sich kaum erheben. Auf Nachfrage gab die Autorin bzgl. des Sinkens der Beschneidungsfälle folgendes Beispiel: Eine ihr bekannte Ärztin, die gegen FGM aktiv ist, praktiziert seit vielen Jahren in Montreuil. Die Stadt liegt vor den Toren von Paris und wird im Volksmund auch die zweite Hauptstadt Malis genannt, da sich dort sehr viele ImmigrantInnen aus diesem Land niedergelassen haben. Früher registrierte diese Ärztin rund 500 Beschneidungen im Jahr. Seit etwa 1997 bis heute sind ihr keine Fälle mehr bekannt geworden. Anm. d. Red.

haben. Sollte ich in mein Dorf im Senegal zurückkehren, kann ich Ihnen versichern, dass ich den Frauen erklären werde, dass sie mit der Beschneidung aufhören müssen." Ich bin mir sicher, dass sie diese Worte ernst gemeint hat.

Diese paar Minuten, die wir fast wie Freundinnen miteinander verbrachten, belohnten mich für all die Jahre im Kampf gegen die inakzeptable Verstümmelung wehrloser Mädchen.

Meine Schlussfolgerung aus der Zeit meines Einsatzes lässt sich wie folgt zusammenfassen: Wir dürfen es auf keinen Fall zulassen, dass FGM in Europa oder anderen westlichen Ländern, wo auch immer sich ImmigrantInnen niederlassen, Fuß fasst. Meine Erfahrung zeigt: Das Gesetz kann sehr wohl als präventives Mittel eingesetzt werden. Deshalb dürfen die Behörden nicht zögern, den Verstoß gegen die körperliche Integrität von Kindern zu verfolgen, um sie zu schützen und ihnen damit zu ermöglichen, sich voll in unsere Gesellschaft zu integrieren.

Übersetzung aus dem Englischen: Gritt Richter

Dieser Artikel ist ein Nachdruck des Textes von 2003. Die Inhalte wurden seither nicht aktualisiert und die Wortwahl nicht angepasst.

Regina Kalthegener

Rechtliche Regelungen gegen Genitalverstümmelung in Afrika

Jede genitale Verstümmelung stellt eine Körperverletzung dar. Mit wachsendem Bewusstsein über die gesundheitlichen Folgen wurden inzwischen in vielen afrikanischen Staaten spezielle strafrechtliche Verbote gegen die Praktik erlassen. Der Strafrahmen bewegt sich bei Geldstrafen umgerechnet zwischen einem und 1.500 Euro und bei Freiheitsstrafen zwischen einigen Tagen und mehreren Jahren. Vereinzelt kann auch Zwangsarbeit verhängt werden (Guinea, Sierra Leone). Stirbt das Opfer, droht manchmal eine lebenslange Gefängnisstrafe. Soweit spezielle Gesetze fehlen, können theoretisch verfassungsmäßig verankerte Rechte und strafrechtliche Regelungen zur Körperverletzung angewendet werden. In der Praxis kam es jedoch bisher nur in wenigen Ländern zu Gerichtsverfahren. Die nachfolgende Darstellung gibt einen Überblick über die Gesetzeslage in den Staaten Afrikas, in denen FGM verwurzelt ist (Stand August 2014).[1] Keine Berücksichtigung finden Länder, die durch Migration mit FGM konfrontiert werden, z. B. Gabun, Madagaskar oder Südafrika, sowie die rechtliche Situation außerhalb des Kontinents.

[1] Country Reports of Human Rights Practices, U.S. Department of State, Bureau of Democracy, Human Rights, and Labor, Recherche zuletzt am 22.08.2014, www.state.gov. Weiterhin wurden zu den Staaten Informationen der IPU benutzt: www. ipu.org; TERRE DES FEMMES – Menschenrechte für die Frau e. V. jeweils die spezifische Länderinformation, veröffentlicht auf der Website: Recherche zuletzt am 18.08.2014 http://www.frauenrechte.de/online/index.php/themen-und-aktionen/weibliche-genitalverstuemmelung2/unser-engagement/aktivitaeten/genitalverstuemmelung-in-afrika/fgm-in-afrika/*(jeweiliges Land)*.

Ägypten: Seit 2008 ist FGM gesetzlich verboten, ausgenommen medizinisch indizierte Eingriffe, und mit Haftstrafe von drei Monaten bis zu zwei Jahren und Geldstrafe von LE 5.000 (ca. 547 Euro) bedroht[2]. Der Versuch, 2012 die strafrechtliche Regelung wieder abzuschaffen, scheiterte am Widerstand von Nichtregierungsorganisationen, unter anderen auch der ägyptischen Gemeinschaft für Gynäkologie und Geburtshilfe.[3]

Äthiopien: Im Jahr 2005 beschloss das äthiopische Parlament eine spezialgesetzliche Regelung gegen FGM inklusive Infibulation (Art. 569 Strafgesetzbuch). Der Strafrahmen für FGM (Klitoridektomie) beträgt zwischen drei Monaten und drei Jahren und/oder ein Bußgeld in Höhe von 500 bis 10000 Birr (ca. 20 bis 40 Euro). Bei sehr schweren Gesundheitsbeeinträchtigungen (u. a. Infibulation) kann eine Freiheitsstrafe von fünf bis zu zehn Jahren betragen.[4] Bisher kam es nicht zu Verurteilungen. Seit 1987 versucht die Regierung über die Schädlichkeit von FGM aufzuklären und setzte dabei ein nationales Komitee ein, das *National Committee on Traditional Practices in Ethiopia*.[5]

Benin: Seit Januar 2003 ist FGM in Benin gesetzlich verboten. Die Strafe erhöht sich, wenn das Opfer unter 18 Jahre alt ist (Artikel 5). Beihilfe ist strafbar (Artikel 7), ebenso Nichtanzeige einer geplanten Verstümmelung (Artikel 9). Die Regierung hat ihr Ziel, die genitale Verstümmelung abzuschaffen, trotz Kampagnen im ländlichen Raum bisher nicht erreicht.[6]

Burkina Faso: FGM ist in Burkina Faso ein Verbrechen. 1997 trat ein Gesetz in Kraft, das das Strafgesetz in den Artikeln 380 bis 382 ergänzt.[7] Geldstrafe

---

[2] vgl. http://www.state.gov/documents/organization/220562.pdf

[3] vgl. TERRE DES FEMMES aaO. /fgm-in-afrika/1424-aegypten.

[4] vgl. TERRE DES FEMMES aaO. /fgm-in-afrika/1428-aethiopien; vgl. auch http://www.state.gov/documents/organization/220323.pdf

[5] vgl. Constitution of the Federal Democratic Republic of Ethiopia, 1994, In: Flanz, G. H., 1996; vgl. Penal Code of the Empire of Ethiopia, Proclamation Nr. 158/1957, Negarit Gazeta, Gazette Extraordinary (23.07.1957), in der Fassung von 1960

[6] vgl. Loi Nr. 2003-03: Portant répression de la pratique des mutilations genitals féminines en République du Bénin; vgl. Bénin – Une nouvelle loi contre l'éxcision. In: Sexisme et droits des femmes / Sexism and women's rights: Bulletin 2003-10, www.lafeminite.ca; vgl. http://www.state.gov/documents/organization/220294.pdf

[7] vgl. Loi Nr. 043/96/ADP (13.11.1996) zum Code Pénal. In: Journal Officiel du Burkina Faso, Band 29, Spezialnr. 1, 17.01.1997.

und Freiheitsstrafe von drei Monaten bis zu zehn Jahren sind möglich[8]. Es kam bis 2012 zu über 800 Verurteilungen. Im Juli 1998 wurden beispielsweise zehn Beschneiderinnen zu Gefängnisstrafen von einem bis zu sechs Monaten und Geldstrafen von 10.000 bis zu 50.000 Francs CFA (ca. 15 bis 76 Euro) verurteilt. Von Januar bis Oktober 2001 kam es zu weiteren 43 Verfahren. Hier wurden einige Beschneiderinnen neben Gefängnisstrafen ohne Berufungsmöglichkeit zu Geldstrafen bis zu 100.000 Francs CFA (etwa 150 Euro) verurteilt. Im Oktober 2002 saßen sieben Beschneiderinnen im Gefängnis in Ougadougou. Das 1990 vom Staat eingerichtete nationale Komitee, *Comité National de Lutte Contre la Pratique de l'Excision*, führt Kampagnen im ganzen Land durch. Die Regierung sucht zusätzlich mit einem nationalen Aktionsplan gegen FGM und einem Nationaltag, dem 18. Mai (eingeführt im Jahr 2000), die Aufgabe der Praktik unter der Bevölkerung zu erreichen.[9]

Demokratische Republik Kongo: Seit 2006 ist FGM strafbar und kann mit Freiheitsstrafe zwischen zwei bis fünf Jahren und bei Tod der Betroffenen mit lebenslänglich geahndet werden.[10] Die Regierung gründete das *National Committee to fight Harmful Traditional Practices/Female Genital Mutilation.* Es soll Netzwerke zwischen FunktionsträgerInnen, Frauen und MedizinerInnen knüpfen. Die UNFPA unterstützt 2014/2015 die Regierung bei landesweiten Aufklärungskampagnen.[11]

Djibouti: FGM ist in Djibouti seit 1995 illegal (Artikel 333 des Strafgesetzbuchs).[12] Zu Verurteilungen kam es bisher jedoch kaum. Die *Union Nationale des Femmes de Djibouti* berichtet von einem Fall, in dem eine Beschneiderin zur Aufgabe der Praktik aufgefordert worden war, nachdem ein Mädchen aufgrund des Eingriffs in ein Krankenhaus eingeliefert werden musste. Ein Verfahren wurde nicht eingeleitet. Der liberale Umgang mit dem Gesetz führt dazu, dass zunehmend afrikanische EmigrantInnen aus Europa und den USA ins Land kommen, um FGM an ihren Töchtern durchführen zu lassen.[13]

---

[8] vgl. http://www.state.gov/documents/organization/220297.pdf

[9] vgl. Mariam Lamizana, Comité National de Lutte Contre la Pratique de l'Excision. In: *afrol News*, 01.10.2002, www.afrol.com

[10] http://www.refworld.org/docid/4f9e5ae62.html.

[11] vgl. http://www.state.gov/documents/organization/220314.pdf

[12] Strafgesetzbuch geändert durch Gesetz 59/AN/94 vom 5.1.1995

[13] vgl. Djibouti to fight FGM. In: *afrol News*, 26.05.2001, www.afrol.com; vgl. auch http://www.state.gov/j/drl/rls/hrrpt/2003/27724.htm

Elfenbeinküste: Ein Gesetz von 1998 stellt Gewalt gegen Frauen, so auch FGM, unter Strafe (Artikel 1).[14] Die Strafe verdoppelt sich, wenn medizinisches Personal den Eingriff vorgenommen hat (Artikel 2), ebenso wenn die Eltern, andere Verwandte oder der Ehepartner des Opfers die Tat ausführen (Artikel 4). Medizinischem Personal kann darüber hinaus vom Gericht die Zulassung bis zu einer Dauer von fünf Jahren entzogen werden. Seit 2001 wurden mehrere Beschneiderinnen zu einjährigen Freiheitsstrafen und Geldstrafen von umgerechnet ca. 75 Euro verurteilt.[15] Im April 2014 wurde neben der Beschneiderin auch die Mutter von vier Betroffenen zu 360.000 CFA (ca. 564 Euro) und einjähriger Haft verurteilt.[16]

Eritrea: In Eritrea gibt es keine spezialgesetzlichen Regelungen. Die Regierung sieht FGM eher als ein gesundheitliches Problem denn als Gegenstand eines Strafverfahrens an. In dem noch geltenden Strafgesetzbuch könnten die Strafvorschriften zu Körperverletzung und schädlichen Praktiken (Artikel 537 Absatz 1, 538, 548 Absatz 1) auf entsprechende Fälle Anwendung finden.[17]

Gambia: Es gibt keine spezialgesetzliche Regelung.[18] Nach der Verfassüng müssen bei kulturellen und religiösen Praktiken verfassungsmäßig verankerte individuelle Schutzrechte beachtet werden (Artikel 32).[19] Bereits im März 1998 wurden von der Regierung Regelungen, die Frauen und Mädchen gegen FGM schützen sollen, angekündigt, jedoch bis heute nicht erlassen. Im gambischen Strafgesetzbuch könnten die Tatbestände zu Körperverletzungen angewendet werden (Artikel 210, 212 und 214)[20]. Gerichtsverfahren wurden bisher nicht bekannt. 1999 bekundete die Vizepräsidentin ihr Einverständnis zur Abschaffung schädlicher Praktiken, einschließlich der genitalen Verstümmelung. Im Gegensatz dazu erklärte Präsident Jammeh wiederholt, dass FGM

---

[14] vgl. Loi Nr. 98-757 (23.12.1998). In: Journal Officiel de la République de Côte d'Ivoire, 14. 01.1999, S. 25

[15] vgl. TERRE DES FEMMES aaO. /fgm-in-afrika/1453-elfenbeinküste.

[16] vgl. http://www.state.gov/documents/organization/220316.pdf

[17] vgl. Penal Code of the Empire of Ethiopia, 158/1957, Proclamation Nr. 1, Negarit Gazeta, Gazette Extraordinaire, 23.07.1957

[18] vgl. http://www.state.gov/documents/organization/220328.pdf

[19] vgl. Constitution of the Republic of Gambia, 1996. In: Flanz, G. H., 1997

[20] vgl. The Laws of the Gambia, Kapitel 37, Code of Criminal Law, 1967

nicht verboten werden würde. Die Praktik sei Teil der Kultur des Landes und entsprechende Kampagnen würden den Islam untergraben.[21]

Ghana: Seit 1994 steht Genitalverstümmelung in Ghana unter Strafe (Abschnitt 69A Strafgesetzbuch).[22] Im März 1995 wurde ein acht Tage altes Mädchen mit starken Blutungen infolge einer FGM in ein öffentliches Krankenhaus gebracht. Nachdem darüber in der Presse berichtet worden war, wurden ihre Eltern und die Beschneiderin verhaftet. Letztere wurde im Juni 1998 zu drei Jahren Gefängnis verurteilt. Sie hatte die Praktik an drei weiteren Mädchen im Alter zwischen 12 und 15 Jahren mit deren Einverständnis ausgeübt, jedoch ohne Kenntnis von deren Eltern.[23] Am 6. September 2002 wurden zwei Frauen in Kpatia verhaftet, die sich an fünf Verstümmelungen beteiligt hatten. Die Beschneiderin entkam. Die Regierung versucht seitdem, mit einem Aufklärungsprogramm FGM einzudämmen mit leichtem Erfolg in den nördlichen Regionen des Landes.[24]

Guinea: Genitalverstümmelung an Frauen und Männern ist in Guinea ein Verbrechen und könnte als Kastration (Artikel 265 Strafgesetzbuch) mit lebenslanger Zwangsarbeit bis hin zur Todesstrafe im Falle des Todes des Opfers geahndet werden. Bisher wurde keine Person wegen Kastration einer Frau, d. h. FGM, verurteilt, da von Seiten der Gerichte – entgegen der wörtlich anders lautenden gesetzlichen Regelung – die Definition der Kastration regelmäßig nur bei Verstümmelung von Männern als anwendbar ausgelegt wurde.[25] Die Regierung führt in Zusammenarbeit mit der WHO ein 20-Jahre-Programm (1996-2015) zur Abschaffung von FGM durch.

Guinea-Bissau: Seit Juli 2012 ist eine strafrechtliche Regelung in Kraft, die FGM unter Androhung von Geldstrafe bis zu 5 Mio. CFA Francs (ca. 7.551

---

[21] vgl. Vice President Calls for Elimination of Harmful Traditional Practices. In: *Spice News Services, Africa News Service*, 04.01.1999; vgl. Call for worldwide ban of FGM. In: *afrol News*, 18.03.2003, www.afrol.com; vgl. Jammeh Says His Government Will Not Ban FGM. In: *Spice News Services, Africa News Service*, 22.01.1999

[22] vgl. Criminal Code (Amendment) Act, 1994, reprinted in International Digest of Health Legislation, Band 47, Nr. 1, 1966, S. 30-31

[23] vgl. Circumciser Jailed in Ghana. In: *IAC Newsletter*, Nr. 24, Dezember 1998, S. 10

[24] vgl. http://www.state.gov/documents/organization/220329.pdf

[25] Hinweis von La Cellule de Coordination sur les Pratiques Traditionelles Affectant la Santé des Femmes et des Enfants (CPTAFE), Juli 1998

Euro) und bis zu fünf Jahren Haftstrafe gesetzlich verbietet.[26] Guinea-Bissau übernahm nach der Unabhängigkeit von Portugal 1974 das portugiesische Strafgesetz, das FGM nicht ausdrücklich verboten hat.[27] Das Parlament lehnte noch 1995 den Entwurf eines Gesetzes gegen FGM ab, begrüßte aber bereits den Vorschlag, Beschneiderinnen zur Verantwortung zu ziehen, die durch die Praktik den Tod eines Mädchens oder einer jungen Frau verursachen. Der Staat führt Kampagnen über die schädlichen Folgen von FGM durch.

Kamerun: Kamerun verfügt über keine spezialgesetzliche Regelung gegen FGM. Das Recht auf körperliche Unversehrtheit wird in der Verfassung garantiert. Die Körperverletzungstatbestände der Artikel 277, 280 und 281 des Strafgesetzbuchs könnten angewendet werden.[28] Die Regierung führt Kampagnen gegen schädliche Praktiken durch[29] und steht FGM kritisch gegenüber.

Kenia: Im Januar 2002 trat ein Gesetz zum Schutz des Kindes in Kraft, nach dem FGM strafbar ist (Artikel 14). Bis Anfang 2003 kam es zu Gerichtsverfahren in den Regionen Marakwet, Kajiado, Trans Mara und Narok. Im Gesetz befand sich eine Regelungslücke: Es schützte nur Kinder unter 16 Jahren, nicht aber 17- bis 18-Jährige. Diese Lücke wurde inzwischen geschlossen; 2011 beschloss das kenianische Parlament eine Änderung des Kinderschutzgesetzes. Danach ist FGM an Kindern unter 18 Jahren strafbar und kann mit zwölf Monaten Haftstrafe und/oder umgerechnet 453 Euro Geldbuße geahndet werden. Das Verbot von FGM gilt auch für Frauen. FGM ist damit verboten und wird zudem als Auslandsstraftat verfolgt. Vor Erlass des Kinderschutzgesetzes hatte die Verurteilung eines Vaters, der FGM an seinen Töchtern vorgenommen hatte, zu erbosten Reaktionen von Mitgliedern einiger benachbarter Gemeinschaften geführt. Darauf hin wurden laut eines Artikels im *East African Standard* vom 6. Juni 2001 600 Mädchen gewaltsam verstümmelt. Da ein Gesetz allein keine Änderung der Einstellung der Bevöl-

---

[26] vgl. http://www.state.gov/documents/organization/220333.pdf; s. auch TERRE DES FEMMES aaO. /fgm-in-afrika/1456-guinea-bissau.

[27] vgl. Constitution of the Republic of Guinea-Bissau, 1991. In: Blaustein, A. P.; Flanz, G. H., 1994; vgl. Código Penal Portugués, Coimbra: Livraria Almedina, 1968, S. 502-524

[28] vgl. Constitution of the Republic of Cameroon, 1996. In: Flanz, G. H., 1996; vgl. Penal Code of the United Republic of Cameroon, Law Nr. 65-LF-24 (12.11.1965) and Law Nr. 67-LF-1 (12.06.1967), Artikel 277 (1980-1)

[29] 2014 mit der WHO, vgl. http://www.voanews.com/content/cameroon-who-push-for-end-to-female-circumcision/1938703.html

kerung zu FGM bewirken konnte, stellte der Staat 1999 einen Aktionsplan auf und arbeitet seitdem u. a. mit NGOs zusammen.[30] 2014 fand die größte internationale HIV/AIDS Konferenz in Kenia statt, auf der auch die Infektionsgefahr durch FGM thematisiert wurde.[31]

Liberia: Mangels spezialgesetzlicher Regelungen könnte in Liberia der Tatbestand der Körperverletzung auf FGM angewendet werden (Artikel 242 Strafgesetzbuch).[32] Bisher wurde jedoch kein Fall von Strafverfolgung oder Verurteilung bekannt. Die *Association of Female Lawyers*, eine Vereinigung von Rechtsanwältinnen, sprach sich offiziell gegen FGM aus. Präventionskampagnen führten in den vergangenen Jahren zu einem leichten Rückgang von FGM.[33]

Mali: Eine spezialgesetzliche Regelung gibt es nicht. FGM ist in staatlichen Gesundheitszentren nicht erlaubt.[34] Das Recht auf Unversehrtheit einer jeden Person ist in der Verfassung garantiert (Artikel 1). Die Freiheit der Religion wird unter Berücksichtigung der Gesetze gewährleistet (Artikel 4).[35] Im Nationalen Aktionsplan zur Beendigung von FGM von 1999 bis zum Jahr 2008 stellte die Regierung fest, dass die Praktik nach dem Strafgesetzbuch (Artikel 166) bestraft werden kann. Zudem kann einer verurteilten Person vom Gericht für ein bis zehn Jahre der Aufenthalt an einem bestimmten Ort verboten werden. Die Einwilligung des Opfers in eine Körperverletzung, die krank oder arbeitsunfähig macht, ist keine Rechtfertigung (Artikel 171). Bislang wurde keine Verurteilung bekannt.

[30] Rede von Lina Kilimo, Staatsministerin im Stab des Vizepräsidenten von Kenia, Fachtagung FGM, 08.03.2003, Auswärtiges Amt, Berlin; vgl. auch TERRE DES FEMMES aaO. /fgm-in-afrika/1429-kenia.

[31] vgl. http://www.pepfar.gov/awarenessdays/229432.htm

[32] vgl. Liberian Code of Laws of 1956, Band III, title 27, Sect. 242(1), Cornell University Press, Ithaca, New York, S. 971

[33] vgl. http://www.state.gov/documents/organization/220339.pdf

[34] vgl. http://www.state.gov/documents/organization/220345.pdf

[35] vgl. Constitution of the Republic of Mali, 1992. In: Flanz, G. H., 1997

Mauretanien: Art. 309 und 310 des staatlichen Kinderschutzgesetzes (Child Protection Penal Code) stellt FGM an Mädchen unter Strafe mit Freiheits- oder Geldstrafe von 120.000 bis 300.000 Ouguiya (ca. 297 bis 742 Euro).[36] Die körperliche Unversehrtheit wird verfassungsmäßig garantiert (Artikel 13). Nach Artikel 285 des Strafgesetzbuches sind Körperverletzungen und Amputationen verboten. Im Mai 1998 kam es zu einer Verhaftung wegen FGM. Der Fall wurde strafrechtlich jedoch nicht weiter verfolgt. Ein 1996 von der Regierung veröffentlichter Leitfaden über die Rechte von Frauen in Mauretanien stellte klar, dass FGM nicht vom Islam gefordert wird. Er war von religiösen Führern gebilligt worden.[37] Seit 2002 wurden verschiedene staatliche Medien- und Aufklärungskampagnen durchgeführt und im September 2012 der zweite Teil eines Nationalen Aktionsplans gegen FGM.

Niger: Seit 2003 ist FGM verboten und kann mit sechs Monaten bis zu drei Jahren Haft geahndet werden.[38] Stirbt die Betroffene, kann zu zehn bis zwanzig Jahre Freiheitsstrafe verurteilt werden.[39] Nach der Verfassung sind zudem das Recht auf Gesundheit und körperliche Unversehrtheit geschützt (Artikel 10). Die religiöse Entfaltung wird gewährleistet, soweit die Rechte anderer nicht verletzt werden (Artikel 14).[40] Seit 1997 führt Niger Aktionsprogramme u. a. mit der WHO durch.

Nigeria: Eine bundeseinheitlich geltende, spezialgesetzliche Regelung gibt es nicht. Die Verfassung schützt das Recht auf körperliche Unversehrtheit (Artikel 17).[41] Ende 2001 befand sich der Entwurf eines Bundesgesetzes gegen FGM im Gesetzgebungsverfahren. Solange es kein spezielles Gesetz gibt, könnte FGM mit Ausnahme medizinisch indizierter oder durch medizinisches Personal durchgeführte Eingriffe in den nördlichen Bundesstaaten nach den Körperverletzungstatbeständen (Artikel 240 und 241) des Strafgesetzes geahndet werden.[42] Im Süden könnten die Regelungen des Kriminalgesetzes

---

[36] vgl. http://www.state.gov/documents/organization/220348.pdf

[37] vgl. Constitution of the Republic of Islamic Republic of Mauritania, 1991. In: Blaustein, A. P.; Flanz, G. H., 1993

[38] vgl. TERRE DES FEMMES aaO. /fgm-in-afrika/1463-niger.

[39] vgl. http://www.state.gov/j/drl/rls/hrrpt/2013/af/220144.htm

[40] vgl. Constitution of the Republic of Niger, 1996. In: Flanz, G. H., 1997

[41] vgl. Constitution of the Federal Republic of Nigeria, 1999, www.odili.net/republic/constitution/

[42] vgl. Penal Code Act (Laws of Northern Nigeria 1963), Band III, Kapitel 89

(Artikel 335 oder 338) angewendet werden.[43] Der Strafrahmen liegt bei einer Geldstrafe von bis zu 50.000 Naira (ca. 237 Euro) und/oder einem Jahr Haft.[44] Bisher wurden keine Gerichtsverfahren bekannt. Seit 2000 gibt es regionale, spezifische Strafregelungen gegen FGM in zwölf von 36 Bundesstaaten: in Edo, Ebonyi, Delta, Ogun, Cross River, Osun, Ondo, Ekiti, Oyo, Rivers States und Bayesla. Es ist nicht bekannt, ob diese Gesetze angewendet werden.[45] Die Bundesregierung führt seit Jahren Gesundheitskampagnen durch[46] und verurteilt FGM öffentlich.

Senegal: Im Senegal stellt Artikel 299 des Strafgesetzbuches FGM unter Strafe.[47] Im August 1999 kam es zu ersten Verhaftungen. Der Vater eines fünfjährigen Mädchens berichtete der Polizei, Mutter und Großmutter hätten seine Tochter verstümmelt. Die Person, die den Eingriff durchführte, wurde nicht gefasst. Die Bevölkerung reagierte auf das Verfahren so empört, dass der Fall nicht weiter verfolgt wurde. Die Regierung unterstützt seit 1997 die Anstrengungen von NGOs, wie z. B. die der Organisation *Tostan*, und versucht mit Aufklärung die Praktik einzudämmen. Die Anstrengungen von *Tostan* führten zu Teilerfolgen. Mit Einverständnis des örtlichen Imans verbannten 1997 die BewohnerInnen des Bambara Dorfes Malicounda FGM in einer öffentlichen Zeremonie. Im November 2000 folgten diesem Beispiel 174 weitere Dörfer, bis Anfang 2003 waren es bereits 1.300 Dorfgemeinschaften.[48] Mittlerweile steht Aufklärung über FGM in den Curricula für Schulen und die Regierung unterstützt landesweit Präventionskampagnen.[49]

---

[43] vgl. Criminal Codes Act (Laws of the Federation 1990), Band V, Kapitel 77

[44] vgl. http://www.state.gov/documents/organization/220358.pdf

[45] vgl. www.asyl.net/Magazin (Informationen von amnesty international)

[46] vgl. z. B. Department of Primary Health Care and Disease Control, Federal Ministry of Health, Abuja, Draft National Policy on the Elimination of FGM (Mai 1998)

[47] vgl. Republic of Senegal, Proposed Law Modifying Certain Provisions of the Penal Code (adopted January 1999), 27.02.1999

[48] vgl. Premières Arrestations pour l'Excision au Senegal. In: *Agence France Presse*, 05.08.1999; Hinweis von Molly Melching, *Tostan* Senegal, Fachtagung FGM, 08.03.2003, Auswärtiges Amt, Berlin

[49] vgl. http://www.state.gov/documents/organization/220363.pdf

Sierra Leone: Es gibt kein Spezialgesetz auf Bundesebene. Die körperliche Unversehrtheit ist verfassungsrechtlich geschützt (Artikel 15).[50] Nach einer Vorschrift zur Verhütung von Grausamkeiten an Kindern können über 16 Jahre alte Personen bestraft werden, die ein Kind unnötigen Qualen aussetzen oder dessen Gesundheit schädigen. Gibt eine Frau ihr Einverständnis zu FGM, gilt dies nicht als Verbrechen.[51] 2002 wurden zehn Frauen in Freetown verhaftet, die verdächtigt wurden, als Mitglieder der Geheimorganisation *Bundu secret society* am Tod eines 14-jährigen Mädchen nach dessen FGM schuldig zu sein. In 2012 unterschrieben – bisher ohne nennenswerte Wirkung - acht der vierzehn Distrikte des Landes ein Memorandum zur Kriminalisierung von FGM: Western Area Rural, Western Area Urban, Bo, Kambia, Port Loko, Pujehum, Bonthe und Kailahun.[52]

Somalia: Seit dem Sturz der Regierung und der Flucht des Präsidenten 1991 liegen keine Informationen über rechtliche Regelungen gegen FGM vor. Die provisorische Verfassung beschreibt FGM vergleichbar mit Folter.[53] Es gibt keine landesweit einheitlich funktionierende Judikative. Regional urteilen Gerichte auf der Grundlage einer Mischung aus Gewohnheitsrecht, traditionellem und islamischen Recht sowie nach dem bis 1991 geltenden Strafgesetz. In Puntland, in den nordöstlichen Gebieten, gibt es ein Gesetz gegen FGM[54] , das aber in der Praxis nicht konsequent angewendet wird.

Sudan: Zwischen 1946 und 1983 war die Infibulation verboten. Seit der Änderung des Strafgesetzes 1991 fehlt dieser Straftatbestand. Nach der Verfassung besteht ein Recht auf körperliche Unversehrtheit (Artikel 20). Bei Ausübung von kulturellen und religiösen Sitten müssen individuell geschützte Verfassungsrechte beachtet werden (Artikel 24). Verschiedene Körperverletzungstatbestände (Artikel 138 Strafgesetz) könnten angewendet werden.[55] Bis 2014

---

[50] vgl. Constitution of Sierra Leone, 1991. In: Blaustein, A. P.; Flanz, G. H., 1992

[51] vgl. The Laws of Sierra Leone, Prevention of Cruelty to Children, Kapitel 31, Teil I, Artikel 4(1)(a) und (b), 1960; vgl. Supporters of Female Excision Fight Back in Sierra Leone. In: *Agence France Presse*, 30.08.1996

[52] vgl. http://www.state.gov/j/drl/rls/hrrpt/2013/af/220156.htm

[53] vgl. http://www.state.gov/j/drl/rls/hrrpt/2013/af/220158.htm

[54] vgl. auch TERRE DES FEMMES aaO. /fgm-in-afrika/1430-somalia.

[55] vgl. Penal Code 1974 (Act Nr. 64), Artikel 284A(1), in 9 Laws of the Sudan 1974-5 (revised up to December 31, 1981); vgl. Smith, J., 1995, S. 131; vgl. Constitution of the Republic of the Sudan, 1998. In: Flanz, G. H., 1999

ist nicht nachvollziehbar, ob es wegen FGM zu Verhaftungen oder zu Verurteilungen kam. Das Gesundheitsministerium verbot medizinischem Personal, FGM durchzuführen.[56] Lokale Regelungen gegen FGM gibt es inzwischen in Süd Kordofan, Gedaref, West Dafur, Red Sea und Darfur. Andere Distrikte wollen folgen.[57]

Tansania: Am 1. Juli 1998 stellte die Regierung FGM unter Strafe (Artikel 169A des Strafgesetzbuches. Die Begründung lautete: Die Praktik sei für Mädchen unter 18 Jahren zu grausam.). Es kann zu fünf bis fünfzehn Jahre Haft und/oder Geldstrafe bis TZS 300.000 (ca. 141 Euro) verurteilt werden.[58] Die Regelung wurde bisher kaum angewandt. Stattdessen gibt es Berichte aus der Singida Region, wo aus Furcht vor Strafanzeigen durch die eigenen Kinder nunmehr Säuglinge verstümmelt werden. In der Mara Region wird die Zeremonie seitdem im Geheimen durchgeführt. Ende 2001 wurden dort 1.500 Schulmädchen in den Ferien verstümmelt.[59] Trotz staatlicher Kampagnen erhalten potenzielle Opfer bei einer Flucht vor FGM keinen Schutz.[60] 2012 wurden 12 Frauen verhaftet, die an der Zeremonie für 21 Mädchen beteiligt waren. Der Ausgang der Ermittlungsverfahren ist nicht bekannt.[61]

Togo: 1998 trat in Togo ein Gesetz gegen FGM in Kraft. Danach sind auch Vorbereitungshandlungen und der Versuch einer FGM verboten, es sei denn, es handelt sich um Blutsverwandte oder angeheiratete Verwandte des potenziellen Opfers bis zum 4. Grad (Artikel 6). Medizinisch initiierte Operationen sind erlaubt (Artikel 3).[62] Das Gesetz wird selten angewandt, da sich die meisten Fälle im ländlichen Raum ereigneten und dort weder die Bevölkerung noch die Polizei das Gesetz kannten.[63]

---

[56] vgl. http://www.state.gov/j/drl/rls/hrrpt/2013/af/220164.htm

[57] vgl. TERRE DES FEMMES aaO. /fgm-in-afrika/1431-sudan.

[58] vgl. http://www.state.gov/j/drl/rls/hrrpt/2013/af/220169.htm

[59] vgl. Emergency FGM rescue operation fails in Tanzania. In: *afrol News*, 29.05.2002, www.afrol.com

[60] vgl. CEDAW, Consideration of Reports Submitted by States Parties Under Article 18 of the Convention on the Elimination of All Forms of Discrimination Against Women, Second and third periodic reports of States parties: United Republic of Tanzania, CEDAW/C/TZA/2-3, 30 September 1996, Paragraph 32

[61] vgl. http://www.state.gov/j/drl/rls/hrrpt/2013/af/220169.htm

[62] vgl. Loi Nr. 98-016 (17.11.1998). In: Journal Officiel de la Republique Togolaise, 21.11.1998, S. 2-3

[63] vgl. http://www.state.gov/j/drl/rls/hrrpt/2013/af/220171.htm

Tschad: Am 28. März 2002 verabschiedete das Parlament ein Gesetz zur reproduktiven Gesundheit, in dem FGM verboten wird. Bisher wurden keine Fälle strafrechtlicher Verfolgung bekannt.[64] Soweit die Regelungen des Gesetzes Lücken aufweisen, könnten die Körperverletzungstatbestände der Artikel 252 bis 254 des Strafgesetzbuches angewendet werden.[65]

Uganda: Seit April 2010 ist FGM verboten und wird mit bis zu 10 Jahren Freiheitsentzug bestraft. Stirbt das Mädchen bei dem Eingriff, kann auch eine lebenslängliche Haftstrafe verhängt werden. Das gleiche gilt bei Infektion mit HIV/AIDS, langfristiger Behinderung und wenn der Täter/die Täterin eine Fürsorgeperson des Opfers bzw. eine medizinische Fachkraft ist. Eine Einwilligung der Betroffenen ändert nichts an dem Strafmaß. Bis zum Juli 2012 wurden 20 Personen verhaftet und eine bereits verurteilt.[66] Zuvor waren nach der Verfassung bereits Gesetze rechtswidrig sowie Sitten und Traditionen verboten, die gegen die Würde und das Wohlergehen von Frauen verstoßen (Artikel 33b). Ein Gesetz zum Schutz der Kinder von 1996 verbot kulturelle Praktiken, die für die Gesundheit eines Kindes schädlich sind. Im Februar 1996 wurde ein Mädchen durch einen richterlichen Beschluss vor einer Verstümmelung bewahrt. Der 1998 von der Regierung erarbeitete Gesetzesentwurf zu FGM[67] wurde nunmehr umgesetzt.

---

[64] vgl. auch ww.state.gov/j/drl/rls/hrrpt/2013/af/220096.htm

[65] vgl. Ordonnance Nr. 12-67-PR.-MJ. Portant promulgation d´un code penal. In: Journal Officiel de la Republique du Tchad, numéro special, 31.12.1967

[66] vgl. TERRE DES FEMMES aaO. /fgm-in-afrika/1433-uganda.

[67] vgl. Constitution of Uganda, 1995. In: Flanz, G. H., 1996; vgl. Uganda, Togo, Tanzania and Ivory Coast Propose Legislation Banning FGM. In: *IAC Newsletter*, Nr. 23, Juni 1988, S. 3

Zentralafrikanische Republik: FGM ist gesetzlich verboten und kann mit zwei bis fünf Jahren Haft und mit 100.000 bis 1 Mio. CFA Francs (ca. 156 bis 1.555 Euro) bestraft werden.[68] Die Verfassung schützt das Recht auf körperliche Unversehrtheit (Artikel3).[69] In der Praxis wurde das Verbot kaum befolgt. Die Regierung beteiligt sich an Aufklärungskampagnen.

Schlussfolgerungen

Gesetze gegen FGM erwiesen sich bisher in der Praxis als kaum oder gar nicht durchsetzbar, sei es aus mangelnder Kenntnis oder bewusstem Nichtbeachten. In einigen Fällen hatte ihre Anwendung sogar negative Konsequenzen. Auch wird befürchtet, dass gesetzliche Verbote die Praktik in den Untergrund treiben. Insgesamt zeigt sich, dass im Fall der genitalen Verstümmelung Gesetze allein kein Umdenken bewirken. Wichtig ist vielmehr, dass die betroffenen Ethnien die Praktik als schädlich erkennen und sich mit Überzeugung von ihr lösen. Staatliche Anstrengungen und Aktivitäten regional arbeitender NGOs können diesen Prozess in Gang bringen und unterstützen. Gesetze sollten ihn begleiten. Als wichtig hat sich auch die Unterstützung einzelner Mädchen und Frauen erwiesen, die sich gegen die Praktik aussprechen. So flohen z. B. Mädchen von der Elfenbeinküste und in Kenia aus ihren Dörfern und suchten Schutz bei katholischen Ordensschwestern.[70]

Literaturnachweis

Blaustein, Albert P.; Flanz, Gisbert H., Bände 1992-1994: Constitutions of the Countries of the World, Dobbs Ferry, Oceana Publications, New York.

Flanz, Gisbert H., Bände 1995-1997, 1999: Constitutions of the Countries of the World, Dobbs Ferry, Oceana Publications, New York.

---

[68] vgl. http://www.state.gov/j/drl/rls/hrrpt/2013/af/220095.htm

[69] vgl. Constitution of the Central African Republic, 1995. In: Flanz, G. H., 1995; vgl. Artikel 3, Ordinance Nr. 66/16 (2202.1966). In: Journal Officiel de la République Centrafricaine, Mar. 15, 1966, S. 158

[70] Hinweise von kath. Ordensschwestern der Elfenbeinküste und Kenia, vergleichbar zusammengestellt und analysiert von der Autorin und teilweise veröffentlicht in: Haepp, Ingelore, 2003: Genitalverstümmelung – Pastorale Herausforderung für die afrikanische Kirche, missio (Hrsg.), Aachen, S. 13, 16f.

Smith, Jacqueline, 1995: Visions and Discussions on Genital Mutilation of Girls. An International Survey, Defence of Children International, Section The Netherlands, Amsterdam.

Onlineberichte veröffentlicht auf Homepages:

www.frauenrechte.de (Homepage von TERRE DES FEMMES – Menschenrechte für die Frau e.V.)

www.afrol.com (Nachrichten aus Afrika)

www.ipu.org (Homepage der *Inter-Parliamentary Union*)

www.state.gov (Homepage des U.S. Department of State)

Gabriela Lünsmann

(K)ein Asyl für Frauen – Genitalverstümmelung im Spiegel verwaltungsgerichtlicher Rechtsprechung

Weltweit sind mehr als 25 Millionen Menschen auf der Flucht, davon sind 80 Prozent Frauen und Kinder. Ihnen gelingt meist nur die Flucht innerhalb ihres Heimatlandes oder in angrenzende Länder. Lediglich 30 Prozent aller weiblichen Flüchtlinge schaffen den weiten Fluchtweg nach Europa. In westlichen Asylländern ist der Begriff des Flüchtlings daher von männlichen Verfolgungsschicksalen geprägt. Frauen fliehen zwar oft aus denselben Gründen wie Männer: weil sie wegen ihrer politischen Überzeugung bedroht oder wegen ihrer ethnischen Zugehörigkeit unterdrückt werden, weil sie inhaftiert oder gefoltert werden. Frauen fliehen aber auch aus anderen Gründen: Frauen fliehen, weil sie als Frauen in ihrer Heimat nicht mehr sicher leben können, Frauen fliehen, weil sie als Geiseln benutzt, erpresst und sexuell missbraucht werden, wenn ihre Väter, Brüder oder Söhne zur politischen Opposition gehören. Frauen fliehen, weil sie die Regeln, die ihnen in ihren Heimatländern auferlegt werden, nicht länger ertragen wollen und weil sie Zwangsverheiratung oder Genitalverstümmelung für sich oder ihre Töchter ablehnen.

Frauenspezifische Fluchtgründe in der internationalen Diskussion

Genitalverstümmelung oder Female Genital Mutilation (FGM) wurde 1993 zum ersten Mal in einem internationalen Dokument, der „Erklärung über die Beseitigung der Gewalt gegen Frauen" durch die Vollversammlung der Vereinten Nationen als Gewalt gegen Frauen bezeichnet und verurteilt. Die Aktionsplattform der 4. Weltfrauenkonferenz 1995 ging noch weiter, indem sie FGM als Menschenrechtsverletzung definierte und ihre Bekämpfung verlangte. Zahlreiche Organisationen forderten damals die Anerkennung „geschlechtsspezifischer Verfolgung" als Asylgrund.

In Europa gibt es bisher kein einheitliches Asylrecht; die Genfer Konvention stellt jedoch die gemeinsame Linie des Asylrechts der einzelnen Staaten dar. Die Genfer Flüchtlingskonvention (GFK) wurde 1951 vom UN-Hochkommissariat für Flüchtlinge beschlossen. Für die Frage, ob Genitalverstümmelung einen Asylgrund darstellt, ist vor allem die in der Genfer Flüchtlingskonvention enthaltene Flüchtlingsdefinition entscheidend. Diese verlangt als Verfolgung eine schwerwiegende Verletzung grundlegender Menschenrechte, die an eines der in der Genfer Flüchtlingskonvention (GFK) niedergelegten asylrelevanten Merkmale anknüpfen muss. Diese Merkmale sind die politische Überzeugung, die Rasse, die Religion, die Volkszugehörigkeit oder die Zugehörigkeit zu einer bestimmten sozialen Gruppe.

Das Merkmal „Geschlecht" wird in der Genfer Flüchtlingskonvention nicht explizit genannt; dies überrascht nicht, da im Jahre 1951 die Sensibilität für frauenspezifische Verfolgung nur wenig ausgeprägt war. International wurde erst mit dem Bekanntwerden der Massenvergewaltigungen und der sexuellen Folter vieler Flüchtlingsfrauen aus Bosnien und Herzegowina dem Thema frauenspezifischer Fluchtgründe mehr Beachtung geschenkt. Inzwischen besteht Einigkeit darüber, dass geschlechtsspezifische Verfolgung in der Genfer Flüchtlingskonvention Berücksichtigung finden kann, da das „Geschlecht" dem Merkmals der „sozialen Gruppe" zuzuordnen ist. Im Herbst 2001 verabschiedete das Europäische Parlament eine entsprechende Entschließung, die Genitalverstümmelung ausdrücklich als einen Grundrechtsverstoß und als Akt der Gewalt verurteilt; die Abgeordneten forderten unter anderem das Recht auf Asyl im Fall der drohenden Genitalverstümmelung. In den einzelnen Staaten unterscheidet sich die Asylpraxis in Fällen von Genitalverstümmelung jedoch trotz dieser gemeinsamen Willensbekundung weiter erheblich.

Asylverfahren in Deutschland

Die Angst vor Genitalverstümmelung ist in einer zunehmenden Zahl von Fällen die Ursache für die Flucht von Frauen und Müttern bzw. Familien mit ihren Töchtern. Daher sind auch in Deutschland bei zahlreichen Gerichten Verfahren von Betroffenen aus der Elfenbeinküste, dem Sudan, aus Nigeria, Togo, Guinea, Ghana, Somalia, Eritrea, Uganda, Kamerun, Sierra Leone, Äthiopien und Ägypten anhängig. Die Asylanträge werden von dem zuständigen Bundesamt für Migration und Flüchtlinge (BAMF) meist abgelehnt, so dass regelmäßig verwaltungsgerichtliche Entscheidungen erforderlich werden.

Im deutschen Asylrecht erfolgt die Prüfung der Gewährung von Schutz und damit von dauerhaftem Bleiberecht auf drei Ebenen; zunächst wird festgestellt, ob eine Anerkennung als asylberechtigt gem. Art. 16a Grundgesetz

(GG) erfolgen kann; dies ist die stärkste denkbare Rechtsposition, die mit einer Vielzahl von sozialen Rechten versehen ist. Ist dies nicht der Fall, wird das Vorliegen der Flüchtlingseigenschaft i.S.d. Genfer Flüchtlingskonvention geprüft; auch diese Anerkennung sichert den Betroffenen eine dauerhafte Aufenthaltsperspektive. Wenn diese beiden Voraussetzungen nicht erfüllt sind, erfolgt im dritten Schritt sodann die Prüfung von sog. Abschiebungshindernissen. Diese können festgestellt werden, wenn zwar keine politische Verfolgung vorliegt, aber mit der Rückkehr in das Heimatland dennoch eine Gefahr verbunden wäre. Diese rechtliche Feststellung ist nur mit einer schwachen, widerruflichen Rechtsposition verbunden, die nicht ausschließt, dass die Betroffenen zu einem späteren Zeitpunkt zur Rückkehr in ihr Heimatland gezwungen werden können.

Bis zum Inkrafttreten des Zuwanderungsgesetzes im Jahre 2005 lag ein wesentlicher Grund für die ablehnenden Entscheidungen darin, dass das Asyl- und Flüchtlingsrecht grundsätzlich nur für diejenigen Schutz vorsah, die vor einer Verfolgung durch den Staat flohen. Im Hinblick auf sexualisierte Gewalt gegen Frauen, darunter FGM, stellten die Gerichte die kritische Frage, inwieweit diese Gewalt vom Staat ausgeht oder der Staat zumindest mitverantwortlich sei, weil er den betroffenen Frauen keinen Schutz gewährte. Lange herrschte die Auffassung, es handele sich bei Gewalt gegen Frauen um eine „Privatsache". Der Erkenntnis, dass sexuelle Übergriffe aber als typisches und oft systematisches Mittel der Kriegsführung, Terrorisierung und Verfolgung von Frauen eingesetzt werden, haben sich deutsche Gerichte lange verschlossen. Dies gilt auch für die Bewertung von FGM als Verfolgung.

Mangelnde Berücksichtigung frauenspezifischer Fluchtgründe

In Deutschland hat 1996 erstmals das Verwaltungsgericht Magdeburg einer Frau aus der Elfenbeinküste eine Anerkennung als Asylberechtigte nach Artikel 16a GG zugesprochen[1]. Das Gericht hielt eine gegen den Willen der Betroffenen durchgeführte Beschneidung für einen „asylrechtlich erheblichen Eingriff in die physische und psychische Integrität [...] bei dem die Betroffene unter Missachtung ihres Selbstbestimmungsrechtes zum bloßen Objekt erniedrigt werde". Viele andere Gerichte mochten sich dieser weitgehenden

[1] Verwaltungsgericht Magdeburg, Gerichtsbescheid vom 20.06.1996 (1A 185/95). In: Streit, Heft 3, 1997, S. 127ff.

Rechtsprechung nicht anschließen und stellten nur die weniger weitgehenden Abschiebungshindernisse fest.

Das Verwaltungsgericht Oldenburg hatte im Mai 1998 gleich in vier Fällen über Asylgewährung wegen drohender Genitalverstümmelung zu entscheiden.[2] Das Vorliegen von Abschiebungshindernissen nach § 53 VI Ausländergesetz stellte es jedoch lediglich in zwei Fällen fest. Im Rahmen seiner Entscheidungen hatte sich das Gericht mit den Informationen zu FGM durchaus differenziert auseinandergesetzt und dabei zutreffend festgestellt, dass eine drohende Genitalverstümmelung eine erhebliche Gefahr für Leib und Leben der betroffenen Mädchen und Frauen darstelle. Das Gericht hatte auch erkannt, dass regelmäßig kein Schutz im Heimatland gewährt werde, die Mädchen und Frauen also nicht auf die so genannte inländische Fluchtalternative verwiesen werden könnten – also auf die Möglichkeit, anderenorts in ihrem Heimatland Schutz zu suchen. Trotzdem hat das Verwaltungsgericht Oldenburg aufgrund der drohenden Verstümmelung kein Asyl gewährt, sondern lediglich das Vorliegen von Abschiebungshindernissen gemäß § 53 VI Ausländergesetz festgestellt. Damit stellt die genitale Verstümmelung nach Auffassung des Gerichts keine politische Verfolgung dar.

Genitalverstümmelung ist politische Verfolgung

Verneinende Gerichtsentscheidungen verkennen dabei, dass einer Genitalverstümmelung die Qualität einer politischen Verfolgungsmaßnahme zukommt. Indem nämlich gegen den Willen der Frauen eine irreparable Verstümmelung ihrer Geschlechtsorgane vorgenommen wird, werden sie gezielt verfolgt – in Anknüpfung an das asylerhebliche Merkmal „Geschlecht" bzw. in Anlehnung an die Zugehörigkeit zur sozialen Gruppe der „nicht beschnittenen Frauen". Dabei kommt es entgegen der Auffassung einiger Gerichte nicht darauf an, dass FGM aus Sicht der Beschneiderinnen und der Verwandten zum Wohl des Mädchens durchgeführt wird. Die Frage, ob eine Verfolgungsmaßnahme vorliegt, beurteilt sich nach herrschender Rechtsprechung ausschließlich anhand objektiver Kriterien. Die subjektiven Motive des Verfolgers hingegen sind unerheblich. Eine genitale Verstümmelung, die in der Regel auf Wunsch der Eltern von Beschneiderinnen – das heißt von Privatpersonen – durchgeführt

---

[2] Verwaltungsgericht Oldenburg, Urteil vom 07.05.1998 (6A4610/96). In: InfAuslR 1998, S. 412ff.

wird, stellt dennoch eine politische Verfolgung dar. Entgegen der Feststellungen einiger Gerichte sind in vorliegenden Fällen nämlich die Voraussetzungen gegeben, die eine Verantwortlichkeit des Staates begründen: Für das Vorliegen mittelbarer Verfolgung kommt es darauf an, ob der Staat den Betroffenen mit den ihm zur Verfügung stehenden Mitteln schützt. Nach der Rechtsprechung des Bundesverfassungsgerichts besteht eine Verantwortlichkeit des Staates auch dann, wenn der Staat zum Schutz nicht willens oder nicht in der Lage ist.

Dies war beispielsweise im Staat Elfenbeinküste der Fall; dort bestand Ende der 90er Jahre zwar eine Strafbarkeit der Genitalverstümmelung und der Staat verfügte auch über eine staatliche Ordnung, und die zum Schutze der Betroffenen gebotenen Mittel, wie z. B. Strafverfolgung und Polizeigewalt, war jedoch in der Praxis nicht schutzwillig. Der Staat unterließ den Einsatz dieser Mittel zugunsten der von FGM bedrohten Frauen, indem die Polizei denjenigen Frauen, die sich mit dem konkreten Anliegen des Schutzes vor Verstümmelung an sie wandten, keine Hilfe gewährte. Die staatliche Verantwortung besteht hierbei gerade im Nichtgebrauch der staatlichen Machtmittel zum Schutze des Lebens, der Gesundheit und der Rechte der verfolgten Frauen.

Wandel in der Rechtsprechung?

In späteren Gerichtsentscheidungen haben das Verwaltungsgericht Frankfurt und das Bayerische Verwaltungsgericht München der Kritik an den Entscheidungen des Verwaltungsgerichtes Oldenburg zumindest teilweise Rechnung getragen.[3] Zwar erfolgte keine Anerkennung als Asylberechtigte nach dem Grundgesetz, jedoch immerhin eine Feststellung des so genannten „kleinen Asyls“ nach § 51 Ausländergesetz, das ein dauerhaftes Bleiberecht in Deutschland als Flüchtling im Sinne der Genfer Flüchtlingskonvention sichert und den Frauen damit eine Perspektive für ihre Zukunft eröffnet.

Das Verwaltungsgericht Frankfurt stellte fest, dass es nach den Vorschriften des Ausländergesetzes untersagt ist, eine Frau in einen Staat abzuschieben, in dem ihr Gefahr für Freiheit oder Leben droht, d. h. für Rechtsgüter, die durch die Genfer Flüchtlingskonvention geschützt sind. Das Gericht hält

[3] Verwaltungsgericht Frankfurt, Urteil vom 29.03.1999 (9E30919/97.A(2). In: InfAuslR 1999, S. 300ff.

hier – in Fortführung seiner Rechtsprechung aus dem Jahr 1994 und entgegen der bisherigen Rechtsprechung des Bundesverwaltungsgerichtes – einen politischen Charakter der Verfolgung nicht für erforderlich. Dieser zutreffenden Auffassung folgte auch das Verwaltungsgericht Wiesbaden.[4]

Die hier noch in einer Mindermeinung vertretene Rechtsauffassung ist jedoch konsequent und stimmt mit der Ansicht anderer europäischer Gerichte überein. So gewährt Großbritannien im Einzelfall zum Schutz vor FGM Asyl, ohne dass es dabei auf die staatliche Verantwortung für den drohenden Eingriff ankommt. Die Prüfung der Staatlichkeit der Verfolgung ist insoweit eine deutsche Besonderheit und steht gegebenenfalls im Rahmen der Vereinheitlichung der europäischen Asylgesetzgebungen zur Disposition.

Das Bayerische Verwaltungsgericht München, das über Asyl wegen drohender Genitalverstümmelung für eine Frau aus Kamerun zu entscheiden hatte, geht erfreulicherweise in einem Punkt noch weiter: Es stellt ausdrücklich klar, dass es die Auffassung des Verwaltungsgerichts Oldenburg nicht teilt, das zu Lasten der betroffenen Frauen berücksichtigt, dass die Genitalverstümmlung aus wohlmeinenden Motiven durchgeführt wird.[5]

Allerdings gibt es auch immer wieder negative Entscheidungen von Gerichten: So hat das Verwaltungsgericht Trier Asyl für ein zweijähriges Mädchen aus Nigeria abgelehnt, da es meinte, die staatlichen Aufklärungskampagnen gegen FGM in Nigeria böten ihr ausreichenden Schutz.[6] Das Urteil lässt Einsicht in die sozialen Zusammenhänge vermissen und negiert, dass die Aufklärung zu diesem tabuisierten Thema erst am Anfang steht. Sie ist in Nigeria – ebensowenig wie in anderen afrikanischen Ländern, die staatliche Kampagnen eingeleitet haben – noch lange nicht in der Lage, die traditionell praktizierte Genitalverstümmelung tatsächlich zu unterbinden.

In Anbetracht der irreversiblen Gesundheitsschädigung und der lebensbedrohlichen Folgen von FGM muss verlangt werden, dass Mädchen und Frauen mindestens Abschiebungsschutz erhalten, sofern nur die geringste Möglichkeit der Genitalverstümmelung besteht. Dies hat das Oberverwaltungsgericht

---

[4] Verwaltungsgericht Wiesbaden, Urteil vom 27.01.2000 (5E31472/98.A(2). In: AoAS 7/2000, S. 79ff.

[5] Bayerisches Verwaltungsgericht München, Urteil vom 02.12.1998 (M21K97.53552). In: InfAuslR 1999, S. 306ff.

[6] Verwaltungsgericht Trier, Urteil vom 27.04.1999 (4K1157/98). In: NVwZ-Beilage I 7/1999, S. 75

Hamburg in dieser Deutlichkeit lediglich für das Verfahren des vorläufigen Rechtsschutzes festgestellt.[7]

Das Zuwanderungsgesetz von 2005

Mit dem Inkrafttreten des neuen Zuwanderungsgesetzes am 1. Januar 2005 hat sich die Rechtslage zugunsten der betroffenen Frauen nach jahrelangem Engagement von frauen- und flüchtlingspolitischen Organisationen schließlich verbessert. Das neue Recht räumt – zumindest theoretisch – die Möglichkeit ein, Schutz vor Übergriffen nichtstaatlicher Akteure beim Schutz vor geschlechtsspezifischer Verfolgung zu gewähren. „Mädchen und Frauen, denen bei der Rückkehr in ihre Heimat eine Genitalverstümmelung droht, können dies als eigenständigen Asylgrund aufgrund geschlechtsspezifischer Verfolgung geltend machen." – so bestätigte es der Bundestag im Juni 2008 noch einmal in seinem Beschluss zur "Wirksamen Bekämpfung der Genitalverstümmelung von Mädchen und Frauen". Das neue Zuwanderungsgesetz enthält in § 60 Aufenthaltsgesetz Regelungen für den Schutz bei nichtstaatlicher Verfolgung.

Anhörung und Beurteilung der Glaubwürdigkeit der Betroffenen

Das Problem der Glaubhaftmachung der geschlechtsspezifischen Verfolgung bleibt aber bestehen. Da asylrelevante Verfolgungserlebnisse häufig nicht bewiesen werden können, kommt der Glaubwürdigkeit der Antragstellerin eine besondere Bedeutung zu. Glaubhaftmachung erfordert, dass die Betroffenen ihre Gewalterfahrungen detailliert darstellen und das Erlebte bei mehrfachen Anhörungen vor Behörden und Gerichten identisch schildern müssen. Dies ist bei einer erlebten Genitalverstümmelung oft unmöglich. Überlebende einer Genitalverstümmelung leiden laut WHO oft unter einer posttraumatischen Belastungsstörung. In Folge dieser Traumatisierung verschweigen sie den Behörden die erlebte Genitalverstümmelung. So entschieden verschiedene Verwaltungsgerichte auch noch aktuell, dass betroffenen Frauen u. a. aus Nigeria, Eritrea und Sierra Leone wegen fehlender Glaubwürdigkeit kein Schutz zu gewähren sei. Fliehen die Frauen vor drohender Genitalverstüm-

[7] Oberverwaltungsgericht Hamburg, Beschluss vom 06.01.1999 (3Bs211/98). In: NVwZ-Beilage I 9/1999, S. 92ff.

melung in der Zukunft, ist der Beweis einer hohen Wahrscheinlichkeit sehr schwer zu führen.

In der Praxis bleibt die Situation daher jedoch schwierig: die Chancen für Frauen auf Anerkennung als Asylberechtigte oder Flüchtlinge sind häufig zudem durch die Anhörungssituation im Verfahren beeinträchtigt. Viele Frauen haben im Rahmen des Anerkennungsverfahrens nicht die Möglichkeit, umfassend und detailliert von ihrem Schicksal zu berichten, etwa weil männliche Behördenmitarbeiter und Dolmetscher an der Anhörung beteiligt sind und die Frauen aus Angst und Scham nicht über die Verfolgung sprechen können. Um diesem Missstand zu begegnen, erließ das Bundesamt für Migration und Flüchtlinge (BAMF) Ende der 90er Jahre eine interne Weisung, die vorsieht, dass betroffene Frauen wenn möglich von Mitarbeiterinnen des Bundesamtes angehört werden sollen. In der Praxis wird dieser Richtlinie jedoch überwiegend nur angewendet, wenn dies durch eine Verfahrensbevollmächtigte oder einen nach dem Verwaltungsverfahrensgesetz zulässigen Beistand – etwa in Person einer Sozialarbeiterin – eingefordert wird. Dies bedeutet leider, dass diese Verbesserung in der Regel lediglich anwaltlich vertretenen Frauen zugute kommt, die nur einen sehr geringen Prozentsatz aller Asylbewerberinnen stellen.

Inländische Fluchtalternative

Darüber hinaus sieht die Rechtsprechung vor, dass eine Anerkennung als Asylberechtigte oder als Flüchtling im Sinne der GFK nur dann erfolgen kann, wenn den Betroffenen in ihrem Heimatland keine Schutzmöglichkeiten offenstehen: Hierfür wird u. a. darauf abgestellt, ob das Herkunftsland Genitalverstümmelung gesetzlich verbietet. Dabei wird häufig verkannt, dass selbst bei einem staatlichen Verbot noch nicht garantiert ist, dass das in der Hauptstadt beschlossene Gesetz die Mädchen in den Dörfern wirklich schützt.

Zudem wird ein dauerhaftes Aufenthaltsrecht nur dann gewährt, wenn die betroffene Frau nach Auffassung des Gerichts auch nicht in anderen Landesteilen ihres Herkunftslandes, etwa in der Hauptstadt, Schutz finden kann. Diese, als sog. „Inländische Fluchtalternative" bezeichnete vermeintliche Möglichkeit, führt für eine Vielzahl von Frauen, die von Genitalverstümmelung bedroht sind zu einer Ablehnung ihres Asylantrages. Es gibt daher auch immer wieder ablehnende Entscheidungen von Gerichten, die die Auffassung vertreten, dass bereits staatliche Aufklärungskampagnen gegen FGM im Herkunftsstaat das Schutzbedürfnis entfallen ließen und schon kleinste Nichtregierungsorganisationen, welche sich gegen FGM engagieren, ausreichenden Schutz für die Frauen bieten könnten. Dies entspricht in keiner Weise den tatsächlichen Verhältnissen in den Herkunftsländern, wo politisches Engagement gegen Genitalverstümmelung häufig von kleinen Zusammenschlüssen weniger Frauen getragen wird, die nicht über Strukturen und finanzielle Ressourcen verfügen, welche betroffenen Frauen faktisch Schutz bieten könnten. Einrichtungen wie Frauenschutzhäuser, die den oft noch minderjährigen Mädchen und Frauen eine tatsächliche „Fluchtalternative" bieten könnten, gibt es in keinem der von FGM betroffenen Staaten. So haben u. a. die Verwaltungsgerichte in Düsseldorf, Aachen, München mit dieser höchst fragwürdigen Argumentation in den vergangenen Jahren immer wieder betroffenen Frauen aus Kamerun, Nigeria, Uganda oder Äthiopien die Zuerkennung eines Aufenthaltsrechts verweigert.

Die Realität der betroffenen Frauen, die durch Abschiebung in die Hauptstädte ihrer Heimatländer zurückgebracht werden, sieht häufig so aus, dass ihnen ohne das soziale Netz ihrer Familien in den Slums der Millionenstädte nur ein Leben unterhalb des Existenzminimums bleibt, wobei das Überleben nicht selten nur durch Prostitution gesichert werden kann.

Aktuelle Entwicklung der Rechtsprechung

Die Entscheidungspraxis der Verwaltungsgerichte in Deutschland ist nach wie vor uneinheitlich; die unterschiedliche Beurteilung der jeweiligen Gefährdungslage beruht dabei nicht unbedingt – was nachvollziehbar wäre – auf den Umständen des Einzelfalls, sondern maßgeblich auf einer unterschiedlichen rechtspolitischen Würdigung der Faktenlage.

Zu beobachten ist dabei eine geringe Zahl von Anerkennungen als Asylberechtigte für von Genitalverstümmelung betroffene Frauen z. B. aus Kamerun[8] und Guinea[9]. Eine größere Zahl von Gerichtsentscheidungen bestätigt die

[8] VG Düsseldorf, Urteil vom 17. Juni 2013 – 23 K 1140/11.A (Kamerun)

[9] VG Berlin, Urteil vom 03. September 2003 – 1 X 23.03 (Guinea)

Anerkennung der Flüchtlingseigenschaft nach der GFK für Frauen aus Somalia[10], Nigeria[11], Äthiopien[12], Cote d'Ivoire[13],[14] und Sierra Leona[15],[16].

Positive Gerichtsentscheidungen zur Feststellung von Abschiebungsschutz gab es u. a. für Sierra Leone[17], Nigeria[18], Guinea[19],[20], Kenia[21] und Togo[22].

Gleichzeitig wurde aber auch bedrohten Frauen aus Sierra Leone[23],[24], Nigeria[25] und Gambia[26] jeglicher Schutz versagt.

Im Ergebnis zeigt das Zuwanderungsgesetz von 2005 durchaus Wirkung: während von frauenspezifischer Verfolgung betroffenen Frauen in den Jahren vor seinem Inkrafttreten meist lediglich eine Duldung erteilt worden war, ist die Zahl der Zuerkennung einer Flüchtlingseigenschaft wegen geschlechtsspezifischer Verfolgung von 56 Fällen im Jahre 2005 auf immerhin 470 Anerkennungen im Jahre 2013 gestiegen.

[10] VG Augsburg, Urteil vom 12. April 2011 – Au 3 K 10.30665 (Somalia)
[11] VG Aachen, Urteil vom 10. Mai 2010 – 2 K 562/07.A (Nigeria)
[12] VG Ansbach, Urteil vom 14. Oktober 2010 – AN 18 K 10.30254 (Äthiopien)
[13] VG VG Aachen, Urteil vom 09. Januar 2007 – 7 K 1621/05.A (Cote d'Ivoire)
[14] VG Köln, Urteil vom 03. März 2005 – 16 K 586/01.A (Cote d'Ivoire)
[15] Hess. VGH, Urteil vom 23. März 2005 – 3 UE 3457/04.A (Sierra Leone)
[16] VG Düsseldorf, Urteil vom 29. November 2005 – 14 K 4463/05.A (Sierra Leone)
[17] VG Würzburg, Beschluss vom 13. April 2011 – W 3 K 10.30230 (Sierra Leone)
[18] VG Trier, Beschluss vom 14. März 2008 – 5 L 161/08 (Nigeria)
[19] VG Düsseldorf, Urteil vom 28. September 2007 – 13 K 1441/05.A (Guinea)
[20] VG Düsseldorf, Urteil vom 13. August 2004 – 13 K 3013/99.A (Guinea)
[21] VG Minden, Urteil vom 28. Juni 2011 – 10 K 3339/10.A (Kenia)
[22] VG Köln, Urteil vom 12. Juni 2003 – 16 K 12168/99.A (Togo)
[23] VG Regensburg, Urteil vom 25. Mai 2012 – RN 5 K 11.30570 (Sierra Leone)
[24] VG Frankfurt, Urteil vom 10. Juli 2003 – 3 E 31074/98.A (Sierra Leone)
[25] VG Aachen, Beschluss vom 30. Mai 2011 – 2 L 48/11.A (Nigeria)
[26] VG Düsseldorf, Beschluss vom 16. November 2004 – 8 L 3184/04 (Gambia)

Unterstützung und Beratung

Solange Nzimegne-Gölz

Beratung zur Genitalverstümmelung im Kontext der Migration

Einleitung

Als Folge weltweiter Migrationsbewegungen hat die genitale Verstümmelung längst die so genannte westliche Welt erreicht. Dies hat dazu geführt, dass FGM heute in europäischen Staaten thematisiert wird. Nach Ländern wie z. B. Frankreich und Großbritannien – die als ehemalige Kolonialmächte und durch die „gemeinsame Kolonialsprache" bevorzugte Einwanderungsländer von AfrikanerInnen sind – ist die Bundesrepublik Deutschland nun gleichermaßen zum Schauplatz der Diskussionen geworden.

Die Vermutung, dass FGM auch in Deutschland stattfindet, ist nicht unbegründet. 1999 bot ein Arzt vor versteckter Kamera an, ein Mädchen zum Preis von etwa 610 Euro fachgerecht zu verstümmeln.[1] Eine Umfrage der *Afrikanischen Frauenorganisation in Wien* zu diesem Themenkomplex ergab, dass von 54 befragten Familien 88,5 Prozent FGM im Heimatland praktizierten, während die restlichen 11,5 Prozent den Eingriff in Europa durchführen ließen, davon allein 9,6 Prozent in Deutschland und Holland![2] Obwohl also die genitale Verstümmelung hierzulande ein Problemfeld darstellt und die Öffentlichkeit – spätestens seit dem Erscheinen des Buches *Wüstenblume* von Waris Dirie – das Thema diskutiert, zeigt sich, dass MigrantInnen aus Afrika mit dieser Debatte nicht erreicht werden bzw. sich nicht an ihr beteiligen.

Warum ist das so? Dieser Frage möchte ich im Folgenden nachgehen. Zunächst stelle ich die Situation dar, unter der afrikanische MigrantInnen in Deutschland leben. Es folgen Ausführungen zu Wissensstand und Einstellung gegenüber FGM. Danach werden Fakten erläutert, die einer Auseinan-

---

[1] Die Sequenz wurde am 22. März 1999 in einer *Report*-Sendung aus Mainz in der ARD ausgestrahlt. Anm. d. Red.

[2] vgl. Afrikanische Frauenorganisation in Wien (Hrsg.), 2000: Die Anwendung der FEMALE GENITAL MUTILATION (FGM) bei MigrantInnen in Österreich, Wien, S. 19

dersetzung mit dem Thema entgegenstehen, sie erschweren oder verhindern. Ich beleuchte damit den Kontext, in dem eine Diskussion und Beratung unter MigrantInnen zu FGM stattfindet bzw. stattfinden soll. Schließlich leite ich daraus praktische Folgerungen für Beratungsangebote ab.

Genitalverstümmelung und Migration

Nach Angabe des Statistischen Bundesamtes lebten zum 31.12.2002 in der Bundesrepublik Deutschland 308.238 AfrikanerInnen, darunter 111.636 Frauen.[3] In Berlin waren es zum gleichen Zeitpunkt insgesamt 16.725 registrierte AfrikanerInnen, darunter 5.670 Frauen.[4] TDF gibt – ausgehend von der Statistik des Bundesamtes – zum Ende 2002 eine Zahl von mindestens 24.000 betroffenen Frauen und 6.000 potenziell gefährdeten Mädchen an.[5] Die Dunkelziffer dürfte weit höher liegen, denn diese Zahlen beziehen sich nur auf offiziell registrierte Personen. Viele AfrikanerInnen leben aber leider in der Illegalität. Der größte Teil der MigrantInnen sucht wegen der Genitalverstümmelung aus verschiedenen Gründen keine Beratungsstelle auf und setzt sich auch von sich aus nur wenig mit dem Thema auseinander.[6]

Das bestätigte auch eine von unserer Organisation G.R.A.F.[7] im November/Dezember 2002 durchgeführte Befragung zum Thema in der afrikanischen *community* in Berlin. Von über 500 Fragebögen, die wir in Räumen von Organisationen, Beratungsstellen und Kirchen sowie in afrikanischen Treffpunkten verteilten, bekamen wir weniger als 15 Prozent ausgefüllt zurück. Insgesamt waren also nur wenige Menschen bereit, sich mit dem Thema zu beschäftigen. Häufig wurde uns entgegengehalten, dass FGM eine Tradition und damit unantastbar wäre. Auch seien wir unverschämt, das Thema in dieser Art publik zu machen. Insgesamt konnten wir letzlich nur

---

[3] Statistisches Bundesamt Wiesbaden (Hrsg.), schriftliche Auskunft vom 26.03.2003

[4] Statistisches Landesamt Berlin, telefonische Auskunft vom 28.07.2003

[5] Die Statistik (Stand 2002) ist über das Bundesbüro von TDF erhältlich. Anm. d. Red.

[6] Hinzu kommt, dass in Deutschland bisher nur wenige Beratungsstellen existieren. Das Netz ist keineswegs als flächendeckend zu betrachten, vgl. hierzu auch den Artikel „Adressen von Beratungsstellen" in diesem Buch, Anm. d. Red.

[7] G.R.A.F.: Gesellschaft für die Rechte afrikanischer Frauen, vgl. hierzu auch den Artikel von Nina Wöhrmann zu internationalen Initiativen gegen FGM in diesem Buch, Anm. d. Red.

einen Rücklauf von 78 Fragebögen verzeichnen. Dieser reichte zwar nicht aus, um von einer repräsentativen Umfrage sprechen zu können, auch gestaltete sich die Auswertung unter statistischen Gesichtspunkten schwierig, jedoch konnten wir eine Reihe von Anhaltspunkten für Faktoren gewinnen, die einer Auseinandersetzung mit FGM im Wege stehen.

Sozio-demografische Daten zur Befragung

Auf unsere Befragung hatten überwiegend Männer (67,9 Prozent) reagiert. Die meisten waren zwischen 20 und 40 Jahren alt (79,5 Prozent). Die Mehrheit (79,5 Prozent) gab an, die deutsche Sprache zu sprechen und zu verstehen. Knapp die Hälfte (48,7 Prozent) hatte Kinder.

Insgesamt hatten Menschen aus 21 afrikanischen Ländern die Fragebögen ausgefüllt. 97,2 Prozent stammten aus Schwarzafrika, darunter 35,9 Prozent aus Kamerun.[8]

7,8 Prozent waren Neuankömmlinge, 45 Prozent lebten zwischen einem und fünf Jahren in Deutschland und 37,3 Prozent waren bereits länger als fünf Jahre hier. Nur 14,1 Prozent besaßen ein dauerhaftes Aufenthaltsrecht, die Mehrheit verfügte über ein befristetes Aufenthaltsrecht (48,7 Prozent), 15,4 Prozent waren AsylbewerberInnen und 6,4 Prozent kannten ihren Status nicht.[9]

Knapp zwei Drittel besaßen einen mittleren Schulabschluss oder hatten eine Berufsausbildung absolviert. Ein Drittel waren StudentInnen bzw. befanden sich in der Ausbildung.

Die Mehrheit (etwa 60 Prozent) verfügte über keine dauerhaften Einkommensquellen. Der Rest bezog ein sicheres Einkommen in Form eines Stipendiums, eines Lohnes für eine Festanstellung bzw. für eine selbstständige Tätigkeit oder erhielt Sozialhilfe, Asylbewerber-Leistungen bzw. Arbeitslosengeld.

---

[8] Die Staatsangehörigkeitsverteilung entspricht nicht der Verteilung der MigrantInnen in Deutschland nach Staatsangehörigkeit. Die Dominanz der KamerunerInnen hängt damit zusammen, dass die freiwilligen MitarbeiterInnen von G.R.A.F. aus Kamerun kommen und sich überwiegend unter Landsleuten bewegen.

[9] Der Rest hatte diese beiden Fragen jeweils nicht beantwortet

Wissensstand zur weiblichen Genitalverstümmelung
53 Befragte waren im Interview bereit, über das Thema FGM zu sprechen. Die Übrigen wollten nicht darüber reden, obwohl sie bereit waren, die anderen Fragen zu beantworten. Für ihre Weigerung führten 87,2 Prozent keine Gründe an, während der Rest diese Haltung mit Religion, Tradition oder Desinteresse erklärte.

32 Auskunftswillige (41 Prozent) gaben an, über dieses Thema aufgeklärt zu sein. Davon wollten 19 (24,4 Prozent) über ihr Wissen hinaus gern weitere Informationen. Zehn Befragte (12,6 Prozent) hatte kein Interesse am Thema. 11 (14,1 Prozent) gaben an, sie hätten noch nie von weiblicher Genitalverstümmelung gehört.

Auf die Frage, ob FGM im Heimatland praktiziert wird, antworteten mehr als die Hälfte der Auskunftswilligen (52,6 Prozent) mit Ja. Als zusätzliche Informationsquelle zum Thema nannten fast 70 Prozent die Familie, Freunde oder Bekannte bzw. eine Beratungsstelle. Der Rest machte hierzu keine Angaben.

85,9 Prozent dieser Befragten würden ihre Töchter nicht beschneiden lassen. 17 Prozent hatten Bekannte oder Verwandte, die von FGM betroffen sind. 57,7 Prozent finden die Diskussion um das Thema in Deutschland richtig und 78,2 Prozent waren dafür, dass die Praktik abgeschafft wird.

Hindernisse für die Auseinandersetzung mit FGM in der Migration
Die in Deutschland lebenden AfrikanerInnen haben ganz unterschiedliche Migrationsgeschichten.

Unter den vielen Gründen, die Menschen dazu bewegen, ihren Lebensmittelpunkt zu verlagern, spielen wirtschaftliche Faktoren die bedeutendste Rolle. Menschen verlassen ihre Heimatländer, weil sie sich davon eine Verbesserung des Lebensstandards für sich und ihre Familien erhoffen. Damit haben sie im Gastland von Beginn an völlig andere Lebensbedürfnisse als die Einheimischen.

Werden die Bedürfnisse des Menschen als fünfstufige Pyramide nach Abraham H. Maslow dargestellt,[10] ergibt sich für AfrikanerInnen und Euro-

[10] vgl. Jaenicke, Bernd (fortlaufende Aktualisierung): Praxishandbuch Sozial Management, M40/001. Die Pyramide wurde erstmals 1954 veröffentlicht. Anm. d. Red.

päerInnen ein unterschiedliches Bild (siehe Abb. 1). Die kursive Markierung steht jeweils für unbefriedigte Bedürfnisse.

Abb. 1: Interpretation der Bedürfnispyramide nach Maslow für EuropäerInnen und AfrikanerInnen

Bedürfnisstufe	Bedürfnisse	
	EuropäerInnen	AfrikanerInnen
Stufe 5	*Selbstverwirklichung*	*Selbstverwirklichung*
Stufe 4	*Erfolg/Leistung*	*Erfolg/Leistung*
Stufe 3	Soziale Bedürfnisse	*Soziale Bedürfnisse*
Stufe 2	Sicherheitsbedürfnisse	*Sicherheitsbedürfnisse*
Stufe 1	Basisbedürfnisse	*Basisbedürfnisse*

Erläuterungen zu Abbildung 1:
Basisbedürfnisse sind die Grundbedürfnisse des Organismus wie Atmen, Essen, Trinken, Unterkunft, Ruhe, Schlaf und Sexualität. Es geht hier um Überleben und Sein.
Sicherheitsbedürfnisse umfassen Sicherung der Existenz, Schutz vor Bedrohung, Sicherheit des Arbeitsplatzes und des Besitzstandes sowie die soziale Sicherheit im Alter.
Soziale Bedürfnisse sind u. a. Kontakt, Zuneigung, Liebe, soziale Anerkennung, Zugehörigkeit zu Gruppen sowie das Bedürfnis, in die Arbeitswelt integriert zu sein.
Auf der Erfolg- und Leistungsstufe geht es um Achtung, Anerkennung, Status, Prestige, Macht, Einfluss, Erfolg und Selbstwertgefühl.
Bei der Selbstverwirklichungsstufe geht es darum, gesetzte Ziele zu erreichen und Freude an der Arbeit zu haben (unabhängig davon, ob sie Anerkennung, Status oder mehr Geld bringt). Selbstverwirklichte Menschen sind frei von inneren und äußeren Zwängen.

Meiner Interpretation der Pyramide nach kämpfen durchschnittliche EuropäerInnen erst ab der vierten Stufe, da das Sozialsystem die Stufen eins bis drei weitgehend abdeckt. Bei den in Deutschland lebenden afrikanischen MigrantInnen sind die Bedürfnisse jedoch auf allen Stufen unbefriedigt. Die Stufen vier und fünf werden erst gar nicht erreicht. Hierfür gibt es aus meiner Sicht unterschiedliche Gründe.

Gründe für unbefriedigte Bedürfnisse

Wie in Afrika ist auch bei MigrantInnen, die in der Bundesrepublik leben, Armut ein zentrales Alltagsproblem (Stufe 1: unbefriedigte Basisbedürfnisse). Viele leben am Rande der Gesellschaft und des Existenzminimums. MigrantInnen haben eine Reihe von existenziellen Problemen wie Ernährung, Wohnen, Versorgung von Kindern, Partnerkonflikte, Behördengänge etc. Die Genitalverstümmelung ist – so lange sie keine immensen Probleme in sich birgt oder jemand direkt von ihr bedroht ist – gemessen an anderen Problemen bedeutungslos. Dieser Fakt entgeht dem Blick der EuropäerInnen oft, die – meist frei von existenziellen Problemen – die Praktik als prioritären Kampf im Leben von MigrantInnen betrachten.

Bei den meisten MigrantInnen aus Afrika spielen Unsicherheiten im Alltag eine große Rolle (Stufe 2: fehlende Sicherheit). Dazu gehören z. B. ein unsicherer Aufenthaltsstatus, mangelnde Krankenversicherung, drohende Abschiebung, Arbeitslosigkeit, allgemeine Perspektivlosigkeit sowie Unsicherheit wegen rassistischer Diskriminierung. Diese fehlende Sicherheit auf verschiedenen Ebenen zehrt am Selbstwertgefühl.

Psychosoziale Konflikte (Stufe 3: unbefriedigte soziale Bedürfnisse) sind eine direkte Folge der Armut in den Herkunftsländern. Sie bleiben zumeist unausgesprochen.

Die meisten MigrantInnen stehen unter einem erheblichen Erwartungsdruck von Seiten ihrer in Afrika zurückgebliebenen Familien. Da Europa dort oft als eine Art Paradies gesehen wird, in dem alles mühelos zu erhalten ist, erwartet die Familie, dass die MigrantInnen die materiellen Bedürfnisse der Zurückgebliebenen ebenso mühelos befriedigen. Unter diesem Druck können die im westlichen Ausland lebenden AfrikanerInnen kaum einen freien Kopf für ideelle Kämpfe haben.

In der traditionellen afrikanischen Familie ist der Mann das Oberhaupt und der allein Bestimmende. Über Sexualität und alles, was damit verbunden ist, wird nicht gesprochen. Man tauscht sich auch nicht über das Tabu (Genitalverstümmelung) im Tabu (Sexualität) und seine Folgen aus. So gerät alles zur Selbstverständlichkeit in einer Gesellschaft, in der Frauen davon überzeugt sind, zum dreimaligen Leiden geboren zu sein: dem Leiden bei der Beschneidung, dem Leiden bei der Hochzeit und dem Leiden bei der Geburt.

In traditionellen afrikanischen Gesellschaften ist die Gemeinschaft das Wichtigste: Sie ist stark, das Individuum hingegen ist nichts. Da die Gemeinschaft und die Familie gleichzeitig Kranken-, Sozial-, Renten- und Pflegeversicherung darstellen, sind Einzelne ohne die Gemeinschaft nicht überlebensfähig. Traditionen mit ihren Ritualen und Tabus stellen darüber hinaus feste Bindungen her, sind Gesetze, die dazu dienen, den Zusammenhalt zwischen Menschen zu festigen. Das gemeinsame Erlebnis eines traditionellen Rituals stärkt das Zugehörigkeits- und Zusammengehörigkeitsgefühl.

Praktische Folgerungen für Beratungsangebote

In Europa ist die afrikanische community am jeweiligen Lebensort der Ersatz für die Familie. AfrikanerInnen, die in Deutschland leben, haben zudem ihre Traditionen, Religionen und Wertvorstellungen nicht in den jeweiligen Heimatländern zurückgelassen. Im Gegenteil: Traditionen aufrechtzuerhalten nimmt für sie nun eine besondere Bedeutung an. Sie versuchen auf diesem Weg, in der Fremde ihre Identität zu bewahren.

So wird die Aufrechterhaltung von Tradition und Identität zur Überlebensstrategie der in Deutschland lebenden AfrikanerInnen. Denn sie befinden sich hier permanent zwischen zwei Welten. In ihrer neuen Heimat wird ständig in Medien und Öffentlichkeit gezeigt und gesagt, was in Afrika und in der afrikanischen *community* lieber verschwiegen und tabuisiert wird. Sich dem europäischen Weg anzuschließen, erfordert daher von AfrikanerInnen sehr viel Mut und Selbstständigkeit.

Wie ich bereits ausgeführt habe, stehen neben dem Tabu im Tabu existenziellere Probleme im Vordergrund. StudentInnen müssen ihr Studium finanzieren, eingeheiratete Frauen sind meistens von den Ehemännern total abhängig und haben wenig Freiraum für sich, Illegale können sich erst gar nicht engagieren oder offiziell aktiv werden. Außerdem herrscht in dieser Bevölkerungsgruppe die höchste Arbeitslosigkeitsrate vor.

Die Genitalverstümmelung tritt damit als Problem in den Hintergrund, es sei denn, eine Frau leidet physisch stark an deren gesundheitlichen Folgen, die dringend medizinisch behoben werden müssen. Im Gegensatz zu EuropäerInnen ist FGM damit in der Wahrnehmung von AfrikanerInnen kein zentrales Lebensproblem. Ein Beratungsangebot ausschließlich auf die weibliche Genitalverstümmelung zu fokussieren, ist aus diesen Gründen eine absolute Zeit- und Geldverschwendung.

Das Vorgehen gegen FGM hierzulande sollte – wie in den betroffenen afrikanischen Ländern auch – immer mit anderen Angeboten verbunden sein. Diese sollten den Frauen und Männern zunächst Möglichkeiten eröffnen, sich aus ihren Existenzproblemen zu befreien. Einer Studentin, die aus z. B. finanziellen Gründen Studium und Leben nicht bestreiten kann und beschnitten oder von einer Beschneidung bedroht ist, sollte von entsprechenden Vereinen geholfen werden, ebenso wie einer Frau, die sich in einer schwierigen Ehe befindet. Ein solches Engagement erfordert viele Kenntnisse im Sozialbereich, nicht nur zu FGM. Dieser Einsatz benötigt darüber hinaus viel Personal und Geld. Aber er würde sich lohnen. Denn erst wenn eine Frau das Gefühl hat, als ganze Person wahrgenommen und nicht auf ihre verstümmelten Genitalien reduziert zu werden, kann sie ein Ohr für FGM haben und vielleicht später als „Botschafterin" für das Thema in ihrer *community* fungieren.

Zusammenfassung

Die schrecklichen Folgen von FGM für Frauen und Mädchen sind den Regierungen vieler betroffener afrikanischer Länder nicht entgangen, denn inzwischen haben viele die Praktik gesetzlich verboten.[11]

Eine derart tief verwurzelte Praktik kann jedoch nicht einfach mit einem Gesetz abgeschafft werden. Die starke Rolle von Tradition und Religion in afrikanischen Gesellschaften führt teilweise zur völligen Ignoranz eines Gesetzes. Das Desinteresse kann zu einem anderen Teil auch auf den ausbeuterischen neokolonialen Staat zurückzuführen sein. Darüber hinaus stellen das allgemeine Schweigen über das Thema, der starke Glaube an die unhinterfragte Tradition, mangelnde Bildung und schwierige Lebensbedingungen nach wie vor große Hindernisse im Kampf gegen die weibliche Genitalverstümmelung in Afrika und in der Migration dar.

Trotz einer intensiven öffentlichen Debatte über FGM scheinen noch immer viele afrikanische MigrantInnen nicht an einer solchen interessiert zu

---

[11] vgl. hierzu auch den Artikel von Regina Kalthegener zu rechtlichen Regelungen in Afrika in diesem Buch, Anm. d. Red.

sein oder nicht von ihr erreicht zu werden. Dies ist nicht zuletzt das Ergebnis der Erfahrungen mit der imperialistischen Politik europäischer Staaten in Zeiten des Kolonialismus und des dadurch entstandenen Misstrauens gegenüber westlichen Moralvorstellungen. Um Genitalverstümmelung zu beenden, muss eine sinnvolle und sensible Beratung stattfinden, die diese Hindernisse wirksam überwindet!

Dieser Artikel ist ein Nachdruck des Textes von 2003. Die Inhalte wurden seither nicht aktualisiert und die Wortwahl nicht angepasst.

Gritt Richter

Ich erzwinge nichts, sondern schaffe einen Raum des Vertrauens

Im Dezember 2001 richteten das Frauenreferat, das Gesundheits- und Sozialamt sowie das Amt für multikulturelle Angelegenheiten der Stadt Frankfurt eine Gesundheitsberatung für afrikanische Frauen, Männer und Familien ein. Die Gründe für die Bereitstellung dieses Angebotes waren zahlreich. In Frankfurt leben mehr als 10.000 Staatsangehörige aus Schwarzafrika sowie viele nichtregistrierte Personen aus diesem Kulturkreis. Viele können sich nur mühsam verständigen. Vorhandene Gesundheitseinrichtungen werden von ihnen kaum in Anspruch genommen, und eine gesundheitliche Behandlung findet nicht in ausreichendem Maße statt.[1] So entstand eine in Deutschland einzigartige Anlaufstelle für afrikanische MigrantInnen, die auch zum Thema Genitalverstümmelung berät. Geleitet wird sie von der kenianischen Sozialarbeiterin Virginia Wangare-Greiner, mit der sich Gritt Richter unterhielt.[2]

Virginia, was ist das Anliegen der Beratungsstelle für AfrikanerInnen?
Die Beratungsstelle arbeitet zu allem, was mit Gesundheit und Wohlbefinden zu tun hat. Gerade in diesem Bereich gibt es für unsere Zielgruppe, die afrikanischen Frauen, Männer und Familien, teilweise große Probleme. Es suchen uns beispielsweise Menschen auf, die seit mehreren Jahren keine ärztliche Versorgung mehr in Anspruch genommen oder in Deutschland sogar noch nie eine/n ÄrztIn aufgesucht haben. Viele haben Sprachprobleme.

---

[1] vgl. Gesundheitsberatung für afrikanische Frauen, Männer und Familien. In: Frankfurt Gesunde Stadt am Main, 2002, S. 10-11

[2] Die Beratungsstelle ist zur Zeit die einzige offizielle feste Anlaufstelle zu FGM in Deutschland, nachdem ein ähnliches Projekt in Berlin Mitte 2003 aus finanziellen Gründen wieder schließen musste. Zur Anschrift der Gesundheitsberatung vgl. den Artikel „Adressen von Beratungsstellen“ in diesem Buch. Virginia Wangare-Greiner ist auch für die Organisation Maisha aktiv, vgl. hierzu auch den Artikel von Nina Wöhrmann zu internationalen Initiativen gegen FGM in diesem Buch, Anm. d. Red.

Für sie sind die Barrieren besonders hoch. Außerdem sind hierzulande ja auch eine Menge bürokratischer Hürden zu überwinden, ganz zu schweigen davon, wenn jemand keine Papiere besitzt. Wir beraten kostenlos und anonym in allgemeinen gesundheitlichen Fragen, aber auch ganz speziell zu weiblicher Beschneidung und HIV/AIDS, zu Ernährungsfragen oder zur Verhütung und zu vielen anderen Bereichen. Dabei kommt es nicht darauf an, ob jemand Papiere hat oder nicht. Unser Projekt ist offen für alle.

Wer arbeitet in der Beratungsstelle mit dir zusammen?
Als Beraterin werde ich von einer deutschen Ärztin und einem Seelsorger aus Eritrea unterstützt. Daneben helfen mir ehrenamtliche DolmetscherInnen für verschiedene afrikanische Sprachen. Ich selbst kann in Englisch, Kiswahili und Deutsch beraten. Durch die Ansiedlung unserer Beratungsstelle beim Stadtgesundheitsamt ist es mir außerdem möglich, auf ÄrztInnen verschiedener Fachrichtungen zurückzugreifen. Manchmal organisieren wir aber auch eine Weiterbehandlung in niedergelassenen Arztpraxen. Gerade im Bereich weibliche Beschneidung geht es jedoch nicht nur um gesundheitliche Probleme. Da gibt es auch Frauen, die mit ihren Töchtern hier sind, aber keine Papiere und damit Angst haben, ausgewiesen zu werden. Sie sind beunruhigt, weil sie nicht wollen, dass die Tochter erlebt, was sie selbst haben durchmachen müssen. Wir raten hier zum Asylantrag, helfen bei der Antragstellung und gehen oft auch mit zu den AnwältInnen.

Sprechen denn die Frauen ihre Beschneidung direkt an?
Du meinst, dass sie sich vielleicht nicht trauen, darüber zu sprechen? Also, eigentlich sprechen die meisten betroffenen Frauen, die Probleme damit haben und zu mir kommen, das irgendwann klar aus. Manche gleich. Andere erst später. Sie brauchen einfach Zeit, sich damit auseinanderzusetzen. Vor allem aber brauchen sie jemanden, mit dem sie über diese Thematik sprechen können. Deshalb ist die Herstellung einer vertrauensvollen Atmosphäre unsere oberste Priorität. Und Vertrauen zu jemandem zu fassen – das wissen wir alle – braucht Zeit, Geduld und viel Offenheit.

Das bedeutet, dass eine Frau in der Regel mehrmals zu dir kommt.
Ja. Vielleicht sagt sie mir am Anfang auch nicht, dass sie beschnitten wurde.

Vorrangig benötigt sie vielleicht Papiere und möchte einen Asylantrag stellen. Erst später teilt sie mir mit, dass sie noch über etwas anderes sprechen möchte. Bevor sie jedoch an diesem Punkt angelangt ist, braucht sie das Gefühl, vertrauen zu können und in Sicherheit zu sein, denn am meisten fürchten diese Frauen, in die Öffentlichkeit zu geraten und aus ihrer afrikanischen *community* ausgeschlossen zu werden, auf die sie angewiesen sind. Deshalb geben wir auch keinerlei Informationen nach außen und bieten ihnen somit größtmöglichen Schutz. Denn wer nähme sie dann noch auf? Auch die deutsche *community* wäre nicht für sie da.

Wie schaffst du ein Vertrauensverhältnis?
Ich erzwinge nichts, arbeite keine Fragen nach einem bestimmten Muster ab. Wenn eine Frau kommt und erzählen will, gut, wenn sie nicht reden möchte, auch gut. Ich kann stundenlang mit einer Frau Tee trinken. Damit habe ich kein Problem. Es gibt zum Beispiel einige, die kommen zunächst nur, um mich abzuchecken. Sie sitzen zwei, drei Stunden bei mir im Büro und beobachten mich bei meiner Arbeit. Zwischen meinen Beratungen reden wir immer wieder. Irgendwann sagen sie dann: Okay Virginia, wir kommen nächste Woche wieder. Andere wiederum laden mich nach wiederholten Besuchen schließlich nach der Sprechstunde zu einem Kaffee ein. Diese Einladungen nehme ich immer wahr, denn ich spüre, dass diese Frauen mit mir unbedingt außerhalb der Beratungsstelle reden wollen. Sie wollen trennen – vielleicht aus Sicherheitsgründen. Meine Devise ist es, niemanden unter Druck zu setzen und auch nicht gleich nach den Problemen zu fragen. Vielleicht ist sie ja noch nicht so weit und muss erst herausfinden, ob sie mir vertrauen kann und ob sie am richtigen Ort ist. Vielleicht ist sie auch gar nicht beschnitten, und wenn ich sie sofort darauf anspreche, dann bin ich bei ihr durchgefallen. Durch diesen Fehler wird sie nie wieder zu mir kommen.

Wenn sie das Thema dann von sich aus anspricht und du merkst, dass sie sich über ihren Standpunkt hierzu noch nicht ganz im Klaren ist, wie überzeugst du sie von der Schädlichkeit der Praktik?
Mein Grundsatz ist: Ich muss nicht überzeugen, sondern sie muss überzeugt sein. Ich möchte die Frau und ihre Ressourcen stärken und ihr helfen, dass sie selbst definiert, woher beispielsweise ihre Schmerzen im Unterbauch

kommen und welche Hilfe sie benötigt. Wenn ich alles vorgebe, denkt sie nicht wirklich über sich nach und entscheidet auch nicht selbstständig für sich und ihre Zukunft. So kann eine Entscheidung gegen die Fortführung der Beschneidung, die sie mir vielleicht mitteilt, wieder kippen.

Wie gestaltest du diesen Prozess dann aber aktiv mit?
Das ist schwer zu beschreiben. Ehrlich gesagt, alles was ich tue, ist einer Frau den Raum zu geben, den sie braucht, um ihre Gefühle der weiblichen Beschneidung gegenüber auszudrücken – auch wenn es nicht heute, morgen, übermorgen oder in drei Monaten ist. Ich habe es nicht eilig, denn ich werde ihre Probleme nicht definieren, bevor sie es nicht selbst mit meiner Unterstützung tut. Wie ich bereits sagte, bringt uns das nicht weiter. Bei diesem Prozess ist es von Vorteil, dass ich aus derselben Kultur wie sie stamme. Ich kenne gewisse Tabus, eine bestimmte Mimik und Gestik. Ich weiß, in welcher Weise wir kommunizieren und miteinander umgehen, und ich weiß, was in unserer Kultur Respekt bedeutet.

Berätst du auch am Telefon?
Nein, auf gar keinen Fall. Ich berate nur, wenn die Person zu mir kommt. Am Telefon weiß man nie, wer in der Leitung ist und zu welchen Zwecken eine Information danach benutzt wird. Ich gebe nur Informationen, wenn ich weiß, dass die Person seriös ist. Das ist am Telefon sehr schwer zu beurteilen. Außerdem gibt es auch Fälle, in denen eine Person offenbar diskreditiert werden soll. Es gibt mittlerweile viele Menschen, die wissen, dass sie mit Anschuldigungen über eine geplante weibliche Beschneidung afrikanische MigrantInnen kaputt machen können. Das ist sehr gefährlich und kann AfrikanerInnen in einer ohnehin schwierigen Lebenssituation zu Unrecht zusätzlich stigmatisieren. Ich muss immer auch die Geschichte der anderen Seite kennen, um sicher zu gehen, dass hier niemand mit irgendwelchen Vermutungen terrorisiert wird. Ich lade die Familien dann zu mir ein.

Wenn du aber in einem entsprechenden Fall genügend Informationen hast, gibst du sie dann weiter?
Ja. Ich würde dann mit dem Jugendamt zusammenarbeiten. Bisher hatten wir allerdings in der Beratungsstelle noch keinen Fall, bei dem Eltern ihre

Tochter um jeden Preis beschneiden lassen wollten. Es kommt eher vor, dass wir zusammen mit der besorgten Mutter, die abgeschoben werden oder deren Tochter Urlaub im Heimatland machen soll, aktiv werden und dann Ausländerbehörde und Jugendamt einschalten. Wenn jemand etwas Kriminelles machen will, kommt er nicht zu uns in die Beratungsstelle.

Wie finden die Frauen eigentlich zu euch?
Vornehmlich über Mund-zu-Mund-Propaganda. Inzwischen haben wir eine sehr große Nachfrage, was uns sehr freut. In vier Stunden beraten wir oft 25 bis 30 Personen zu vielen Bereichen. Das ist enorm. Übrigens sind die Hälfte Männer, und es kommt auch vor, dass beim Thema Beschneidung ein Mann für seine Partnerin vorspricht, weil sie sich selbst nicht traut. Neben den Beratungsgesprächen betreue ich alle zwei Wochen zusätzlich einen anonymen Treff von jungen Frauen, die von Beschneidung betroffen sind.

Kannst du uns mehr über diese Gruppe erzählen?
In dieser Gruppe treffen sich ausschließlich Betroffene. Sie sind zwischen 17 und 25 Jahren alt. Es kann jede hinzukommen, die bereit ist, über sich selbst zu sprechen. Die Mädchen arbeiten das Thema auf, indem sie malen oder auch ihre Gedanken und Gefühle niederschreiben. Die meisten Erfolge haben wir jedoch mit *Story-Telling,* also dem Erzählen der eigenen Geschichte. So erinnert sich die junge Frau an den Schmerz ihrer Beschneidung oder daran, wann sie überhaupt entdeckt hat, dass sie beschnitten ist. Wir reden auch darüber, wie sie sich heute damit fühlt und wie sie in der Zukunft, zum Beispiel als werdende Mutter, in Bezug auf das Thema handeln wird.

Dürfen die jungen Frauen denn diese Gruppe besuchen? Wird das von ihren Eltern akzeptiert oder wissen es die Familien gar nicht?

Doch, die Familien wissen das. Sie kennen mich und vertrauen mir. Sie wissen, dass ich mit ihren Töchtern nichts Schlimmes mache. Ohne dieses mir entgegengebrachte Vertrauen wäre es wohl sehr schwierig.

Wie gehen die Frauen mit der Tatsache um, dass sie beschnitten sind?
Viele sind traumatisiert, definieren sich als krank. Sie müssen sich in der

Gruppe zunächst mit dem auseinandersetzen, was ihnen passiert ist, um dann später mit ihren Müttern oder auch in der *community* darüber reden zu können. Andere wiederum haben abgesehen von der Sexualität keine Probleme mit ihrer Beschneidung. Wieder andere kamen als unbegleitete, minderjährige Flüchtlinge nach Deutschland und sind in deutschen Familien aufgewachsen. In diesen Familien wurde die Beschneidung manchmal überthematisiert. Auch wenn die ausgeführte Form der Beschneidung nicht so drastisch war, wurden viele Dinge auf diese eine Ebene reduziert, was bei den Mädchen auch eine Art Trauma verursacht hat. Als Beispiel: Hatten sie Magenschmerzen, wurde das immer gleich auf ihre Beschneidung geschoben. Diese jungen Frauen fühlen sich heute oft von beiden Gesellschaften verraten. Sie suchen die Auseinandersetzung mit der deutschen und der afrikanischen Kultur und ihre Identität. Ein schwieriger Prozess.

Was gibt die Arbeit in der Gruppe diesen jungen Frauen?
In unserer Gruppe können wir ihre Isolation aufheben. Hier finden sie Unterstützung. Sie sehen, dass sie mit ihren Problemen nicht allein sind, und teilen Dinge miteinander, die sie draußen nie preisgeben würden. Durch den Austausch mit den anderen entdecken sie sich selbst und tragen sich gegenseitig. Das gibt Stärke und Selbstvertrauen. Sie verstehen, dass das, was ihnen geschehen ist, nicht mehr rückgängig gemacht werden kann, sie aber für das Leben ihres Kindes etwas ändern können. Das ist mir sehr wichtig, denn nur auf diese Weise können wir die nächste Generation schützen.

Würdest du sagen, dass die Arbeit der Beratungsstelle erfolgreich ist?
Auf jeden Fall. Momentan übersteigt die Nachfrage unser Angebot. Das ist ein großer Erfolg. Sicher liegt das auch daran, dass unser Konzept zur afrikanischen *community* passt. Der Ansatz ist breit gewählt, umfasst Gesundheitsfragen, aber auch andere Probleme des täglichen Lebens und spricht Frauen wie Männer an. Das ist sehr gelungen. Zudem hat sich die Zusammenarbeit mit dem Stadtgesundheitsamt als fruchtbar und äußerst sinnvoll erwiesen. Inzwischen haben wir in Frankfurt außerdem niedergelassene ÄrztInnen mit verschiedenen Schwerpunkten und Krankenhäuser gewinnen können, mit uns zusammenzuarbeiten. In bestimmten Kliniken können Frauen anonym entbinden. Sie werden von uns vorbereitet. Gleichzeitig

weisen wir die ÄrztInnen zum Umgang mit einer Beschneidung unter der Geburt an.

Mittlerweile erhalten wir auch Einladungen in Schulen und halten Referate bei Verbänden und Frauengruppen. Das finde ich alles sehr motivierend, denn ich sehe, dass es mehr Offenheit für die Problematik der weiblichen Beschneidung gibt und dass für die Probleme der AfrikanerInnen in Deutschland wirklich Antworten existieren. Man kann unsere Beratungsstelle sicher als eine Art Modellprojekt sehen, das es bundesweit in dieser Art nur in Frankfurt gibt. An dieser Stelle möchte ich auch einmal der Stadt Frankfurt danken, die für dieses Projekt mit der afrikanischen *community* eine gleichberechtigte Zusammenarbeit eingegangen ist. Das war für uns AfrikanerInnen ein sehr wichtiger Punkt. Hier wurde uns großer Respekt entgegengebracht.

Was würdest du dir für die Zukunft im Bereich Gesundheitsberatung und Beratung gegen Beschneidung für MigrantInnen wünschen?

Ich glaube, dass sowohl das Gesundheitsamt als auch die Stadt Frankfurt festgestellt haben, dass für MigrantInnen ein Konzept wie das unsere am Erfolg versprechendsten ist: eine breitere Herangehensweise, andere Raumbedingungen und Anonymität. Es ist wichtig, dass eine Person zu uns kommen kann, ohne sich zu outen, und trotzdem Hilfe erhält. Es sollte auch nicht an erster Stelle stehen, ob sie oder er illegal in Deutschland ist oder nicht. Bürokratie darf nicht die Hauptsache sein. Wir müssen die Menschen dort abholen, wo sie stehen. Wir sind mit ihnen gemeinsam Teil eines Prozesses. Auf lange Sicht werden wir Erfolg haben und können in diesem Prozess gleichzeitig weibliche Beschneidung und viele andere Probleme, die vielleicht zunächst nicht vordergründig sind, offen legen und bekämpfen. Das ist wichtig. Diese Erkenntnis sollte sich durchsetzen. Und das tut sie: Verschiedene Städte haben bereits bei uns angefragt und wollen ein ähnliches Projekt aufbauen, so Köln und Berlin. Hoffen wir, dass auch anderswo Beratungsstellen entstehen werden! Was ich mir darüber hinaus für die Zukunft wünsche und was meine Arbeit erleichtern würde, ist die Anerkennung der Genitalverstümmelung als Asylgrund. Was soll ich den Frauen sagen, die vor ihrer Beschneidung geflohen sind oder ihre Töchter vor dem eigenen Schicksal bewahren wollen? Ich kann ihnen nur sagen, dass es im Moment

Glückssache ist, Asyl zu erhalten. Und mit einer Glückssache zu arbeiten, ist für die Frauen und Mädchen ein zweites Trauma und für mich sehr unbefriedigend.

Liebe Virginia, ich danke dir für dieses offene Gespräch und wünsche dir für deine wichtige Arbeit weiterhin alles Gute.

Dieser Artikel ist ein Nachdruck des Textes von 2003. Die Inhalte wurden seither nicht aktualisiert und die Wortwahl nicht angepasst.

Sabine Müller

Über das Fremde in uns und den Umgang mit genitalverstümmelten Frauen

Die Szene ist entsetzlich: Alte Frauen halten ein schreiendes Kleinkind auf einem Hüttenboden fest. Dann nimmt eine von ihnen eine Rasierklinge und beschneidet es. Wie gut, dass dies weit von uns entfernt in Afrika stattfindet! Wie gut, dass das alles nichts mit uns zu tun hat! Aber stimmt das wirklich?

Wenden wir uns zunächst jedoch noch einmal Afrika zu: Mittlerweile hat neben der Genitalverstümmelung im traditionellen Kontext auch ihre Medikalisierung[1] in den betroffenen Ländern Einzug gehalten. Zunehmend berichten mir jüngere Klientinnen, dass sie als Kind nicht etwa von einer Beschneiderin, sondern von Ärzten oder Hebammen unter Vollnarkose beziehungsweise Lokalanästhesie beschnitten wurden. Eine Beobachtung, die auch Dr. Harry Gordon in London macht.[2] Unter Narkose kann der Genitalhügel ohne Gegenwehr perfekt zur Talsohle reduziert werden.

Das Fremde ist in uns

Und wie steht es nun um unseren eigenen Hinterhof? Bei genauerer Betrachtung werden wir schnell gewahr, dass derartige genitale Eingriffe – ausgeführt von Ärzten – auch in Europa und Amerika gang und gäbe waren. In der zweiten Hälfte des 19. Jahrhunderts wurden sie zur Verhinderung der Masturbation und diverser Geisteskrankheiten von MedizinerInnen durchgeführt.[3] In Amerika praktizierte man Beschneidungen, besonders Klitorisentfernungen, noch bis weit ins 20. Jahrhundert hinein, und das römisch-

[1] Der Begriff der Medikalisierung bezeichnet die Vornahme einer genitalen Verstümmelung von medizinischem Fachpersonal in Kliniken und Arztpraxen. Anm. d. Red.

[2] persönliche Kommunikation mit Anke Müller-Belecke, Autorin und Regisseurin, 1999. Dr. Harry Gordon leitet ein Krankenhaus in London, das sich auf die Behandlung genitalverstümmelter Patientinnen spezialisiert hat. Anm. d. Red.

[3] vgl. Lightfoot-Klein, H., 2003; Hulverscheidt, M., 2002, vgl. hierzu auch den Artikel von Marion Hulverscheidt zur Medizingeschichte in diesem Buch, Anm. d. Red.

katholische Handbuch für den Beichtenden empfahl diese Maßnahmen noch bis 1940 zur Vorbeugung und Verhinderung des Lesbiertums.[4]

Das alles hat also sehr wohl etwas mit uns zu tun und ist längst nicht so weit entfernt, wie wir es gern hätten. Und wenn wir schon ein wenig vor der eigenen Haustür kehren: Wie viele unnötige Dammschnitte unter der Geburt werden bei uns durchgeführt? Und das, obwohl längst erwiesen ist, dass dadurch zwar die Austreibungsphase verkürzt werden kann, aber Dammrisse dritten und vierten Grades nicht signifikant verhindert werden können.[5] Wie viele Kaiserschnitte werden ohne medizinische Indikation vorgenommen, und warum bringen mehr Privatpatientinnen ihre Kinder auf diese Art zur Welt als Kassenpatientinnen? Wie viele unnötige Gebärmutterentfernungen werden Jahr für Jahr an deutschen Kliniken ausgeführt? Eine afrikanische Aktivistin brachte es anlässlich der Weltfrauenkonferenz in Peking auf den Punkt: „Wir beschneiden unsere Frauen nur. Ihr weidet sie aus."

Wie viel Widerstand gab es – besonders von Ärzten –, als der medikamentöse Schwangerschaftsabbruch in Deutschland eingeführt werden sollte, der Frauen erstmals unabhängig von operativen Eingriffen machte? Letztlich kam er 1931 doch auf den Markt. Nun wurde er plötzlich von seinen vormaligen Gegnern als medizinischer Fortschritt gehuldigt und begeistert gefeiert, um schließlich 1932 – als zunehmend Todesfälle unter den Frauen bekannt wurden – wieder still und leise in der Versenkung zu verschwinden.[6]

Wer weist hierzulande einem Kind bei der Geburt das Geschlecht zu? Und wehe, da stimmt etwas nicht. Etwa 350 Kinder mit uneindeutigen Genitalien werden jedes Jahr in Deutschland geboren. Keines entgeht dem Messer. Die meisten von ihnen werden Dutzenden von Operationen unterzogen, weil ÄrztInnen der Meinung sind, man könne kein Kind ohne eindeutiges Geschlecht in die Schule schicken.[7]

Wie groß darf eine Klitoris sein, bevor sie dem Kinderchirurgen anheimfällt? Regelmäßig sehe ich Patientinnen, die statt ihrer kleinen Schamlippen nur eine weiße Narbe haben. Den meisten hat niemand etwas gesagt. Nur

---

[4] vgl. Lightfoot-Klein, H., 2003

[5] vgl. Vetter, K., 1996

[6] vgl. Stoeckel, W. (Hrsg.), 1931; Stoeckel, W. (Hrsg.), 1932 Es handelt sich um einen Schwangerschaftsabbruch mit Interrupin und Antigravol.

[7] vgl. Lakotta, B., 2002

einige sind sich im Klaren darüber, was mit ihnen geschehen ist: „Sie wissen schon, ich hatte da solche, ähm … Hottentottenschürzen." Welch ein diskriminierender, rassistischer Begriff.

Noch immer glauben die meisten Menschen, dass ein beschnittener Penis zumindest nichts Ungesundes sei. 1999 brachte die Sendung *Report* einen Beitrag, in dem ein Arzt vor versteckter Kamera afrikanischen Eltern anbot, deren kleine Tochter fachgerecht zu verstümmeln.[8] Unter Insidern und Aktivistinnen ist es schon lange kein Geheimnis mehr, dass jedwede Art von Verstümmelung – nicht nur an afrikanischen Mädchen – auf Wunsch in Deutschland käuflich zu erwerben ist, durchgeführt von Fachpersonal aus dem Gesundheitsbereich, ohne medizinische Notwendigkeit. Wir so genannten zivilisierten Menschen der „Ersten Welt" waren nie besser und sind es auch heute nicht, nur unsere Methoden sind perfider.

Als Hanny Lightfoot-Klein mir ein paar Seiten ihres Buches *Der Beschneidungsskandal* zeigte, wusste ich sofort, dass diese Veröffentlichung auch Menschen hier in Deutschland lesen müssen.[9] Denn es ist nicht wahr, dass Verstümmelungen nur weit weg geschehen. Das Fremde ist hier, in uns, und das Tabu nicht geringer!

Nach Operationen an Brüsten, Oberschenkeln und Hüften sind nun auch die Genitalien an der Reihe. Neben Tattoos sehe ich zunehmend Piercings mit bis zu 50 Durchstechungen pro Genital. Außerdem habe ich mehr und mehr deutsche Patientinnen, die sich ganz offensichtlich die Klitorisvorhaut haben entfernen lassen. Sie werden noch feststellen, dass sie den vermeintlichen Lustgewinn gegen eine schmerzhafte Hypersensibilität oder ein ausgetrocknetes Organ eingetauscht haben. Und das ist noch nicht alles: Immer öfter bitten mich Frauen um Rat, ob sie ihre kleinen Schamlippen operativ verkleinern lassen sollen. Selbst medizinische Darstellungen zeigen diese oft unterdurchschnittlich klein. Die Frauen werden Opfer eines ihre Genitalien verniedlichenden Schönheitswahns, der die Gesellschaft ganz subtil durchdrungen hat.

---

[8] Es handelt sich um die *Report*-Sendung aus Mainz vom 22. März 1999, die in der ARD ausgestrahlt wurde. Anm. d. Red.

[9] vgl. Lightfood-Klein, H., 2003

Man müsste doch meinen, dass die Menschheit innerhalb von vielen Tausend Jahren gelernt hätte, die Genitalien in Ruhe zu lassen. Traurigerweise war dies niemals der Fall. Als Organe, von der Natur dazu geschaffen, uns Freude zu bereiten, wurden sie in allen Kulturen einer Vielzahl von Torturen unterworfen, und noch ist kein Ende in Sicht.

Erfahrungen mit verstümmelten Patientinnen

Als angestellte Ärztin eines Familienplanungszentrums[10] bin ich gemäß unserer Satzung einem ganzheitlichen und feministischen Ansatz verpflichtet. Eine antirassistische Grundhaltung wird vorausgesetzt. Die Gesprächsführung mit Patientinnen orientiert sich an den Grundregeln der Psychosomatik. Sie ist gleich für deutsche und nichtdeutsche Frauen mit Beschädigungen, die sie an Leib und Seele erlitten haben, sei es durch Tradition, medizinische Intervention, Unfälle, Missbrauch oder andere Traumata.

Zu den Gesprächsvoraussetzungen gehören u. a. eine abgeschirmte geschützte Atmosphäre, eine klare Situationsabsprache, die Akzeptanz für Schwierigkeiten im Vorfeld sowie Gestaltungsspielraum in der Gesprächssituation. Als Technik empfiehlt sich das Einfühlen in die Patientin, die bewusste Wahrnehmung der eigenen Gefühle und schließlich eine gewisse Abgrenzung auf der rationalen Ebene, um die therapeutische Distanz zu wahren. Folgende Fragen sind dabei von Bedeutung:

Woran leidet die Klientin? Was macht ihr innerlich und äußerlich zu schaffen? Welche Wünsche trägt sie an mich heran? Welche Ängste hat sie? Wie geht sie mit diesen Ängsten um (Abwehrstruktur, z. B. „Das mit mir ist alles nur halb so schlimm“)? Wie verhält sie sich gegenüber der Ärztin? Sind bestimmte Haltungen, Erwartungen oder Interaktionen erkennbar (Übertragung, z. B. extreme Schamhaftigkeit)? Wird dadurch bei der Ärztin eine bestimmte Haltung oder Einstellung ausgelöst (Gegenübertragung, z. B. innere Widerstände, Mitleid, Wut)? Kann es für die Klientin gute Gründe geben, den Status quo aufrecht zu erhalten (primärer Krankheitsgewinn, z. B. Statusgewinn, Gefühl der Überlegenheit aufgrund ihrer FGM, Gefühl der Reinheit)? Auf welche Weise trägt ihr Umfeld dazu bei, dieses

[10] zur Anschrift des Familienplanungszentrums vgl. den Artikel „Adressen von Beratungsstellen“ in diesem Buch, Anm. d. Red.

Leiden aufrecht zu erhalten (sekundärer Krankheitsgewinn, z. B. Vorzugsbehandlung und höherer Rang in ihrer sozialen Gruppe, bessere Heiratschancen, finanzielle Gründe)?[11]

Häufig endet das Erstgespräch nicht mit einer körperlichen Untersuchung, sondern es bleibt zunächst bei diesem Gespräch. Meiner persönlichen Erfahrung nach ist nicht das Ausmaß der physischen Beschädigung ausschlaggebend für den Leidensdruck der Klientinnen, sondern der Grad ihrer Traumatisierung. Dieser ist abhängig vom Alter, in dem eine Verstümmelung vorgenommen wurde,[12] dem Ausmaß des Vertrauensverlustes sowie der Macht des die Beschädigung umgebenden Tabus. Nachfolgend einige Beispiele hierfür.

Eine sudanesische Medizinstudentin kam mit immer wiederkehrenden heftigen genitalen Schmerzen im Sinne einer schwerwiegenden Dyspareunie[13] in meine Sprechstunde. Sie gab an, sie sei derart verstümmelt worden, dass ihr ein normaler Geschlechtsverkehr unmöglich sei, und bat aus diesem Grund um eine Deinfibulation. Die psychosomatische Befunderhebung ergab eine schwerwiegende Traumatisierung: Im Alter von elf Jahren war sie während einer Abwesenheit ihrer Eltern von der eigenen Großmutter gewaltsam entführt und in die Praxis eines Arztes verschleppt worden. Dort wurde sie festgebunden und beschnitten. Nichts und niemand hatte sie auf diese Tortur vorbereitet. Die spätere körperliche Untersuchung ergab, dass eine Klitoridektomie vorgenommen worden war. Der Scheideneingang war nicht beschädigt und die erhebliche Dyspareunie damit sicher auf das seelische Trauma zurückzuführen.

Eine verheiratete Sudanesin möchte sich beraten lassen. Außer „leichten Problemen" beim Geschlechtsverkehr habe sie keinerlei Beschwerden. Die Beschneidung war in der Familie vorher durchaus kontrovers diskutiert worden. Sie selbst hatte ein Mitspracherecht. Während der Zeremonie hielt ihr der Vater die Hand. Sie sei froh, dass bei ihr nur eine milde Form der Be-

---

[11] vgl. Imhof, L., 1995

[12] Erst ab dem 27. Lebensmonat scheint eine Erinnerung an sexuelle Traumata auf der bewussten Ebene möglich. vgl. Terr, L., 1995

[13] Der Begriff Dyspareunie steht für Schmerzen der Frau beim vaginalen Geschlechtsverkehr. Die Dyspareunie gehört somit zu den sexuellen Funktionsstörungen. Anm. d. Red.

schneidung durchgeführt worden sei. Die körperliche Untersuchung ergab später, dass die Patientin eine komplette Infibulation erlitten hat – mit Klitoridektomie und Exzision. Der Scheideneingang ist nicht passierbar. Auf der Rückseite der Hautbrücke wird bei der späteren Deinfibulation ein großes Geschwür als Ausdruck eines länger bestehenden Urinstaus gefunden.

Eine Deutsche, 39 Jahre alt, stellt sich zur Beratung und Untersuchung vor. Wegen einer juckenden Hauterkrankung der Vulva sollte bei ihr eine kleine Gewebeprobe entnommen werden. Nun hat sie Schmerzen, leidet an Anorgasmie und Appetenzstörungen.[14] Die Untersuchung ergibt, dass statt der vereinbarten kleinen Gewebeprobe die Klitorisperle und große Anteile der kleinen Schamlippen entfernt worden waren. Sie fühlt sich verraten. Auffallend ist die schwere depressive Verstimmung, die bis hin zu völligen Ablehnung ihres Genitales geführt hat. Die anschließende Gesprächstherapie mit Einbeziehung des Partners führt zur Besserung ihres Beschwerdebildes.

Gespräche sind wichtig

Über all die Jahre, in denen ich mit genitalverstümmelten Frauen gearbeitet habe, bin ich – was die operative Therapie anbetrifft – sehr viel zurückhaltender geworden. Meiner Erfahrung nach haben die Frauen am meisten von den sexualmedizinischen psychosomatischen Gesprächen profitiert. Wenn die Klientin darum bittet und eine Besserung der – hauptsächlich durch die Infibulation bedingten – Symptome möglich scheint, wird bei uns im Zentrum die Deinfibulation durchgeführt. Je nach Wunsch der Patientin und je nach Art ihrer primären Traumatisierung geschieht dies in Lokalanästhesie oder unter Vollnarkose.

Die meisten Frauen gehen einen langen Weg. Das Ergebnis für die Patientin nach einer Operation ist meiner Beobachtung nach umso besser, je länger und ausführlicher die Gespräche vor dem Eingriff geführt wurden. Leider ist dies aufgrund von Sprachschwierigkeiten nicht immer möglich. Oft dienen uns jedoch Frauen, die diesen Prozess bereits hinter sich haben, als Sprachmittlerinnen.

Das Fremde ist eigentlich gar nicht fremd. Fremd sind wir uns häufig nur selbst. Die Überwindung und Reflexion des Fremden in uns führt zu einer

[14] Der Begriff Appetenz bezeichnet das Begehren, das Sexualverlangen. Anm. d. Red.

für alle Seiten zufriedenstellenden Zusammenarbeit und kann so letztlich auch zur Überwindung des Traumas führen.

Literaturnachweis

Hulverscheidt, Marion, 2002: Weibliche Genitalverstümmelung: Diskussion und Praxis in der Medizin während des 19. Jahrhunderts im deutschsprachigen Raum, Dissertation, Mabuse-Verlag, Frankfurt.

Imhof, Lothar, 1995: Psyche und Soma. Fortbildung vom 2. November 1995, Bad Orb.

Lakotta, Beate, 2002: Ihre Tochter ist ein Sohn. In: Spiegel, Ausgabe 45.

Lightfoot-Klein, Hanny, 2003: Der Beschneidungsskandal, Orlanda-Verlag, Berlin.

Terr, Lenore, 1995: Schreckliches Vergessen, Heilsames Erinnern, Verlag Kindler, München.

Stoeckel, Walter (Hrsg.), 1931: Zentralblatt für Gynäkologie, Jahrgang 55.

Stoeckel, Walter (Hrsg.), 1932: Zentralblatt für Gynäkologie, Jahrgang 56.

Vetter, Klaus, 1996: Die Geburt. Ein Ereignis zwischen Mythos und medizinischem Risiko, Urban & Fischer, München.

Dieser Artikel ist ein Nachdruck des Textes von 2003. Die Inhalte wurden seither nicht aktualisiert und die Wortwahl nicht angepasst.

Kontaktadressen für Information und Beratung zum Thema weibliche Genitalverstümmelung

Folgende Organisationen in Deutschland bieten Informationen und Beratung zur weiblichen Genitalverstümmelung sowie Unterstützung und Begleitung von Betroffenen (in alphabetischer Reihenfolge).

AG FIDE e.V. (Arbeitsgemeinschaft Frauengesundheit in der Entwicklungszusammenarbeit der Deutschen Gesellschaft für Gynäkologie und Geburtshilfe)
Ansprechpartner: Dr. med. Christoph Zerm Wilhelm-Huck-Str. 10,
58313 Herdecke
Tel: 02330/890704, Mobil 0178/4418 527, Fax: 02230/82 08
praxis@dr-zerm.de, www.ag-fide.de
Arbeitsschwerpunkt: Medizinische Betreuung betroffener Frauen (Defibulation möglich)

Agisra e.V. (Arbeitsgemeinschaft gegen internationale sexuelle und rassistische Ausbeutung)
Ansprechpartnerin: Shewa Sium Martin
Strasse 20a, 50667 Köln
Tel: 0221/12 40 19 oder 0221/139 03 92
E-Mail: info@agisra.org, www.agisra.org
Arbeitsschwerpunkt: Psychosoziale Beratung durch Frauen mit Migrationshintergrund

Balance e.V. - Berlin (Familienplanungszentrum Balance)
Ansprechpartner: Stefan Nachtwey
Mauritius-Kirch-Str. 3, 10365 Berlin
Tel: 030/236 236 80, Fax: 030/236 236 880
E-Mail: balance@fpz-berlin.de, www.fpz-berlin.de
Arbeitsschwerpunkt: Psychosoziale und medizinische Betreuung von betroffenen Frauen und Familien (Defibulation möglich)

DAAEV (Deutsch-Afrikanischer Ärzteverein in der BRD e.V.)
Ansprechpartner: Dr. A. Kangoum
Postfach 141955, 47209 Duisburg
Tel: 01520 82 20 417
E-Mail: info@daaev.de, www.daaev.de
Arbeitsschwerpunkt: Präventions- und Informationskampagnen gegen kulturbedingte Gesundheitsschäden (FGC, Endogamie, u. a.) und interkulturelle Gesundheits- und Sozialberatung, Gesundheitsversorgung, Traumaversorgung

DAFNEP (Deutsch-Afrikanisches Frauennetzwerk)
Ansprechpartnerin: Mariatu Rohde keine festen Sprechzeiten
Wildpfad 7, 14193 Berlin
Tel: 030/825 57 65 oder. 030/89 72 99 70
E-Mail: MariatuRohde@web.de und maruatur@web.de, www.dafnep.de
Arbeitsschwerpunkt: psychosoziale und gesundheitliche Beratung

Dr. Dan mon O'Dey Luisenhospital Aachen
Boxgraben 99, 52064 Aachen
Tel: 0241/4142446 Fax: 0241/4142448
Arbeitsschwerpunkt: Rekonstruktion der Klitoris und Vulva auch nach Infibulation oder Verletzungen anderer Art.
http://www.luisenhospital.de/luisenhospital/zentren/gyn-rekonstruktionszentrum.html

FIM e.V. (Frauenrecht ist Menschenrecht)
Varrentrappstraße 55, 60486 Frankfurt am Main
Tel: 069/97 09 79 70 Fax: 069/97 09 79 718
E-Mail: info@fim-beratungszentrum.de, http://www.fim-frauenrecht.de/
Arbeitsschwerpunkt: Psychosoziale Beratung für Migrantinnen und ihre Familien und Frauenrechtsarbeit.

FORWARD Germany e.V. - Frankfurt (Foundation for Women's Health, Research and Development)
Ansprechpartnerinnen: Frau Dr. Tobe Levin
Hohenstaufenstr. 8, 60327 Frankfurt
Tel: 069/13 82 60 78
E-Mail: gf@forward-germany.de, www.forward-deutschland.de
Arbeitsschwerpunkt: Beratung von Afrikanerinnen für AfrikanerInnen und afrikanische Familien sowie Öffentlichkeitsarbeit zum Thema.

INTACT e.V. - Saarbrücken (Internationale Aktion gegen die Beschneidung von Mädchen und Frauen)
Ansprechpartnerin: Frau Katharine Mbonodbari-Hartleb
Saargemünder Straße 95, 66119 Saarbrücken
Tel: 0681/3 24 00, Fax: 0681/938 80 02
E-Mail: info@intact-ev.de, www.intact-ev.de
Arbeitsschwerpunkt: Information und Beratung zum Thema Genitalverstümmelung sowie Zusammenarbeit mit Projekten in Afrika.

Mahaliya e.V.
Ansprechpartnerin: Frau Zion Melak
Sportplatzstr. 9, 76848 Wilgartswiesen
Tel: 0173 80 89 166
E-Mail: kontakt@mahaliya.de, www.mahaliya.de
Arbeitsschwerpunkt: Öffentlichkeitsarbeit zur Förderung des Bewusstseins im Umgang mit dem Thema der weiblichen Genitalverstümmelung sowie verstärkte Einbeziehung der betroffenen Frauen für die Aufarbeitung dieser uralten Praxis.

Maisha e.V. -Selbsthilfegruppe Afrikanischer Frauen in Deutschland
Ansprechpartnerin: Frau Virginia Wangare-Greiner
Ravenstein-Zentrum, FTV Pfingstweidstr. 7, 60316 Frankfurt am Main
Tel: 069/90434905
E-Mail: maisha-african-women@gmx.de, www.maisha.org

Mama Afrika e.V. - Deutsch-Afrikanischer Frauenverein
Ansprechpartnerin: Frau Hadja K. Kaba
Wilhelmsruher Damm 124, 13439 Berlin-Reinickendorf
Tel.: 030/415 08 415
E-Mail: willkommen@mama-afrika.org, www.mama-afrika.org
Arbeitsschwerpunkt: Förderung der Verständigung zwischen Afrikanern und Deutschen, Aufklärungsarbeit über Genitalverstümmelung, Projekte in Afrika

MigraZentrum e.V. – Freiburg
Ansprechpartnerinnen: Isabelle Ihring, Frauke Czelinski
Wippertstraße 3, 79100 Freiburg
Tel.: 0176/70143770 (Ihring) oder 0177/606 1417 (Czelinski)
E-Mail: info@migrazentrum-freiburg.de

NALA e.V.
Ansprechpartnerin: Frau Fadumo Korn
Kastanienstr. 3e, 65933 Frankfurt am Main
E-Mail: info@nala-fgm.de, www.nala-fgm.de

Pro Familia - Stuttgart
Ansprechpartnerin: Frau Dr. Marion Janke
Theodor-Heuss-Straße 23, 70174 Stuttgart
Tel: 0711/656 79 06, Fax: 0711/65 67 90 80
E-mail: stuttgart@profamilia.de, www.profamilia-stuttgart.de
Arbeitsschwerpunkt: ärztliche, psychologische und soziale Beratung

Stop mutilation e.V. - Düsseldorf
Ansprechpartnerin: Frau Jawahir Cumar
Himmelsgeister Straße 107a, 40225 Düsseldorf
Tel: 0211/ 93 88 57 91
E-Mail: j.cumar@stop-mutilation.org, www.stop-mutilation.org
Arbeitschwerpunkt: Aufklärungskampagnen in Deutschland und Somalia, der Verein informiert verschiedene Berufsgruppen über das Thema.

TERRE DES FEMMES e.V. - Berlin (TDF - Menschenrechte für die Frau)
Ansprechpartnerin: Frau Idah Nabateregga
Brunnenstr. 128, 13355 Berlin
Tel: 030- 40 50 46 99-0, Fax: 030- 40 50 46 99-99
E-Mail: genitalverstuemmelung@frauenrechte.de, www.frauenrechte.de
Arbeitsschwerpunkt: Öffentlichkeitsarbeit zum Thema, Information und Beratung, Fortbildungen für verschiedene Berufsgruppen, Zusammenarbeit mit Projekten in Afrika, verschiedene TDF-Städtegruppen sowie eine Arbeitsgemeinschaft arbeiten zum Thema

Hilfetelefon für Frauen
Tel: 08000116016
https://www.hilfetelefon.de

Exkurse

Marion Hulverscheidt

Medizingeschichte: Weibliche Genitalverstümmelung im Europa des 19. Jahrhunderts

Wie häufig angenommen, ist die weibliche Genitalverstümmelung kein rein afrikanisches „Phänomen", sondern vielmehr auch ein Teil der Geschichte der europäischen Medizin.[1]

In medizinhistorischen Artikeln, die die genitale Verstümmelung in der westlichen Welt zum Thema haben,[2] wird meist nur ein Fall erwähnt: die Geschichte eines Londoner Arztes namens Isaac Baker Brown. Er veröffentlichte 1866 ein Büchlein, in dem er die Klitoridektomie zur Behandlung etlicher, auch nervöser Erkrankungen, empfahl. Im Jahre 1867 wurde er aus seiner Geburtshilflichen Fachgesellschaft ausgeschlossen. Doch Baker Brown und sein Handeln war nicht das einzige, wenn auch das medizinhistorisch bislang am intensivsten bearbeitete Beispiel dieser Art.

Dieser Artikel geht der Frage nach, wie Baker Brown in wissenschaftshistorischen Arbeiten dargestellt wird. Hierbei werden folgende Thesen aufgestellt und kritisch diskutiert: Baker Brown war mit seiner Praktik kein Einzelfall, auch wenn in einigen historischen Betrachtungen dieser Anschein erweckt wird. Warum ihm eine Sonderstellung eingeräumt wurde und aus welchem Grund es zu dieser eingeschränkten Sichtweise kam, bleibt zu fragen. Anschließend wird das Beispiel des Frauenarztes Gustav Braun aus Wien zeigen, dass auch im deutschsprachigen Raum die Klitoridektomie ausgeführt wurde.

Isaac Baker Brown

Isaac Baker Brown (1812-1873) studierte Medizin am Londoner *Guy's Hospital* und erwarb sich nach seiner Niederlassung in London 1834 schnell den Ruf eines geschickten Geburtshelfers. Sein Hauptinteresse verlagerte er bald auf die Gynäkologie. Er beschäftigte sich hier mit der Behandlung von Eier-

[1] vgl. Hulverscheidt, M., 2002

[2] vgl. Scull, A., Favreau, D., 1986; Showalter, E., 1985; Wallerstein, E., 1989; Black, J., 1997

stockzysten. Dreimal führte er die operative Entfernung derselben aus, ohne dass eine dieser Patientinnen den Eingriff überlebte. Erst der vierte Versuch im Jahre 1852 – die Patientin auf dem Operationstisch war seine Schwester – brachte den erhofften Erfolg. Daraufhin wurde er über die Grenzen Großbritanniens hinaus bekannt als ein hervorragender und mutiger Operateur. Ihm war eigen, dass er nicht nur die erfolgreichen, sondern auch die tödlich verlaufenen Fälle veröffentlichte, so auch in seinem Lehrbuch *On surgical Diseases of Women*[3].

Baker Brown war maßgeblich an der Gründung des *St. Mary's Hospital* in London und am *London Surgical Home* beteiligt. 1865 wurde er zum Präsidenten der *Medical Society of London* gewählt. Gleichzeitig war er Mitglied in mehreren nationalen und internationalen Fachgesellschaften. Er galt als Spezialist für die Operation von Blasen-Scheiden- bzw. Mastdarm-Scheiden-Fisteln und für die Ovariotomie, die operative Entfernung der Eierstöcke.

Die Klitoridektomie von Isaac Baker Brown

Auf dem Höhepunkt seines Ruhmes und seines Bekanntheitsgrades über die Grenzen des englischen Königreiches hinaus veröffentlicht Baker Brown eine kleine Schrift mit dem Titel *On the Curability of certain Forms of Insanity, Epilepsy, Catalepsy and Hysteria in Females.*[4] Hierin empfiehlt er die Klitoridektomie als chirurgisches Heilmittel für die im Titel genannten Erkrankungen oder Zustände. Er selbst praktizierte sie in mehreren Fällen, die er in seiner Abhandlung darstellte. Aus den über vierzig Fallgeschichten seien nachfolgend einige typische Beispiele zusammenfassend wiedergegeben:

Eine 21-jährige Frau war bereits über mehrere Monate in einem anderen Londoner Krankenhaus behandelt worden. Sie litt an Rückenschmerzen und Schmerzen beim Stuhlgang. Man vermutete ein Gebärmutterleiden, eine unnormale Lagerung oder Knickung der Gebärmutter. Da die Behandlung

[3] Der Titel des Buches lautet in deutscher Übersetzung „Über die chirurgischen Erkrankungen von Frauen" (vgl. Baker Brown, I., 1854).

[4] Der Titel des Buches lautet in Deutsch „Über die Heilbarkeit von gewissen Formen des Wahnsinns, der Epilepsie, der Katalepsie und der Hysterie bei Frauen" (vgl. Baker Brown, I., 1866a). Epilepsie: Sammelbegriff für vielfältige Störungen des Gehirns, die mit Anfällen oder Schüttelkrämpfen einhergehen. Katalepsie: krankhaftes, anhaltendes Verharren in einer bestimmten Körperposition. Hysterie: (griech. hysterikos: an der Gebärmutter leidend) Historischer Begriff mit sehr wechselvoller Bedeutung. Er wurde vor allem bei Frauen verwendet, wenn sich Verhaltensarten nicht anders erklären ließen.

nicht von Erfolg gekrönt wurde, bat man Baker Brown um Konsultation. Er konnte an den inneren Genitalien, also an Scheide und Gebärmutter, nichts Abnormes diagnostizieren, wohl aber eine Reizung am äußeren Genitale. Daraufhin entfernte er die Klitoris, und das Mädchen hatte daraufhin keine Rückenschmerzen und Stuhlgangprobleme mehr.

Eine andere Frau war 32 Jahre alt, verheiratet und kinderlos. Letzteres begründete sie selbst mit einer starken Abneigung gegen den Koitus. Baker Brown diagnostizierte eine Hysterie und glaubte, bei der Untersuchung Spuren der Masturbation gesehen zu haben. Die Klitoridektomie wurde durchgeführt. Es kam zur Heilung und in den folgenden Jahren zu mehreren Schwangerschaften.

Eine 41-jährige Kleidermacherin hatte schon immer eine starke Menstruation. Sie litt seit drei Monaten an Kopfschmerzen sowie Gedächtnis- und Konzentrationsstörungen, außerdem hatte sie häufig epileptische Anfälle. Auch hier fand Baker Brown bei der Untersuchung des äußeren Genitale Anzeichen der Masturbation und einen Polypen (eine fleischige Wucherung, die sich aus der Schleimhaut aufbaut) am Muttermund. Der Polyp und die Klitoris wurden entfernt. Im Anschluss erfolgte eine rasche Heilung. Die vorher bestandenen Störungen verschwanden.

Die Medizin zur Zeit Isaac Baker Browns

Zwei Entwicklungen sind für den Kontext, in dem Baker Brown die Klitoridektomie praktizierte, von maßgeblicher Bedeutung: der Aufschwung der Chirurgie (und mit ihr aller operativen Fächer) und die Medikalisierung der Masturbation.

Operationen und chirurgische Behandlungen gehörten zu Beginn des 19. Jahrhunderts nicht zu den Aufgaben eines Arztes, der an einer Universität studiert hatte. Statt dessen nahmen Wundärzte und Heiler diese Aufgaben wahr. Waren doch zu dieser Zeit die Ärzte diejenigen, die Kranke berieten, ihnen Mittelchen und Badekuren verschrieben, die aber bei Leiden wie einer Blinddarmentzündung hilflos zusehen mussten, wie ihre PatientInnen verstarben. Durch die Entwicklung von Narkosetechniken und die Verwendung von Chloroform als Narkotikum sowie die Anwendung der Prinzipien der Antisepsis (Listers und Semmelweiss' Thesen) etablierte sich eine Routine bei chirurgischen Eingriffen. Hierdurch erlebten diese innerhalb der wissenschaftlichen Medizin einen starken Aufschwung. Auch in anderen Fachrichtungen – wie in der Gynäkologie – wurden die operativen Behandlungsarten weit vorangetrieben. Auf der Basis einer Operationsroutine konnten neue Techniken entwickelt werden, die bis dahin unheilbare Zustände zu lindern vermochten. Baker Brown war einer der führenden Operateure in London, bekannt für seinen Mut und seine Risikobereitschaft und für seine Fähigkeit, beidhändig zu operieren, was ihm große Erfolge einbrachte.

Die Masturbation war seit der Mitte des 18. Jahrhunderts einem Deutungswandel unterworfen, der bezeichnend für das Zeitalter der Aufklärung ist. Es wurde nicht mehr nach dem von Gott Erlaubten/Verbotenen geurteilt, sondern nach dem Normalen/Perversen.[5] Die Abhandlung des Schweizer Arztes Samuel Auguste André David Tissot von 1758 über Krankheiten, die durch die Masturbation entstehen können, markierte in der Diskussion um die möglichen Folgen der Masturbation einen Meilenstein.[6] Tissots Hauptargument für die krank machende Wirkung der Masturbation war der damit einhergehende Samenverlust beim männlichen Geschlecht, der zu einer Schwächung der körperlichen Kräfte bis hin zum Tode führen könne. Die Vorstellung, Masturbation wirke kräftezehrend, wurde in der Folgezeit bis zu Beginn des 19. Jahrhunderts auch auf das weibliche Geschlecht übertragen.

Dass Masturbation zum Tode führen könne, war Tissots Hauptargument. Trotz dieser dramatischen Prognose war die von ihm vorgeschlagene Behandlung eher milde: Er setzte auf Überwachung, leichte Diät, kalte Bäder und das Trinken von Mineralwasser.[7] Im 19. Jahrhundert wurden diese Behandlungsoptionen durch andere ergänzt, die der Theorie der Humoralpathologie[8] im Sinne der diätetischen Therapie folgten. So setzte man Blasenpflaster an und empfahl Bäder, Waschungen und Einspritzungen mit kaltem Wasser. Die Überwachung zur Verhinderung des „Hand-an-sich-Legens" wurde technisiert: Man erfand moderne Keuschheitsgürtel. Schließlich kam in der Mitte des 19. Jahrhunderts die operative Behandlung hinzu. Als erfolgreiche Methode, aber auch als Vorbeugung der Masturbation bei Knaben, wurde die

---

[5] vgl. Braun, K., 1995

[6] vgl. Tissot, S. A., 1758

[7] vgl. Hulverscheidt, M., 2002, S. 46

[8] Es handelt sich hierbei um die so genannte „Säftelehre", ein medizinisches Erklärungsmodell, das von der Antike bis ins 19. Jahrhundert vorherrschte. Dabei werden alle Krankheiten aus der fehlerhaften Zusammensetzung des Blutes und der Körpersäfte abgeleitet, bei gleichzeitiger Ansammlung von Schadstoffen, die ausgeglichen oder zur Ausscheidung gebracht werden müssen.

Beschneidung – also die Entfernung der Vorhaut – angesehen. Die Klitoridektomie erscheint an diese Behandlungsart angelehnt.

Einschränkend muss gesagt werden, dass die operativen Behandlungsmethoden der Masturbation und ihrer angenommenen Folgezustände keineswegs auf der Tagesordnung standen. Es wurde nicht gleich zum Messer gegriffen, wenn bei einem Kind der Verdacht der Masturbation bestand. Deren Behandlung oder vielmehr deren Ahndung war Aufgabe von LehrerInnen sowie der Eltern. Ärzte wurden erst in späteren Stadien zur Hilfe gerufen. In der medizinischen Fachwelt wurde von vielen Seiten diskutiert, wie die Masturbation zu behandeln und wie ihr vorzubeugen sei. Frauen- und Kinderärzte, Neurologen und Psychiater beschäftigten sich mit diesen Fragen. Der Berliner Arzt Friedrich Jakob Behrend (1803-1889) schrieb 1860 im *Journal für Kinderkrankheiten*, wie wichtig der Arzt bei der Behandlung der Masturbation sei, „sei letztere nun eine moralische, eine diätetische oder eine ärztliche oder gar eine operative."[9]

Auch wenn es Baker Brown nicht ausdrücklich sagte, so glaubte er doch, dass die Masturbation das auslösende Übel für die von ihm behandelten Erkrankungen und Zustände sei. Um die Masturbation zu unterbinden, entfernte er den Frauen und Mädchen die Klitoris und in einigen Fällen auch die inneren Schamlippen. Gleichzeitig negierte er andere Heilmethoden wie Diät, Erziehung, spezielle Maßregelungen, kalte Waschungen, das Anlegen von Keuschheitsgürteln u. a.m. Er schreibt von einer peripheren Reizung des Nervus pudendus, des Schamnerves, die die Ursache der Störungen und Erkrankungen seiner Patientinnen sei. Durch diese physiologisch-pathologische Bezeichnung grenzt sich Baker Brown zum einen deutlich gegen die kirchliche Doktrin ab, Masturbation sei Sünde, zum anderen weist er auf ein zu seiner Zeit bekanntes Modell der Krankheitsauslösung hin: auf die Reflextheorie.

Dieses theoretische Konstrukt, formuliert von französischen Nervenärzten in der zweiten Hälfte des 19. Jahrhunderts, bringt physiologische Erkenntnisse mit ins Spiel. Man ging von der Annahme aus, Irritationen peripherer Organe könnten via Rückenmark und den dort gelegenen Reflexbahnen Störungen im Gehirn, psychiatrische Beeinträchtigungen, auslösen. Baker Brown hat seine Schrift zur Klitoridektomie Charles Eduard Brown-Séquard gewidmet. Dieser hatte in seinen Vorlesungen zur Physiologie und Pathologie des

[9] Behrend, F. J., 1860, S. 321

Zentralnervensystems die These aufgestellt, dass eine Erkrankung des Zentralnervensystems durch eine Übererregung eines peripheren Nervs ausgelöst werden könne. Als Paradebeispiel diente die Ovarie[10]: Drückt der Arzt bei einer Frau auf die Bauchdecke, dort, wo er das Ovar, den Eierstock, vermutet, löst er damit einen hysterischen Anfall aus.[11] Zur Behandlung der nervösen Störungen wurden die auslösenden peripheren Organe behandelt, so auch die Klitoris, wenn sie als verursachendes Organ der psychiatrischen Störung erkannt wurde.[12]

Baker Brown erwähnt in seiner Schrift zur Anwendung der Klitoridektomie den Begriff Masturbation nicht. Er verwendet streng die physiologischen Sprachtermini. Man könnte annehmen, dass diese Wortwahl der sexualfeindlichen Haltung der viktorianischen englischen Gesellschaft entstammt, näher liegt jedoch, dass er damit die theoretische Basis seiner Praktik deutlicher herausstellen wollte. Ebenso zeigt sich hierbei seine Überzeugung von der wissenschaftlichen Medizin, die er ausübte und als deren Vertreter er sich selbst sah. Der Arzt ist – anders als der Pädagoge, die Eltern oder der Religionsvertreter – der Einzige, der erfolgreich helfen und heilen kann, weil er unabhängig ist von religiösen Annahmen. Er ist Wissenschaftler, und sein Handeln ist durch eine theoretische Basis begründet.

Der Eklat

In der Londoner medizinischen Fachwelt formierte sich bald nach dem Erscheinen von Baker Browns Schrift *On the Curability of certain Forms of Insanity, Epilepsy, Catalepsy and Hysteria in Females* eine kontroverse Debatte um seine Person und seine medizinische Praktik. Baker Brown wurde vorgeworfen, Frauen ohne deren Einwilligung oder der des Ehemannes (bei verheirateten Frauen) bzw. der des Vaters (bei ledigen Frauen) die Klitoris entfernt zu haben. Auch wurde ihm zur Last gelegt, psychiatrische Patientinnen in seinem *London Surgical Home* aufgenommen und behandelt zu haben,

---

[10] Jean Martin Charcot (frz. Neurologe und Psychiater, 1825-1893) bestimmte die Ovarien (Eierstöcke) und die Hoden zu hysterogenen (eine Hysterie auslösenden) Zonen. Er glaubte zeigen zu können, dass er durch Druck auf diese Zonen hysterische Anfälle auslösen oder beenden könnte. Dieses Symptom nannte er Ovarie.

[11] Als „hysterische Anfälle" galten aus damaliger Sicht Reaktionen wie z. B. Krämpfe, Lähmungen, Wein- oder Schreianfälle.

[12] vgl. Shorter, E., 1994, S. 125ff.

obwohl diese Patientinnen unter Aufsicht eines „Irrenarztes" in einer „Irrenanstalt" untergebracht hätten sein müssen. Dieses von seinen Kollegen als unethisch und nicht standesgemäß interpretierte Verhalten führte schließlich dazu, dass Baker Brown im Frühjahr 1867 aus der Geburtshilflichen Gesellschaft ausgeschlossen wurde. Kurz darauf legte er auch sein Präsidialamt der *British Medical Society* nieder. Seine Karriere fand damit ein abruptes Ende. Im August 1867 reichte er seine Kündigung beim *London Surgical Home* ein. In den folgenden Jahren wurde Baker Brown von der Fachwelt ignoriert, und trotz der von ihm erbrachten Fortschritte auf dem Gebiet der operativen Gynäkologie wurden seine Arbeiten nicht mehr erwähnt oder zitiert. Er starb verarmt im Jahre 1873. Bei der Obduktion wurde eine Gehirnerweichung festgestellt. Der Medizinhistoriker Edward Shorter spekuliert, dass diese auf dem Boden einer Neurosyphilis entstanden sei.[13]

Die Kontroverse um Baker Brown ist schriftlich sehr gut belegt. Im *Lancet* und im *British Medical Journal* finden sich von Herbst 1866 bis zu seinem Ausschluss aus der Geburtshilflichen Gesellschaft 1867 in fast jeder Ausgabe Stellungnahmen und Leserbriefe der verschiedenen Lager dieser Debatte. Zum einen wurde die Operation kritisiert, dann wieder die Person, dann die Selbstdarstellung von Baker Brown. Es gab auch Ärzte, die selbst Klitoridektomien praktizierten, mit Baker Browns theoretischer Basis jedoch nicht konform gingen. Es ist keine klare Trennung zwischen der Kritik an der Operation an sich und der Kritik an der Person Baker Brown auszumachen.[14]

Dieses umfangreiche Material mag ein Grund dafür sein, warum Baker Brown ein so breit rezipierter Fall ist. In der historischen Konstruktion[15] werden andere Argumente, wird ein anderer Ablauf seines Ausschlusses stärker betont. Durch diese historische Perspektive wird der Eindruck erweckt, Baker Brown sei wegen der Ausführung der Klitoridektomie aus der Geburtshilflichen Gesellschaft verbannt worden,[16] und dass nach seinem Ausschluss dieser Eingriff nicht mehr praktiziert worden sei. Auch wird er als dement dargestellt,[17] so als sei er nicht mehr Herr seines Geistes gewesen. Als Beweis

[13] vgl. Shorter, E., 1994, S. 148
[14] vgl. Hulverscheidt, M., 2002, S. 90-103
[15] vgl. Scull, A., Favreau D., 1986; Showalter, E., 1985; Black, J., 1997; Munro Kerr, J. M., 1954
[16] vgl. Munro Kerr, J. M., 1954, S. 361
[17] vgl. Shorter, E., 1994, S. 148

hierfür wird der Obduktionsbericht mit der darin erwähnten Hirnerweichung angeführt. Das Bild des Geisteskranken wird unkritisch übernommen. Baker Brown wird als Erfinder („originator“) der Klitoridektomie dargestellt, um sein Handeln im Vergleich zu dem seiner Kollegen stärker herauszustellen.[18] Damit wird der Eindruck erweckt, er sei ein Einzelfall und Einzeltäter gewesen.

In einem Leserbrief an das *British Medical Journal* nimmt Baker Brown Stellung zu dem Vorwurf, er habe sich selbst als Erfinder einer längst bekannten Operation, der Klitoridektomie, dargestellt.[19] Diese Anschuldigung wurde von ihm zurückgewiesen. In seinem Schreiben legte er offen, woher er seine Kenntnisse über die Klitoridektomie hatte. Schon bei Paulus von Aegina und Aëtios von Amida, zwei Autoren aus der Spätantike, sei die Beschneidung der Frauen, wie sie in Ägypten üblich war, erwähnt und genau beschrieben.[20] Dionis, ein französischer Wundarzt des 18. Jahrhunderts, habe in seinem Lehrbuch geburtshilfliche Instrumente dargestellt, unter anderem ein Messer und eine Zange, die zur Entfernung der Klitoris verwendet werden konnten.[21] Zusätzlich bezieht sich Baker Brown auf eine Dissertation aus dem Jahre 1827, die von einem deutschen Medizinstudenten verfasst wurde und die die Behandlung der Nymphomanie zum Inhalt hatte. Auch hier wird die Entfernung der Klitoris als probate Behandlungsmethode beschrieben.[22]

Nebenschauplätze

Somit ist Baker Brown also keineswegs der Erfinder der Klitoridektomie und auch kein Einzeltäter. Zeitgleich haben im deutschsprachigen Raum Ärzte die Klitoridektomie durchgeführt, ohne dass sie in irgend einer Weise sanktioniert wurden. Der Wiener Frauenarzt Gustav Braun veröffentlichte 1865 und 1866 in der *Wiener medizinischen Wochenschrift* zwei Fallgeschichten, in denen er zur Behandlung des Vaginismus respektive der Masturbation den Patientinnen die Klitoris und die inneren Schamlippen entfernte.[23]

---

[18] vgl. Scull, A., Favreau, D., 1986, S. 251
[19] vgl. Baker Brown, I., 1866b, S. 593
[20] vgl. Hulverscheidt, M., 2002, S. 28
[21] vgl. Hulverscheidt, M., 2002, S. 32
[22] vgl. Nagrodzki, E., 1834, S. 30
[23] vgl. Hulverscheidt, M., 2002, S. 116ff.; Braun, G., 1865; Braun, G., 1866

Die erste Patientin war 25 Jahre alt und litt nach einem Sturz auf den Kopf an Krampfanfällen. Die Frau gestand Braun, dass sie masturbiere. Bei der gynäkologischen Untersuchung zeigte sich ein Krampfanfall (oder war es die sexuelle Erregung durch die Berührung des Arztes?), der von Braun als vaginistischer Anfall gedeutet wurde. Der Vaginismus, ein Krampf der Scheidenmuskulatur, der den Geschlechtsverkehr unmöglich macht, war erst 1861 als Krankheitsbegriff geprägt worden. Braun ätzte dieser Patientin das äußere Genitale, hatte damit aber keinen Erfolg. So entschied er sich, mit Zustimmung der Betroffenen, für die Entfernung der Klitoris und der Schamlippen. Nach einem sechswöchigen Krankenhausaufenthalt war die Frau geheilt und wurde entlassen. Sie hatte keine Krampfanfälle mehr.

Die zweite Kasuistik, die Braun 1866 veröffentlichte, trug den Titel „Ein weiterer Beitrag zur Heilung der Masturbation durch Amputation der Clitoris und der kleinen Schamlippen". Hier behandelte Braun ein 24-jähriges Mädchen „aus gutem Hause", welches seit seinem 15. Lebensjahr masturbierte. Braun empfahl sofort die Klitoridektomie, weil er sich von anderen Therapieformen keine Heilung versprach. Die Patientin und ihre Mutter stimmten dem zu. Die Klitoris wurde entfernt, ebenso die inneren Schamlippen. Drei Tage nach der Operation bemerkte eine Krankenwärterin, dass sich die Patientin mit den Fingern unter der Bettdecke zu schaffen machte. Die Finger wurden deswegen einzeln und die Hand mit einem Handtuch umwickelt. Darauf machte die Patientin keinen Versuch mehr, sich selbst zu befriedigen. Sie wurde als geheilt entlassen.

Gustav Braun war 1866 Dozent an der Wiener medizinisch-chirurgischen *Josephsakademie*. Dort unterrichtete er Hebammen und Medizinstudenten. Er stand, wenn man seinen Nachrufen Glauben schenken will, Zeit seines Lebens im Schatten seines älteren und „genialeren" Bruders Carl Ritter Braun von Fernwald, der zeitgleich mit ihm in Wien die Geburtshilfe und die Gynäkologie dozierte, jedoch an der ersten Wiener Frauenklinik. Gustav war in Wien zwar Dozent und später auch Professor für Geburtshilfe und Gynäkologie, doch bis auf die kurze Zeit an der *Josephsakademie* hat er nur Hebammen unterrichtet. Zeitgenossen zufolge wollte er unbedingt so bekannt und berühmt werden wie sein Bruder, was ihm jedoch nicht gelungen sei.

Bemerkenswert ist der zeitliche Zusammenhang von Brauns Veröffentlichungen mit dem Eklat um Baker Brown, der sowohl in Großbritannien als auch auf dem Kontinent registriert wurde. Diese Gleichzeitigkeit führte jedoch nicht dazu, dass Gustav Braun von seinen Kollegen in Wien in vergleichbarer Weise wie sein britischer Amtskollege angegriffen wurde. Vielmehr wurde er von seinen Wiener Kollegen gar nicht kritisiert, es ist keine direkte Stellungnahme auszumachen. Sein Vorschlag zur Behandlung der Masturbation setzte sich denn auch, trotz der von ihm damit erzielten Erfolge, nicht durch.

Braun hatte die Masturbation erfolgreich therapiert. Sein erster veröffentlichter Fall erschien 1865 jedoch unter dem Titel „Die Amputation der Clitoris und der Nymphen, ein Beitrag zur Behandlung des Vaginismus.“ Hier stellt sich die Frage, warum er sein Handeln als Heilmethode des Vaginismus beschrieben hatte. Ich habe hierzu folgende Vermutungen: Braun wollte sich an der aktuellen und kontroversen Debatte um den Vaginismus beteiligen, um so vielleicht mehr Beachtung zu finden. Der Begriff Vaginismus war erst 1861 von dem amerikanischen Gynäkologen James Marion Sims eingeführt worden. Der Begriff bezeichnete die ungewollte Kinderlosigkeit eines Paares aufgrund die Kohabitationsunfähigkeit der Frau. Zudem schien es Braun wohl zu unziemlich, von Masturbation zu sprechen, weswegen er die Diagnose in Vaginismus umbenannte – die Prüderie machte auch vor der Medizin nicht Halt, wenn sie sich auch manchmal nur versteckt zeigte. Darüber hinaus wurden Ende des 19. Jahrhunderts viele Begriffe synonym verwendet, so Masturbation, Onanie und Nymphomanie. Braun synonymisierte hier gleichermaßen den Vaginismus.

Beim Vaginismus handelte es sich um eine spezifisch weibliche Diagnose. Ein Mann konnte an Masturbation erkranken, nicht aber an Vaginismus. So war dieser Befund ein mögliches Mittel zur Pathologisierung der Frau und der weiblichen Sexualität.

Kritik an Gustav Braun

Braun wurde wegen seines Handelns nie diskreditiert. Die einzige zeitgenössische Kritik an ihm kam aus dem nicht-klinischen Bereich, vom anatomischen Institut in Göttingen und dem dort lehrenden Wilhelm Krause (1833-1910). Dieser stellte in der Zeit von 1864 bis 1866 anatomische Untersuchungen zur Nervenversorgung des weiblichen Genitale bei Säugetieren und Menschen an und fand dabei spezifische Nervenkörperchen, die er Wollustnervenkörperchen nannte.[24] In einem Artikel in der *Zeitschrift für rationelle Medicin* 1866 schrieb er denn über die Nerven in der Klitoris:

> „Aus dem Nachweise besonderer mikroskopischer Wollustkörperchen, die sich gewiss nicht reproduciren, wenn sie einmal verloren gingen, ergiebt sich, wie barbarisch es sein muss, gesunden Mädchen aus irgend welchem Grunde die Clitoris zu exstirpiren. Diese Operation hat noch kürzlich G. Braun nicht umgehen zu können geglaubt."[25]

Diese harte Kritik von Seiten eines Nicht-Klinikers zeigt deutlich, dass die Frage nach dem Geschlechtstrieb und der Wollust der Frau kontrovers diskutiert wurde. Krause argumentierte auf dem Boden der anatomischen Gegebenheiten. Er hatte in der Klitoris der Frau (und in der Klitoris des Kaninchens) spezifische Terminalkörperchen ausgemacht, die er „mit Rücksicht auf ihre unzweifelhafte Function Genitalnervenkörperchen" genannt hatte.[26] Die von Braun gegebene Begründung für die Entfernung dieser Struktur – Behandlung von Masturbation und Vaginismus – akzeptierte Krause nicht. Krause argumentierte von seiner Warte aus: Er hatte bestimmte, spezifische Strukturen gefunden, denen er eine besondere Funktion, die der Empfindung und Vermittlung der Wollust, zuschrieb. Somit stand für ihn außer Frage, ob und wie stark das Wollustgefühl beim weiblichen Geschlecht ausgeprägt war. Es war da, weil diese Strukturen, die Wollustkörperchen, vorhanden waren. Ein Verlust dieser Körperchen brachte den unwiderruflichen Verlust der Funktion mit sich, weswegen er Brauns Operation als barbarisch bezeichnete. Braun sah das Verhalten seiner Patientinnen als pathologisch an. Die bei der Untersuchung der bereits erwähnten 25-jährigen Patientin aufgetretene Konvulsion (Schüttelkrampf) interpretierte er als vaginistischen Krampfanfall, anders gesehen könnte dieser Anfall der Schilderung nach auch einen Orgasmus darstellen. Die Patientin gab an, während des Geschlechtsverkehrs keine volle Befriedigung zu erlangen. Dies gelänge ihr nur mittels der Masturbation. Braun sah in den von der Patientin dargebotenen Krampfanfällen etwas Pathologisches,

---

[24] Im Jahre 1864 stellte die Göttinger Akademie der Wissenschaften eine Preisfrage zur Nervenversorgung des weiblichen Genitale. vgl. Preisfrage der Göttinger Akademie der Wissenschaften 1864: Krause, W., 1866a

[25] Krause, W., 1866b, S. 88

[26] Krause, W., 1866b, S. 86

Krankhaftes, nichts Physiologisches oder Normales wie einen Orgasmus.[27] Und es lag für ihn außerhalb des Vorstellbaren, dass zu den weiblichen Genitalien ein Sexualorgan zählen sollte, das einzig die Funktion des Lustempfindens und -verbreitens hat.

Seit den 1880er Jahren wurde Braun stellvertretend für die deutschsprachigen Ärzte, die die Klitoridektomie durchgeführt hatten, als einziger namentlich genannt. So schreibt der Münchner Gynäkologe Franz Winckel (1837-1911) in seinem *Lehrbuch der Frauenkrankheiten* 1886 zur Klitoridektomie wegen masturbationsbedingter Hypertrophie, nachdem er Baker Brown negativ erwähnt:

> „Und viele Deutsche eiferten ihm nach: obwohl G. Braun (…) in den von ihm amputirten Gebilden nichts Pathologisches nachweisen konnte. Es ist das ein dunkles Blatt in der Geschichte unserer Disciplin."[28]

Hier tritt eine polemische Rhetorik zu Tage: Winckel machte keine Angaben darüber, wie viel er unter „viele Deutsche" versteht. In der medizinischen Fachliteratur wurden 28 Fälle von deutschen Ärzten veröffentlicht. Die heftige und oft kontroverse Diskussion um die weibliche Genitalverstümmelung lässt jedoch vermuten, dass es mehr gegeben haben muss. Jedoch können nur diese 28 mit entsprechender Literatur belegt werden.

Gustav Braun war nicht der einzige, aber der bekannteste deutschsprachige Operateur. Schließlich wurden seine Fallbeschreibungen an einer sehr prominenten Stelle, jeweils auf den ersten Seiten der weit verbreiteten *Wiener Medizinischen Wochenschrift*, veröffentlicht. Ein Stuttgarter Sanitätsrat namens Gärtner publizierte 1867 beispielsweise gleich sechs Fälle von Klitoridektomie zur Behandlung der Masturbation – aus der Klinik und aus seiner Privatpraxis. Dies wurde jedoch nicht weiter rezipiert.[29]

Die Zeit nach Baker Brown und Braun

1888 erscheint ein Artikel in der *Medical News* von Lawson Tait mit dem Titel „Masturbation". Der Autor führte darin aus, dass die Operation, die von

---

[27] Zur Medikalisierung des Orgasmus, vor allem im US-amerikanischen Raum vgl. Maines, R. P., 1999

[28] Winckel, F., 1886, S. 21

[29] vgl. Hulverscheidt, M., 2002, S. 126

Baker Brown so hoch gelobt wurde, wohl doch in einigen Fällen zur Therapie von „abartigem sexuellem Appetit“ sehr nützlich angewendet werden könnte. Seines Wissens nach sei allerdings 1867 die Klitoridektomie zum letzten Mal durchgeführt worden.

Im *British Medical Journal* von 1871 hingegen wird die Krankengeschichte einer Frau dargelegt, die unter diversen körperlichen und nervösen Leiden litt. Ihr Hausarzt wusste sich nicht mehr zu helfen und brachte seine Patientin zu mehreren Spezialisten, bis er schließlich, überzeugt davon, dass dies die einzige Heilungsmöglichkeit sei, mit seiner Patientin zu Baker Brown ging. Dieser entfernte die Klitoris und die inneren Schamlippen und nach ein paar Tagen ging es der Frau wesentlich besser. Sie erholte sich vollständig.[30] Diese Krankengeschichte stammt aus dem Jahre 1869. Baker Brown war zu diesem Zeitpunkt bereits von der wissenschaftlichen Welt missachtet und nicht mehr in einem Krankenhaus oder Hospital tätig.

Die Klitoridektomie wurde also auch nach 1867 durchgeführt. Fallgeschichten wurden nur nicht mehr in dem Maße veröffentlicht wie es in Baker Browns kleiner Abhandlung mit über vierzig Kasuistiken geschehen war. Dem eingeschränkten Blick auf das viktorianische England entgeht auch das Geschehen in anderen Ländern der westlichen Welt. So gibt es aus den 1890er Jahren viele Fallbeschreibungen aus den USA.[31] Auch Baker Brown selbst gibt Hinweise auf den französisch- und deutschsprachigen Raum.

Das Jahr 1867 steht somit viel mehr als Symbol für die kontroverse Debatte um die Person Isaac Baker Browns, welche schließlich zu seinem Ausschluss aus Londoner medizinischen Fachgesellschaften und damit zum Ende seiner beruflichen Laufbahn führte, als für das Ende der Klitoridektomie. Die Darstellungsweise in medizinhistorischen Fachbüchern, die Baker Brown als bösen Täter präsentiert, der schließlich von der Fachgesellschaft ausgeschlossen wird, die sich von ihm wie von einem Makel befreit, greift zu kurz. Dadurch wird versucht, die frauenfeindlichen Haltung der akademischen Gesellschaft des 19. Jahrhunderts auf eine Person zu konzentrieren, was nicht gelingen kann.

[30] vgl. Arkwright, J., 1871, S. 88

[31] vgl. Bloch, A. J., 1894, S. 1-7; Zur Klitoridektomie im US-amerikanischen Diskurs vgl. Rodriguez 2008

Weibliche Genitalverstümmelung in der westlichen Medizin hörte auch nicht bei der Klitoridektomie auf.[32] Frauen wurden beispielsweise wegen hysterischer Symptome oder neurotischen Verhaltens – Rückenschmerzen während der Menstruation wurden schon als ein solches angesehen – die Eierstöcke entfernt und als man chirurgisch dazu in der Lage war, auch die Gebärmutter.

Das patriarchalische System herrscht somit auch in der westlichen Medizin und damit in der westlichen Gesellschaft. Die Klitoridektomie ist ein gutes, weil offensichtliches Beispiel für diese frauenfeindliche Haltung in der Medizin. Und genau so sollte die Geschichte der Klitoridektomie in der westlichen Welt auch verstanden werden, als ein Beispiel für die Verhältnisse in Medizin und Gesellschaft und nicht als Geschichte der Denunziation von Einzelnen.

[32] vgl. Hulverscheidt 2011

Literaturnachweis

Arkwright, J., 1871: Excision of the Clitoris and the Nymphae. In: British Medical Journal, 28.1.1871, S. 88.

Baker Brown, I., 1854: On surgical Diseases of Women, London.

Baker Brown, I., 1866a: On the Curability of certain Forms of Insanity, Epilepsy, Catalepsy and Hysteria in Females, London.

Baker Brown, I., 1866b: Letter to the Editor, May 19th 1866. In: British Medical Journal 1, 2.6.1866, S. 593.

Behrend, F. J., 1860: Ueber die Reizung der Geschlechtstheile, besonders über Onanie bei ganz kleinen Kindern, und die dagegen anzuwendenden Mittel. In: Journal für Kinderkrankheiten 35, S. 321-329.

Black, J., 1997: Female Genital Mutilation: A contemporary Issue, and a Victorian Obsession. In: Journal of the Royal Society of Medicine, Nr. 90, S. 402-405.

Bloch, A. J., 1894: Sexual Perversions in the Female. In: New Orleans Medical and Surgical Journal 22, S. 1-7.

Braun, G., 1865: Die Amputation der Clitoris und der Nymphen, ein Beitrag zur Behandlung des Vaginismus. In: Wiener Medizinische Wochenschrift 15, 1325-1328, 1341-1344.

Braun, G., 1866: Ein weiterer Beitrag zur Heilung der Masturbation durch Amputation der Clitoris und der kleinen Schamlippen. In: Wiener Medizinische Wochenschrift, S. 329-331, 345-347.

Braun, K., 1995: Die Krankheit Onania – Körperangst und die Anfänge moderner Sexualität im 18. Jahrhundert, Campus Verlag, Frankfurt.

Hulverscheidt, M., 2002: Weibliche Genitalverstümmelung. Diskussion und Praxis in der Medizin während des 19. Jahrhunderts, Mabuse-Verlag, Frankfurt. 2. Auflage 2011.

Hulverscheidt, M. 2011: Die nackte und die beschnittene Scham. Eine medizinhistorische Untersetzung der rezenten Diskussion um weibliche Genitalverstümmelung. In Wiedlack, M. K./Lasthofer, K.: Körperregime und Geschlecht. Innsbruck S. 115-135.

Krause, W., 1866a: Ueber die Nervenendigung in der Clitoris. Nachrichten von der königlichen Gesellschaft der Wissenschaften und der Georg-August-Universität, 21. April 1866, S. 169-170.

Krause, W., 1866b: Ueber die Nervenendigungen in den Geschlechtsorganen, Zeitschrift für rationelle Medicin 28, S. 86-88.

Maines, R. P., 1999: The Technology of Orgasm – „Hysteria“, the Vibrator, and Women's Sexual Satisfaction, John Hopkins University Press, Baltimore London.

Munro Kerr, J. M., 1954: Historical Review of British Obstetrics and Gynecology 1800-1950, Edinburgh, London.

Nagrodzki, E., 1834: De Nymphomania eiusque curatione, Medizinische Dissertation, Berlin.

Rodriguez, S. B. 2008: Rethinking the History of Female Circumcision and Clitoridectomy: Medicine and Female Sexuality in the Late Nineteenth Century. In: Journal of the History of Medicine and Allied Sciences, 63(3) 2008, S. 323-347.

Scull, A., Favreau, D., 1986: The Clitoridectomy Craze. In: Social Research, 53, S. 243-260.

Shorter, E., 1994: Moderne Leiden: Zur Geschichte der psychosomatischen Krankheiten, Rowohlt, Reinbek.

Showalter, E., 1985: The Female Malady. Women, Madness and English Culture, 1830-1980, Pantheon Books, London.

Tissot, S. A., 1758: Tentamen de Morbis ex Manustupratione, Lausanne.

Wallerstein, E., 1989: Säkulare Beschneidung in den USA: Ein medizinischer Skandal, Zeitschrift für Sexualforschung 2, S. 160-170.

Winckel, F., 1886: Lehrbuch der Frauenkrankheiten, Hirzel, Leipzig.

Tim Hammond

Der Zusammenhang zwischen weiblicher und männlicher Genitalverstümmelung

Einleitung

> „Die häufigste Form von Gewalt gegen männliche wie weibliche Geschlechtsorgane ist bis heute die Genitalbeschneidung. [...] Sie ist ein Akt der vorsätzlichen Körperverletzung an Kindern durch Erwachsene, und doch wurde sie immer mit den besten Absichten durchgeführt."[1]

Jedes Jahr werden weltweit mehr als 15 Millionen Kinder unterschiedlichen Formen der Genitalbeschneidung ausgesetzt, davon etwa zwei Millionen Mädchen und mehr als 13 Millionen Jungen.[2] Somit leben heute weltweit mehr als 130 Millionen Frauen und fast 500 Millionen Männer, die im Kindesalter an ihren Genitalien beschnitten wurden.

Jedes Jahr werden etwa 20 Prozent aller Jungen auf der Welt genitalverstümmelt. Dabei umfasst die männliche Genitalverstümmelung historisch und bis heute verschiedene Formen: Inzision (Einschnitt) der Vorhaut, Infibulation (Zunähen der Vorhaut zur Einschränkung ihrer freien Beweglichkeit), Hemizision (Exzision der dorsalen Hälfte – also der Rückseite – der Vorhaut), Zirkumzision (komplette Entfernung der Vorhaut), Subinzision (Einschnitt der Harnröhre an der Unterseite des Penis), Superinzision (dorsaler Schnitt, bei dem die Vorhaut aufgeschnitten, die Eichel entblößt, jedoch kein Gewebe entfernt wird), Häuten (Abziehen der Penishaut, inklusive eines Stücks Haut des Schamhügels), Penektomie (Entfernung des Penis) und Kastration.

Dieser Beitrag befasst sich mit dem Zusammenhang zwischen männlicher und weiblicher Genitalverstümmelung (Male Genital Mutilation, MGM, FGM) und den weitreichenden Folgen der häufigsten Form von Ge-

---

[1] Morris, D., 1985, S. 218.

[2] vgl. Ad Hoc Working Group of International Experts on Violations of Genital Mutilation, 1995

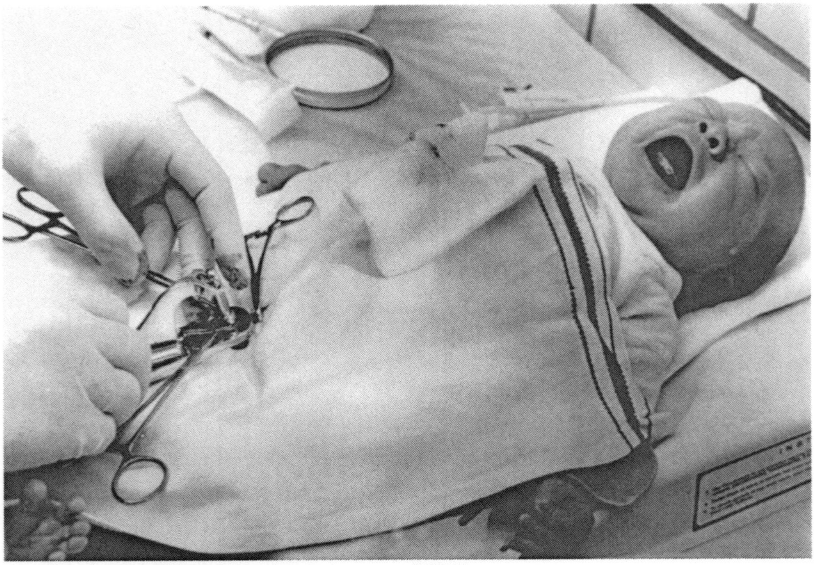

Vorhautbeschneidung eines Neugeborenen (USA)
Foto: © 1985 Bill Emory, USA, mit freundlicher Genehmigung von NOHARMM

nitalverstümmelung bei Jungen, der Zirkumzision, auf die Männer, zu denen sie heranwachsen, und auf deren Partnerinnen.

Entgegen der in den Ländern der westlichen Welt vorherrschenden Meinung, die Zirkumzision von Jungen sei ein medizinischer Eingriff, der in einem klinisch sicheren und hygienischen Umfeld durchgeführt wird, findet die überwiegende Mehrheit der MGM unter denselben unhygienischen Bedingungen statt wie die Beschneidung von Mädchen. Männliche Beschneidung wird in den unterschiedlichsten Regionen der Welt praktiziert, von Australien über die Philippinen, die Pazifischen Inseln, Nordamerika, Afrika bis zum Nahen Osten. Auch in Europa, wo die Zirkumzision nicht so weit verbreitet ist, wird sie innerhalb von Minderheitengruppen an Jungen durchgeführt.

In den USA werden trotz einer jahrzehntelangen Kampagne zum Schutz von Jungen vor Genitalbeschneidung immer noch jedes Jahr 60 Prozent aller männlichen Säuglinge beschnitten.[3] Dies geschieht in der Regel auf Wunsch der Eltern im Krankenhaus innerhalb weniger Tage nach der Geburt. Praktisch keiner dieser Eingriffe wird aus medizinischen Gründen vorgenommen. Auf diese Weise werden jährlich über 1,5 Millionen amerikanische Jungen beschnitten, das sind über 3.300 pro Tag oder ein Junge alle 26 Sekunden.

Die genaue Rate unmittelbarer Komplikationen ist aufgrund nachlässiger Erfassung und variabler Diagnostikkriterien nicht bekannt. Komplikationen reichen von ästhetisch unbefriedigenden Ergebnissen über Penisverlust bis hin zum Tod. Die realistische Komplikationsrate liegt etwa bei zwei bis zehn Prozent.[4] Jedes Jahr sterben in den USA etwa 200 Säuglinge infolge von Komplikationen, meist an Blutungen oder Herzversagen.[5] Auf die Langzeitkomplikationen bei den betroffenen Männern wird später in diesem Beitrag eingegangen.

Der Medizin gelang es bislang nicht, einen schlüssigen und eindeutigen Beweis für den medizinischen Nutzen eines solchen Eingriffs zu liefern. Für jedes medizinische Problem, das angeblich durch die Zirkumzision verhindert oder behoben werden kann, gibt es wirksame konservative Alternativen, mit denen die körperliche Unversehrtheit gewahrt bleibt.[6]

Da die männliche Beschneidung offenbar also keinen positiven Beitrag zur Gesundheit leistet, hat die öffentliche Debatte jetzt eine neue Phase erreicht. Im Oktober 1997 rief eine der führenden Vertreterinnen für medizinische Ethik in Kanada, Dr. Margaret Somerville vom *McGill Centre for Medicine, Ethics and Law,* die Ärzteschaft dazu auf, keine Beschneidungen an männlichen Säuglingen auf elterlichen Wunsch mehr durchzuführen. Es bestehe grundsätzlich keinerlei medizinische Indikation für die Zirkumzision bei Säuglingen und ein solcher Eingriff sei nicht nur unethisch, sondern „faktisch Körperverletzung".[7] Eine neue Generation von BefürworterInnen des

---

[3] Die Prozentzahlen variieren je nach Region zwischen 36 Prozent im Westen und 81 Prozent im Mittleren Westen. Vgl. National Center for Health Statistics, 1999

[4] vgl. Williams, N.; Kapila, L., 1993, S. 1231-1236

[5] Diese Todesfälle werden nicht veröffentlicht, da rechtliche Vereinbarungen seitens des Krankenhauses oder Versicherers die Eltern der Opfer zu Stillschweigen verpflichten.

[6] vgl. Doctors Opposing Circumcision: Male Health & Genital Care (table)

[7] Kirkey, S., 1997, A9

sozialen Wandels betrachtet die Beschneidung von Jungen zunehmend als ein Menschenrechtsthema.

Gemeinsame Geschichte, gemeinsamer Nenner

> „Viele Experten sind sich darin einig [...], dass die Genitalbeschneidung ursprünglich als Ersatz für Menschenopfer zum Einsatz kam. [...] Was jedoch auch immer die historischen Hintergründe der Genitalbeschneidung gewesen sein mögen, diese Gründe wurden über die Jahrhunderte durch der jeweiligen Zeit entsprechende Rechtfertigungen ersetzt.“[8]

Zwar sind die Begründungen für Beschneidungsrituale je nach BeschneiderInnen, Geschlecht und Kulturkreis sehr unterschiedlich. In autoritären Gesellschaften werden sie jedoch seit jeher zur Kontrolle der Sexualität eingesetzt in dem Glauben, die spirituelle oder moralische Entwicklung zu fördern.

So wie FGM begründet ist in der Angst um die Keuschheit der Frau und dem Bestreben, Frauen als Besitztümer unter Kontrolle zu halten, hat auch die männliche Genitalverstümmelung ihre Wurzeln in Konzepten sexueller Unterdrückung und Macht. Ronald Immerman und Wade Mackey beschreiben die Zirkumzision als „die erste Stufe der neurologischen Kastration“.[9] Sie vermuten in der Beschneidung von Jungen, die zu einer Verhornung der Eichel sowie zu einer Umbildung bzw. einem teilweisen Fehlen der neuronalen Vernetzungen im Gehirn führt, den primitiven Versuch, Männer weniger sexuell erregbar zu machen, weniger abgelenkt durch persönliche amouröse Bestrebungen und dadurch letztendlich gehorsamer gegenüber den Autoritätspersonen innerhalb der Gruppe.

Es besteht kein Zweifel daran, dass patriarchale Religionen (Judentum, Christentum, Islam) Sexualität und Spiritualität als zwei einander bekämpfende Kräfte ansahen. Im Ersten Buch Mose (Genesis) Kapitel 17 der hebräischen Torah (im Christentum das Alte Testament) wird keine Erklärung dafür geliefert, warum ein Teil des Penis eines neugeborenen Jungen als Gottesopfer auserkoren wurde. Der islamische Brauch der männlichen Beschneidung, irgendwann zwischen Geburt und Heirat, entstammt der jüdi-

[8] Lightfoot-Klein, H., 2002, S. 6-7
[9] Immerman, R. S.; Mackey, W. C., 1998, S. 367-378

schen Tradition, doch der Koran schreibt die Beschneidung weder bei Männern noch bei Frauen vor.[10] Bereits im zwölften Jahrhundert erkannte der Rabbi und Philosoph Moses Maimonides die sexualfeindliche Intention der Beschneidung: „Der Nutzen der Vorhaut für jenes Organ liegt auf der Hand. Die dem Organ zugefügte Verwundung ist eben das, was man erreichen will. Es besteht kein Zweifel daran, dass durch die Beschneidung die sexuelle Erregung abgeschwächt wird. Unsere Weisen sagen es ganz deutlich: Einer Frau, die den Beischlaf mit einem unbeschnittenen Mann vollzogen hat, fällt es schwer, sich wieder von ihm zu trennen."[11]

Dies sind die Zwillingskräfte, die autoritäre Kulturen fürchten und zu regulieren versuchen: Frauen und Lust. BefürworterInnen von MGM und FGM verbreiten denn auch eine unmissverständliche Botschaft: Die männliche Beschneidung ist eine psychosexuelle Verwundung, die dem Jungen von misstrauenden Erwachsenen (bewusst oder unbewusst) zugefügt wird mit dem Ziel, seine Sexualität unter Kontrolle zu halten. Dem zugrunde liegt auch die misogyne Vorstellung, männliche Kinder müssten von dem verunreinigten Blut ihrer Mütter gereinigt werden.[12]

Obgleich gemäß dem Neuen Testament die männliche Beschneidung ohne Bedeutung ist und von Anhängern des christlichen Glaubens nicht verlangt wird,[13] betrachten viele fundamentalistische Christen in den USA und anderswo sie immer noch als ihre religiöse Pflicht, da Gott sie im Ersten Buch Mose gebot und sie bei dem jüdischen Begründer ihres Glaubens, Jesus Christus, durchgeführt wurde.

Religiöser Moralismus erklärt zum Teil den Ursprung der heute in den USA verbreiteten Sitte der Beschneidung bei Jungen. Die Beschneidung von

---

[10] vgl. Aldeeb Abu-Sahlieh, S. A., 2001, S. 99

[11] Maimonides, M., 1190. In der Übersetzung von 1963, S. 609.

[12] „Wenn eine Frau einen Sohn zur Welt bringt, befindet sie sich sieben Tage lang in einem Zustand höchster Unreinheit (3. Buch Mose, 12:1-2). Am achten Tage nach der Geburt tritt die Mutter dann in ein Stadium von geringerer Unreinheit ein. [...] Wenn der Knabe dem unreinen Blut seiner Mutter entnommen wird, wird er durch das Vergießen seines eigenen männlichen Blutes in den Bund aufgenommen. Sein Blut ist rein, es vereint ihn symbolisch mit dem Bund Gottes. Seine Mutter ist unrein, subversiv und ansteckend. Das Blut einer Frau steht in der biblischen Literatur stets in Zusammenhang mit dem Tod (Ezechiel I 36:17-18)." Eilberg-Schwartz, H., 1992, S. 32-33

[13] vgl. Glass M., The New Testament and Circumcision

Jungen und Mädchen nahm in den USA ihren Anfang im 19. Jahrhundert als Versuch anglophoner Nationen, die Sexualität im Allgemeinen zu kontrollieren und im Besonderen die Masturbation zu kurieren bzw. zu verhindern,[14] die damals als Ursache verschiedenster Erkrankungen galt.

Während man die Beschneidung von Mädchen in Amerika irgendwann wieder fallen ließ, geriet die Sitte der männlichen Beschneidung unter den Einfluss der „Gottheit" Medizin. Die Medikalisierung hat den Säuglingspenis zum „meistoperierten Körperteil Amerikas gemacht und die USA innerhalb der westlichen Welt zu dem Land mit den meisten überflüssigen Operationen."[15] Das Netz aus ÄrztInnen, Krankenhäusern, Krankenversicherern, pharmazeutischen Unternehmen und Herstellern medizinischer Geräte umfasst heute eine lukrative Zirkumzisionsindustrie. Sogar Biotech-Unternehmen sind daran beteiligt: Sie nehmen den Krankenhäusern die entsorgten Vorhäute ab, um daraus künstliche Hautprodukte herzustellen, die sie mit Gewinn verkaufen. Die Sitte der Beschneidung hat so eine neue Klasse unfreiwilliger Organspender hervorgebracht: männliche Säuglinge.

Die medikalisierte weibliche Genitalbeschneidung erlebt derzeit in einigen Teilen der Welt eine Renaissance, motiviert durch die Hoffnung, Beschneidungsrituale dadurch weniger drastisch und den Eingriff damit sicherer zu machen. Sie wird heute bei Mädchen im Säuglingsalter durchgeführt in der auch unter Befürwortern der männlichen Beschneidung noch immer weit verbreiteten Fehlannahme, Babys fühlten keinen Schmerz. Unter ÄrztInnen herrscht mittlerweile die einhellige Meinung, dass die Beschneidung männlicher Säuglinge ein traumatisches Schmerzereignis ist, das bleibende Folgen

---

[14] „In Fällen von Masturbation müssen wir […] die Angewohnheit brechen, indem wir die betreffenden Körperteile so zurichten, dass eine weitere Ausübung dieser Praxis zu schmerzhaft wäre. Zu diesem Zweck […] können wir durch die Beschneidung des männlichen Patienten eine sofortige und dauerhafte Besserung erzielen; auch sollte eine solche Operation nicht unter Chloroform durchgeführt werden, so dass die Schmerzerfahrung fürderhin mit der Angewohnheit assoziiert werde, die wir auszurotten wünschen." Johnson, A., 1860, S. 344-345. „Radikalere Maßnahmen als die Zirkumzision wären, wenn die öffentliche Meinung ihre Einführung zuließe, ein wirklicher Segen für viele Patienten beider Geschlechter." Hutchinson, J., 1891, S. 267-268; vgl. hierzu auch den Artikel von Marion Hulverscheidt zur Medizingeschichte in diesem Buch, Anm. d. Red.

[15] Numbers, R., 2000

hinterlässt. Dennoch werden Beschneidungen bei Jungen in der Regel immer noch ohne Anästhesie durchgeführt.

Im Allgemeinen sehen Beschneidungsopfer, egal welchen Geschlechts, ihre Beschneidung nicht als mögliche Ursache einiger ihrer körperlichen, sexuellen oder psychischen Probleme. Die meisten beschnittenen Männer und Frauen betrachten sich selbst nicht als Opfer einer Verstümmelung. Die fehlenden Teile der Geschlechtsorgane werden als unbedeutend, nutzlos, abstoßend oder gefährlich angesehen. Viele Beschnittene sehen die Beschneidung als ein Zeichen überlieferter Weisheit oder eines zivilisierten Volkes. Sie glauben, wenn ÄrztInnen sie durchführen, muss sie gut sein. Tatsächlich „werden für weibliche Genitalbeschneidung in Afrika im Grunde dieselben Gründe angegeben wie für die routinemäßige Zirkumzision von Jungen in den USA: In beiden Fällen wird fälschlich mit dem gesundheitlichen Nutzen der Eingriffe geworben. In beiden Fällen werden Reinlichkeit und die Beseitigung ‚schlechter' Genitalgerüche sowie größere Attraktivität der Geschlechtsorgane angepriesen. Die Betroffenen in beiden Kulturen empfinden diese Eingriffe dadurch als etwas, das für sie getan wird, nicht als etwas, das ihnen angetan wird."[16]

Dementsprechend verteidigen die Opfer oftmals diese Praktiken vehement, womit sie sich zugleich ihrer eigenen Normalität versichern, und blockieren alle Bemühungen, diese abzuschaffen.

Die gesundheitlichen Folgen der männlichen Beschneidung

Zwar ist die Medizin auf die schädlichen Folgen von FGM aufmerksam geworden, doch es fehlt an wissenschaftlicher Forschungsarbeit auf diesem Gebiet, was in der Öffentlichkeit zu verzerrten Wahrnehmungen und unzutreffenden Verallgemeinerungen geführt hat. Dr. Nahid Toubia beschreibt dies folgendermaßen: „Die Annahme, dass alle beschnittenen Frauen sexuelle Probleme haben oder unfähig sind, einen Orgasmus zu erreichen, wird durch keinerlei wissenschaftlichen Nachweis gestützt. [...] Es gibt nur wenige wissenschaftliche Untersuchungen über die sexuellen und psychischen Auswirkungen dieser Praktiken."[17]

[16] Lightfoot-Klein, H., 1989, S. 1
[17] Toubia, N., 1994, S. 127-135

In gleicher Weise sind die negativen physischen, sexuellen und psychischen Folgen der männlichen Genitalverstümmelung bisher medizinisch noch nicht erforscht. Es ist daher unklug, davon auszugehen, die männliche Beschneidung sei harmlos, zumal immer mehr betroffene Männer Fakten enthüllen, die dem widersprechen.

Körperliche Folgen

Diejenigen, die die Vorhaut als unwichtig abtun, sind sich oft nicht bewusst, dass die männlichen und weiblichen Genitalien aus demselben embryonalen Gewebe entstehen und mehr anatomische Gemeinsamkeiten als Unterschiede aufweisen. Laut Dr. John Taylor „wird in der medizinischen Fachpresse bei der Diskussion um die Vor- und Nachteile der Zirkumzision nie erwähnt, dass die Vorhaut erhaltenswertes Gewebe ist.“[18]

Bei der Vorhaut handelt es sich nicht um verkümmerte oder überflüssige Haut. Die Vorhaut dient dem Schutz der Eichel als inneres Organ, als welches sie die Natur (ebenso wie die weibliche Klitoris) angelegt hat. Sie erhält die sexuelle Sensibilität der Eichel und liefert die nötige Haut für eine vollständige und angenehme Erektion. Sie fängt die natürliche Gleitflüssigkeit des männlichen Gliedes auf, verteilt sie beim Zurückziehen über die Eichel und verringert so die Reibung während des Geschlechtsverkehrs. Als auf und ab gleitende Ummantelung stimuliert sie den Mann und seine Partnerin. Dem nicht intakten (beschnittenen) Penis fehlen diese Funktionen.

BefürworterInnen der Zirkumzision behaupten, durch die Vorhaut würden Infektionen übertragen. Tatsächlich bietet die Vorhaut jedoch Schutz vor Krankheiten. Drüsen in der Vorhaut produzieren antibakteriell und antiviral wirkende Proteine wie z. B. Lysozym, ein Enzym, das Bakterien abtötet.[19] Eine Umfrage unter amerikanischen Männern hat kürzlich ergeben, dass beschnittene Männer mit höherer Wahrscheinlichkeit schon einmal an einer sexuell übertragenen Bakterien- oder Vireninfektion gelitten haben als unbeschnittene Männer.[20] So fand man z. B. Chlamydia trachomatis nur bei

[18] Taylor, J. R.; Lockwood, A. P.; Taylor, A. J., 1996, S. 291-295

[19] vgl. Cold, C. J.; Taylor, J. R., 1999, S. 34-44; vgl. Fleiss, P. M.; Hodges, F. M.; Van Howe, R. S., 1998, S. 364-367

[20] vgl. Laumann, E. O.; Masi, C. M.; Zuckerman, E. W., 1997, S. 1052-1057

beschnittenen Männern. Eine Studie unter australischen Männern zeigte, dass die Vorhaut Schutz vor Genitalwarzen und Gonorrhoe bietet.[21]

Angesichts fehlender akkurater Aufzeichnungen über Art und Häufigkeit der auftretenden Komplikationen ist es nicht verwunderlich, dass von amerikanischen ÄrztInnen bislang keine Schweregrade oder Langzeitfolgen dokumentiert wurden. Folgende Faktoren haben Einfluss auf den Schweregrad der Beschneidung: die Beschneidungsmethode, die Fertigkeit des Beschneiders/der Beschneiderin, die Menge des entfernten Gewebes und die Verheilung der Wunde (die Narbe kann dabei erogen, schmerzhaft oder gefühllos sein). In der Kindheit unerkannte Folgen treten zum Teil erst später zutage und können im Erwachsenenalter zu Problemen führen.

Die in einer NOHARMM-Umfrage[22] aus dem Jahr 2001 befragten Männer gaben zahlreiche Folgen ihrer Beschneidung an wie sichtbare Narben (33 Prozent), Erektionsprobleme, weil der Penis nicht über ausreichend Haut für eine problemlose Erektion verfügt (27 Prozent), Biegung des erigierten Penis durch ungleichmäßig weggeschnittene Haut (16 Prozent), Schmerzen und Blutungen bei einer Erektion oder Berührung (17 Prozent), schmerzhafte Hautbrücken (12 Prozent) und sonstige Probleme (20 Prozent) wie Deformation der Eichel und wiederkehrende unspezifische Harnröhrenentzündungen.

Sexuelle Folgen

Anatomischen Untersuchungen zufolge verlaufen in der Vorhaut eine Reihe von wichtigen Nerven, und sie spielt somit eine entscheidende und hoch spezialisierte Rolle in der Gesamtsensorik des Penis. Diese Untersuchungen belegen auch, dass eine Zirkumzision nicht nur ein „kleiner Schnipp" ist, sondern dass ein dicht von Nerven durchzogenes Gewebe entfernt wird, das beim ausgewachsenen Penis mindestens 50 Prozent des Schaftes überzieht.[23]

---

[21] vgl. Donovan, B.; Bassett, I.; Bodsworth, N. J., 1994, S. 317-320, Chlamydia trachomatis sind Zellparasiten, die ausschließlich durch Geschlechtsverkehr oder über den Geburtskanal übertragen werden. Bei Männern führt eine Infektion mit diesen Parasiten typischerweise zur Harnröhrenentzündung. Gonorrhoe ist als Geschlechtskrankheit auch unter dem Namen Tripper bekannt. Anm. d. Red.

[22] NOHARMM: National Organization to Halt the Abuse and Routine Mutilation of Males

[23] vgl. Taylor, J. R.; Lockwood, A. P.; Taylor, A. J., 1996, S. 291-295

Beim erwachsenen Mann entspricht dies etwa 97 Quadratzentimetern an höchst erogenem Gewebe.[24]

In der eben erwähnten Umfrage von NOHARMM aus dem Jahre 2001 wurden Männer zum ersten Mal über die Auswirkung ihrer Beschneidung auf ihr Lustempfinden und ihr sexuelles Wohlbefinden befragt. Die Studie ergab unter anderem, dass beschnittene Männer im Vergleich zu unbeschnittenen Männern erheblich unzufriedener mit ihren Orgasmen waren.[25] Unter den genannten sexuellen Auswirkungen waren: progressive sensorische Defizite in der verbleibenden Vorhaut und Eichel (61 Prozent), sexuelle Dysfunktion (u. a. Ejakulationsschwierigkeiten und Erektionsprobleme) sowie Orgasmusprobleme; ein Orgasmus war nur mit einer über das normale Maß hinausgehenden Stimulation möglich (40 Prozent). Viele Befragte gaben an, durch vaginalen Verkehr nur eine unzureichende Stimulation zu erhalten.

Weiteren Berichten zufolge kompensieren beschnittene Männer ihr herabgesetztes sexuelles Ansprechen häufig entweder durch zwanghaftes Sexualverhalten[26] oder Sexualpraktiken, die erhöhte Stimulation bieten (Masturbation, Oral-/Analsex).[27]

Durch das Fehlen hochsensibler Rezeptoren und den Verlust an erogener Beweglichkeit der Vorhaut ist zum Erreichen von Lust und Orgasmen oft eine übermäßig intensive Stimulation der verbleibenden Penisnervenenden erforderlich. Die permanent freigelegte Eichel verhornt unterschiedlich stark, was oft zu einer Desensibilisierung führt. Paradoxerweise sehen einige Beschneidungsbefürworter in diesem Umstand sogar den Vorteil, dass sich so der Geschlechtsakt verlängern lässt.

Die in der NOHARMM-Umfrage befragten beschnittenen Männer gaben hingegen an, dass die subtile Stimulierung beim Vorspiel ihnen nur unzureichend Lust verschaffe und sie daher, um eine zur Befriedigung ausreichende Stimulation zu erlangen, oft das Vorspiel abbrachen oder von vornherein ausfallen ließen und sofort zum Koitus übergingen. Dabei vollführten sie

---

[24] vgl. Werker, P. M. N. et al., 1998, S. 1075-1082, Tim Hammond gab 15 square inches an. 1 square inch = 6,452 Quadratzentimeter, Anm. d. Red.

[25] vgl. Boyle, G. J.; Bensley, G. A., 2001, S. 1105-1106

[26] vgl. Koso-Thomas, O., 1987, S.11.

[27] vgl. Donovan, B.; Bassett, I.; Bodsworth, N. J., 1994, S. 317-320

häufig hektische (und oft heftige) Stoßbewegungen, und einige Befragte oder ihre Partnerinnen klagten über Trockenheit der Genitalien, abgeriebene Haut, Schmerzen und Blutungen. Diese Ergebnisse stimmen mit denen einer Untersuchung von James Money und Jackie Davidson über die erotogenen Folgen der Beschneidung bei erwachsenen Männern überein. Des Weiteren wird beschrieben, dass sich die erogenen Zonen bei beschnittenen Frauen umverlagern.[28] Wenn sich demgemäß die erogenen Funktionen der männlichen Vorhaut nach der Beschneidung ebenfalls in andere Bereiche der Genitalien verlagern, könnte dies verhindern, dass ein Mann sich seines Verlustes überhaupt bewusst wird. So ist die Tatsache, dass er über seinen beschnittenen Zustand schweigt, ihn herunterspielt oder gar verteidigt, kein Beweis dafür, dass die Beschneidung etwas Gutes ist oder dass er sich nicht irgendwann doch seines Verlustes bewusst wird.

Die moderne Technik scheint die oben diskutierte Hypothese von Immerman und Mackey über die sexualfeindlichen Absichten der Beschneidung zu belegen: Ultraschalluntersuchungen des Fötus zeigen Erektionen im Mutterleib.[29] Sexualwissenschaftlern zufolge zeigt dies, dass die sexuelle Vernetzung schon vor der Geburt funktionsfähig ist. Des Weiteren erigiert der Penis des Neugeborenen oft durch den Vorgang des präoperativen Reinigens vor der Zirkumzision. Auf diese Erektion folgen Schmerzen und Trauma als erste sexuelle Erfahrung des Neugeborenen. Entwicklungs- und Neuropsychologen behaupten, dass eine außergewöhnliche Belastung durch Stresshormone (wie bei der Säuglingsbeschneidung) psychobiologische Auswirkungen hat und potenziell sogar Entwicklung und Funktion des Gehirns verändern kann.[30]

---

[28] Aufgeführt wurden hier der Verlust der Propriozeptoren der Vorhaut und des Frenulums, verringertes sexuelles Ansprechen, verstärkte Penisschmerzen sowie Änderung der Masturbationstechnik. vgl. Money, J.; Davidson, J., 1983, S. 289-292, vgl. Megafu, U., 1983, S. 793-800.

Anm. d. Red.: Frenulum: Hautbändchen an der Eichel des Penis. Es gilt als sexuell empfindlichste Stelle des Mannes. Propriozeptoren: kleinste Reizelemente, Sinnesorgane, die periphere Reize empfangen, verarbeiten, weiterleiten und erforderliche Reaktionen initiieren. http://xarch.tu-graz.ac.at/home/joba/dwnld/propri.pdf (14.08.2003)

[29] vgl. Calderone, M. S., 1983, S. 9-10

[30] vgl. Prescott, J. W., 1989, S. 14-21

Psychische Folgen

Männer, die im Säuglingsalter beschnitten wurden, sind in der Regel nicht über die Funktionen der Vorhaut oder die Folgen der Beschneidung aufgeklärt. Abraham Lilienfeld stellte fest, dass ein Drittel aller beschnittenen Männer sich dieses Zustands nicht bewusst war.[31] Norman Schlossberger fand heraus, dass 34 Prozent aller beschnittenen Jugendlichen ihren Beschneidungsstatus inkorrekt angaben. Außerdem waren sich beschnittene Jungen weniger sicher über ihren Peniszustand als unbeschnittene Jungen. Er stellte fest, dass „die Einflussfaktoren auf die Zufriedenheit mit dem Beschneidungsstatus derzeit nicht bekannt und daher zu untersuchen sind“, und betonte: „Da der Wunsch, genauso zu sein wie seine Altersgenossen, während des Heranreifens zum Mann immer mehr abnimmt, muss auch die Auswirkung des zunehmenden Alters auf die Zufriedenheit untersucht werden.“[32]

Die Untersuchung dieser Faktoren und Auswirkungen wird nicht nur dadurch erschwert, dass beschnittene Männer oft nicht wissen, wie ein Penis im natürlichen Zustand überhaupt aussieht, sondern auch dadurch, dass viele der betroffenen Männer schweigen, weil der Ausdruck von Gefühlen ein kulturelles Tabu ist, das sie hemmt, Fragen zum Thema Penis zu stellen oder intime Details preiszugeben, die ihre Männlichkeit in Zweifel ziehen könnten.

Das bewusste Erkennen, dass einem ein Körperteil fehlt, kann Trauer über den Verlust des Körperbildes oder die Funktion oder beides hervorrufen. Angststörungen, Depressionen und sexuelle Probleme stehen in direktem Zusammenhang zu Ausmaß und Art des Verlustes. Sowohl Vermeidungsstrategien als auch zwanghafte Beschäftigung mit dem Verlust können problematisch sein.[33] Alle Befragten der NOHARMM-Umfrage gaben an, emotional unter dem Verlust gelitten zu haben, nachdem ihnen bewusst wurde, dass ihnen ein unwiederbringlicher Teil ihres Körpers genommen worden war. Die Sichtweise ihrer Genitalien, ihrer selbst und der Gesellschaft, die ihnen den Verlust zugefügt hatte, hatte sich grundlegend verän-

[31] vgl. Lilienfeld, A.; Graham, S., 1958, S. 713

[32] Schlossberger, N. M.; Turner, R. A.; Irwin Jr., C. E., 1991, S. 293-297

[33] vgl. Maguire, P., 1998, S. 1086-1088

dert. Einige sprachen von Hassgefühlen gegenüber dem Beschneider/der Beschneiderin oder von Selbstmord- bzw. Mordgedanken.

Emotionale Reaktionen beinhalteten u. a. das Gefühl, verstümmelt zu sein (60 Prozent), ein geringes Selbstwertgefühl gegenüber nicht beschnittenen Männern (50 Prozent), das Gefühl der genitalen Fehlbildung (55 Prozent), Wut (52 Prozent) sowie das Gefühl, das Opfer von Gewalt geworden (46 Prozent) oder von den Eltern verraten worden zu sein (30 Prozent). Viele der Befragten (41 Prozent) berichteten, dass ihr körperliches oder seelisches Leid emotionale Intimität mit ihrer Partnerin unmöglich mache. Bei einigen hat fehlendes Verständnis seitens der Eltern, Geschwister oder Freunde zu zwischenmenschlichen Konflikten oder gar zur Entfremdung geführt. 29 Prozent der Befragten gaben an, ihren Zustand durch Drogen, Genussmittel oder Verhaltensweisen (übermäßiges Essen oder Sexsucht) zu kompensieren.

Die Psychologie wird aller Erwartung nach eine größere Rolle in der wachsenden Debatte um die Beschneidung spielen – durch genauere Untersuchung und wissenschaftliche Erforschung der psychosexuellen Folgeerkrankungen der Zirkumzision.[34]

Umgang mit dem Trauma

Toubia beschrieb die Verdrängungsmechanismen, die bei FGM zum Tragen kommen, dahingehend, dass bei den meisten Mädchen und Frauen die psychischen Folgen eher unterschwellig zu spüren sind, begraben unter vielen Schichten und einer Mischung aus Verleugnung, Resignation und Akzeptanz gesellschaftlicher Normen.[35] Alice Miller stellt die These auf, dass die betroffenen Frauen, da sie sich als kleine Mädchen nicht wehren konnten, keine andere Möglichkeit haben, als ihre Gefühle zu unterdrücken, ihr Bewusstsein auszuschalten und den Brauch sogar zu idealisieren, so dass sie am Ende den Eingriff als harmlos und notwendig rechtfertigen können.[36]

Miller hat ebenso MGM analysiert und vertritt die Auffassung, dass beschnittene Männer sich mit großer Wahrscheinlichkeit für die Tat rächen werden, es sei denn, die alten Wunden können in ihrem späteren Leben in

[34] vgl. Boyle, G.; Goldman, R.; Svoboda, S.; Fernandez, E., 2002
[35] vgl. Toubia, N., 1994, S. 127-135
[36] vgl. Miller, A., 1990, S. 135-141

Liebe verheilen. Dies sei jedoch selten der Fall, denn „Menschen, die als Kinder verletzt wurden, werden später ihre eigenen Kinder verletzen und beteuern, ihr Verhalten richte keinen Schaden an, da ihre eigenen liebenden Eltern dasselbe getan haben“.[37]

Die Leugnung der Tatsache, dass eine Beschneidung schädlich ist, kann dazu führen, dass einige Opfer skeptisch auf die Aussagen derer reagieren, die von den schädlichen Auswirkungen ihrer eigenen Beschneidung berichten. Viele vermeiden das Gespräch über Beschneidung grundsätzlich, andere sprechen nur scherzhaft darüber. Einige spielen sie herunter, und wieder andere werden wütend, wenn jemand die Praxis kritisiert. Beschnittene Väter, die möchten, dass ihre Söhne beschnitten werden, projizieren mitunter ihre eigenen Ängste davor, sich dem eigenen unversehrten Sohn gegenüber unterlegen zu fühlen.[38]

Auswirkungen der MGM auf die Gesundheit der Frau

Ohne künstliche Gleitmittel ist die Wahrscheinlichkeit hoch, dass ein trockener, beschnittener Penis während des Geschlechtsverkehrs in der Vagina Hautabschürfungen, Schmerzen und Blutungen verursacht. Diese Beschwerden treten unter amerikanischen Frauen häufig auf. Die meisten von ihnen kennen nur Sex mit beschnittenen amerikanischen Männern.[39]

Ein intakter Penis produziert seine eigene Gleitflüssigkeit, sodass die Reibung während des Geschlechtsverkehrs reduziert wird. Dieser Nutzen der Vorhaut wird für Frauen im höheren Alter besonders wichtig, wenn ihre eigene natürliche Produktion von Vaginalflüssigkeit nachlässt.

Während des Geschlechtsverkehrs gleitet der Schaft eines intakten Penis in seiner eigenen beweglichen Hautummantelung, welche durch die Muskeln der Vagina fixiert wird. Die Natur hat den Penis so gestaltet, dass die Frau durch Bewegungsdruck stimuliert wird und nicht durch Reibung allein, wie sie oft ausgeübt wird, wenn die Penisvorhaut fehlt.[40] Die Vorhaut för-

---

[37] Miller, A., 1993, S. 74

[38] vgl. Goldman, R., 1997, S. 70

[39] In Folge davon gibt die amerikanische Sexualforschung, die einen großen Einfluss auf die Welt hat, ein verzerrtes Bild der weiblichen Sexualität wieder, und das nur aufgrund der fehlenden Erfahrung amerikanischer Frauen mit unbeschnittenen Männern.

[40] vgl. O’Hara, K.; O’Hara, J., 1999, S. 79-84

dert so die Intimität zwischen Mann und Frau, indem sie die Eichel als hochsensibles inneres Organ schützt. Ein Mann, dessen Eichel durch Beschneidung desensibilisiert wurde, hat diese subtilen Empfindungen oft nicht und spürt die Reaktionen seiner Partnerin nicht. Stattdessen versuchen viele beschnittene Männer, ihren desensibilisierten Zustand dadurch zu überwinden, dass sie zu schnellen und übertriebenen Stoßbewegungen übergehen, um selbst genügend Stimulation für ihren Orgasmus zu erhalten.

Es liegt auf der Hand, dass die Verstümmelung der Genitalien des einen Geschlechts meist auch Auswirkungen auf die jeweiligen PartnerInnen hat. In heterosexuellen Beziehungen kann die Vagina einer infibulierten Frau den Penis ihres Mannes während der Penetration verletzen. Desgleichen kann der Penis eines beschnittenen Mannes während des Geschlechtsverkehrs die Vagina seiner Partnerin verletzen. Die Desensibilisierung des Penis kann die sexuelle Befriedigung des Paares mindern. Die psychischen Schwierigkeiten, die ein Mann mit seiner Beschneidung hat, können Intimität mit dem/der PartnerIn verhindern und das eheliche Glück beeinträchtigen.

Lange bevor ein beschnittener Mann sexuelle Beziehungen eingeht, hat seine Beschneidung im Säuglingsalter seine Beziehung zu Frauen geprägt: die Beziehung zu seiner Mutter. Die erste Aufgabe im Leben eines jeden Menschen ist es, Vertrauen zu entwickeln. Neugeborene erleben alle guten und schlechten Erfahrungen als von ihrer Mutter ausgehend. Das Versagen der Mutter, ihr Kind vor dem traumatischen Erlebnis der Beschneidung zu bewahren, wird von ihm als Verrat empfunden. Viele Psychologen sind der Auffassung, dass die Beschneidung im Säuglings- oder Kindesalter das Band zwischen Mutter und Kind zerstört.[41]

Alice Miller beschreibt dieses Trauma wie folgt: „Die rituelle Beschneidung hinterlässt im Kind ein Trauma, das die Verwundung seines ganzen Selbst zur Folge hat. Diese Verletzungen haben nicht nur Auswirkungen auf den Betroffenen selbst und seine Nachkommen, sondern auch auf andere Menschen."[42]

[41] vgl. Laibow, R., 1991, S. 14; ein Maß dieses Bandes ist das Stillen, das durch das Trauma der Beschneidung gestört wird, vgl. Circumcision vs. Child Health, Breastfeeding and Maternal Bonding

[42] Miller, A., 1990, S. 135-141

Es ist bislang nicht bekannt, wie die gewaltsame Einwirkung auf die Genitalien sich bei den Betroffenen auf ihr Gefühl der Geborgenheit und ihre spätere Einstellung zu Gewalt auswirkt. Psychologen wissen jedoch, dass Erwachsene, die Gewalttaten begehen, als Kinder oft Opfer von traumatischen Ereignissen und Gewalt waren. Diese Erwachsenen wählen sich häufig Opfer, die sie für schwach und verletzlich halten, in der Regel Frauen und Kinder. Nicht alle beschnittenen Männer sind sich ihrer selbst unsicher und gewalttätig, doch einige Psychologen glauben, dass die Fähigkeit eines Menschen, mit dem Trauma der Beschneidung sowie mit anderen Entwicklungs- und Umweltfaktoren fertig zu werden, einen Einfluss darauf hat, ob ein in der Kindheit beschnittener Mann als Erwachsener zu frauenfeindlichem Verhalten und Gewalttätigkeit neigt.[43]

Männliche Beschneidung untermauert weibliche Beschneidung

> „Die weibliche Beschneidung wird niemals aufhören, solange männliche Beschneidung weiter existiert. Wie soll man einen afrikanischen Vater zu der Einsicht bringen, bei seiner Tochter keine Beschneidung durchführen zu lassen, solange man sie ihm bei seinem Sohn gestattet?“[44]

In Kulturen, in denen die Beschneidung von Mädchen praktiziert wird, wird sie auch bei Jungen durchgeführt. Zwar geht die Unterstützung von FGM hauptsächlich von beschnittenen Frauen aus, doch spielen Männer hier auch eine Rolle. Wenn ein männliches Beschneidungsopfer durch Religion, Familie, Stammesrituale etc. dazu gebracht werden kann, seine Vorhaut als etwas Wertloses, Dreckiges oder gar Gefährliches anzusehen, liegt es nahe, dass er dieselbe Einstellung zu den weiblichen Genitalien übernimmt und es für ihn leichter wird, eine FGM an seiner Tochter schweigend zu billigen.

Die glühendsten VerfechterInnen der Genitalverstümmelung sind ihre Opfer – gefangen in einem unbewussten Kreislauf von Missbrauch und Gewalt, den sie an ihre Kinder weitergeben. Oft werden diese gesellschaftlichen Bräuche durch Negierung der Schäden, die sie hinterlassen, aufrechterhalten, sodass die Blindheit der betroffenen Männer gegenüber ihrer eigenen

[43] vgl. Goldman, R., 1997, S. 163

[44] persönliches Gespräch zwischen Dr. Gerard Zwang und Dr. Sami Aldeeb Abu-Sahlieh am 07.01.1993

Verstümmelung sie daran hindert, angesichts der Verstümmelung ihrer Töchter Mitleid zu empfinden.

Die Tatsache, dass die Beschneidung von den Betroffenen meist nicht freiwillig als Zeichen der Gruppenzugehörigkeit gewählt, sondern Kindern von Erwachsenen aufoktroyiert wird, lässt die Praktik im Licht einer gesellschaftlichen Kontrollmaßnahme erscheinen. Eine solche psychosexuelle Verwundung steht im Einklang mit der gesellschaftlichen Motivation der Vergangenheit.[45]

Die Eindämmung sexueller Befriedigung mindert jedoch nicht den Sexualtrieb. Sie kann sogar kompensatorische und dieser Absicht genau entgegengesetzte Verhaltensweisen zur Folge haben wie übermäßige und zwanghafte sexuelle Betätigung, veränderte Sexualpraktiken sowie andere negative persönliche und gesellschaftliche Folgen.[46]

Auf gesellschaftlicher Ebene führt das unter den Beschnittenen vorherrschende Gefühl der sozialen Überlegenheit gegenüber den Nicht-Beschnittenen oft zu Vorurteilen, Diskriminierung hinsichtlich Ehefähigkeit und Erbschaft oder gar zu Gewalt gegenüber „Intakten".[47]

James DeMeo führt an, dass die Beschneidung im Kindesalter ein Merkmal gewalttätiger, kriegerischer und patriarchalischer Gesellschaften ist. Die von den Opfern am eigenen Leib erfahrene Lektion der Hilflosigkeit, die sich über den Einfluss der Frauen und ihren mütterlichen Instinkt, ihre Kinder zu beschützen, hinwegsetzt, setzt beide Geschlechter der Unterdrückung durch die in ihrer Kultur Herrschenden aus. Die Zurückweisung der angeblichen Vorzüge der Beschneidung kommt somit einer Erklärung des eigenen Mangels an Loyalität gegenüber der Gruppenautorität gleich.[48]

Die der männlichen Beschneidung zugrunde liegenden psychosexuellen Mechanismen und ihre Auswirkungen auf Betroffene, Familien und die Ge-

---

[45] Religiöse Sprecher versichern, die Beschneidung dämpfe die männliche Lust. Vgl. Maimonides, M., 1190. In der Übersetzung von 1881, S. 267; vgl. Al-Mannawi, Muhammad Abd-al Ra'uf, 1995. Viktorianische Ärzte setzten die Beschneidung und andere Eingriffe an den Genitalien ein, um die Sexualität von Kindern unter Kontrolle zu halten. Vgl. Comfort, A., 1967; vgl. Wallerstein, E., 1980, S. 13-14, 38

[46] vgl. Koso-Thomas, O., 1987; vgl. Laumann, E. O.; Masi, C. M.; Zuckerman, E. W., 1997, S. 1052-1057; vgl. Goldman, R., 1997, S. 139

[47] vgl. Wiedeman, E., 1997, S. 124; vgl. Taylor, P., 1995; vgl. Mothibeli, T., 1994

[48] vgl. DeMeo, J., 1997, S. 1-15; vgl. Paige, K. E., 1978, S. 40-48

sellschaft im Ganzen sind nicht von der Hand zu weisen. Und wir dürfen das Zusammenspiel zwischen männlicher und weiblicher Beschneidung nicht unterschätzen.

Elternrechte? Religionsrechte? Menschenrechte?

Eltern müssen viele schwierige Entscheidungen treffen, die für ihre Kinder leidvoll oder unangenehm sind, wie z. B. sie impfen lassen oder sie auf eine bestimmte Schule schicken. Oder sie wollen ihnen einen religiösen Glauben mitgeben. Die BefürworterInnen der Beschneidung führen solche (hinkenden) Vergleiche gern an, um die operative Veränderung der kindlichen Genitalien zu rechtfertigen. Andere wieder argumentieren, eine Kritik an religiösen Bräuchen sei nicht angebracht. Das führt mich zu der Frage: Angenommen, die Entfernung der Lippen sei laut Gebot irgendeiner heiligen Schrift vorgeschrieben, würden Menschenrechtsaktivisten dieser Praktik nicht Einhalt gebieten?

Die Rechte des Einzelnen können zu Recht beschränkt werden, wenn sie die Rechte eines anderen verletzen oder einschränken, einschließlich der unserer Kinder. Im Falle religiöser Rechte ist zu unterscheiden zwischen Glaubensfreiheit, die bedingungslos zu schützen ist, und Religionsausübung, die zu schützen ist, solange sie keinen Schaden anrichtet. Für Jungen wie für Mädchen müssen die Grundsätze der Menschenrechte garantieren, dass das Recht auf Religionsausübung dort aufhört, wo der Körper eines anderen beginnt. Gerade weil Kinder vorübergehend hilflos sind, haben Eltern und ÄrztInnen die Pflicht, im Interesse des Kindes zu handeln und diese Rechte zu schützen, solange das Kind noch nicht erwachsen ist.

Bislang haben Menschenrechtsvertreter die männliche Genitalverstümmelung bewusst aus dem Thema „weibliche Genitalverstümmelung" ausgeklammert. Dies war eine rein pragmatische und politische Entscheidung, denn sie sind der Ansicht, der Kampf gegen FGM würde noch schwieriger, wenn er sich gleichzeitig auch gegen MGM richtete.

Im Sinne des zugrunde liegenden Prinzips ist es jedoch nicht möglich, zugleich gegen die Beschneidung von Mädchen zu sein und auf der anderen Seite die Beschneidung von Jungen zu ignorieren, es sei denn, man möchte die Welt davon überzeugen, dass Mädchen ein Recht auf Unversehrtheit ihrer Genitalien haben und Jungen nicht. Man kann nur für oder gegen das

Grundrecht in seiner Gesamtheit sein, das Recht auf körperliche Unversehrtheit. Wenn wir dieses Recht anerkennen, muss es für jeden Menschen Gültigkeit haben, unabhängig von Religion, Rasse, Hautfarbe, Geschlecht oder Alter.

Vom ethischen Standpunkt betrachtet ist es zudem pervers, eine Grausamkeit zu entschuldigen, indem man eine noch schlimmere aufführt. Es geht darum, die Unversehrtheit der Genitalien beider Geschlechter zu wahren und nicht um einen Wettstreit der Abscheulichkeit, der die Gewalt an Mädchen und Jungen vergleicht. Die Genitalverstümmelung von Kindern ist keine Frage des Schweregrads, sondern der Selbstbestimmung.

Beschneidungspraktiken erfüllen nicht die notwendigen Kriterien, als dass sie sich als staatliche Gesundheitsmaßnahme oder als Eingriff im Interesse des Betroffenen rechtfertigen ließen. Die Betroffenen erfahren eine grobe Verletzung ihrer Menschenrechte, die durch keinerlei messbare objektive gesundheitliche Vorteile aufgewogen wird.[49] Die Beschneidung minderjähriger Jungen ohne medizinische Indikation wird heute zunehmend von Rechtsgelehrten und EthikerInnen hinterfragt.[50]

Damit die Beschneidung als religiöser Brauch anerkannt werden kann, muss nachgewiesen sein, dass das Kind die betreffende Religion bei Erreichen der Mündigkeit ausüben wird und dass es in irgendeiner Form darunter leiden würde, wenn die Entscheidung bis ins Erwachsenenalter aufgeschoben und damit ihm selbst überlassen würde. Die Beschneidung, wie sie derzeit an Minderjährigen ohne deren Einwilligung durchgeführt wird, erfüllt diese Kriterien nicht.[51] Viele internationale Dokumente[52] verbieten Diskriminierung aufgrund des Geschlechts. Die Vereinten Nationen erkennen an, dass MGM unter bestimmten Umständen ein Verstoß gegen die Menschenrechte ist.

Jacqueline Smith schreibt: „Die männliche Beschneidung ist wie die Genitalverstümmelung bei Frauen ein ‚schädlicher Brauch' und somit eine Verletzung der Rechte des Kindes. Egal ob Junge oder Mädchen, kein Kind

[49] vgl. Hodges, F.; Svoboda, J.; VanHowe, R., 2002, S. 10-16
[50] vgl. Aldeeb Abu-Sahlieh, S. A., 2001, S. 355
[51] vgl. VanHowe, R.; Svoboda, J.; Dwyer, J.; Price, C., 1999, S. 63-73
[52] Artikel 13 der Charta der Vereinten Nationen, Artikel 2 des Internationalen Pakts über bürgerliche und politische Rechte und Artikel 2 der Konvention über Kinderrechte

sollte einer Tradition ausgeliefert werden, die ihm Schaden zufügt. Wenn wir die Praxis in einem Fall verurteilen und im anderen nicht, gefährden wir damit ein weiteres Grundrecht, nämlich das Recht auf Freiheit von Diskriminierung.“[53]

Pläne für eine Veränderung und Neudefinition des Heiligen

Um Jungen schneller und umfassender Schutz bieten zu können, muss die Medizin, die sich in der Vergangenheit bereits gegen FGM und andere traditionelle Formen von Körperverstümmelung gewandt hat, nun dieselben Standards bei von Beschneidung bedrohten Jungen anlegen.

Im Interesse aller Kinder gilt es nunmehr anzuerkennen, dass Genitalbeschneidungsrituale ein Menschenrechtsthema sind und dass die gegenwärtigen Bestrebungen zur Ausrottung von FGM begleitet sein müssen von ebensolchen Bemühungen zur Abschaffung von MGM. Der Schutz der körperlichen Unversehrtheit ist sowohl unabdingbar als auch durchsetzbar, ohne dass man sich dabei gegen irgendeine Rasse oder Religion richten muss.

Es ist unerlässlich, dass nationale wie internationale Medizinerverbände und Menschenrechtsorganisationen geschlechtsneutrale Grundsätze zum Schutz des unveräußerlichen Rechts aller Kinder auf körperliche Unversehrtheit und Selbstbestimmung verabschieden.

Vertreter von Kinderrechten sollten bei der Aufklärung in den jeweiligen Kulturkreisen über die Unversehrtheit männlicher und weiblicher Geschlechtsorgane und die Rechte von Kindern internationale Unterstützung erhalten.

Es ist immens wichtig, dass im Gesundheitssektor tätige Personen Rituale, die diese Grundrechte des Menschen verletzen, weder durchführen noch dulden oder fördern und dass dieser Grundsatz in der Ethik- und Menschenrechtslehre als Teil der medizinischen Ausbildung gelehrt wird.

Weiterhin sollten in der medizinischen Grundausbildung und in Weiterbildungsprogrammen die Anatomie, Physiologie, Entwicklung und richtige Pflege intakter Genitalien sowie herkömmliche Prophylaxe- und Therapieverfahren als Alternative zur Zirkumzision gelehrt werden.

[53] Smith, J., 1998, S. 465-498

Es ist notwendig, dass MedizinstudentInnen in Ländern, in denen Beschneidung praktiziert wird, in der Ausbildung nicht länger dazu angehalten oder gezwungen werden, Beschneidungen an Säuglingen vorzunehmen, und dass MitarbeiterInnen in Krankenhäusern aufhören, Eltern zur Beschneidung ihrer Neugeborenen zu raten.

Medizinerverbände müssen es sich zur Aufgabe machen, Eltern über die ungerechtfertigten medizinischen bzw. gesellschaftlichen Befürchtungen hinsichtlich intakter Genitalien aufzuklären.

Peer-Support-Programme sollten entwickelt werden, bei denen ÄrztInnen von kollegialen AnsprechpartnerInnen in der Verweigerung des elterlichen Wunsches nach nicht therapeutischer Zirkumzision unterstützt und ihre damit verbundenen Ängste, Ansehen oder Einkommen zu verlieren, thematisiert werden.

Zuletzt muss das Thema der Funktionen und richtigen Pflege intakter Genitalien sowie die Menschenrechtsgrundsätze der körperlichen Unversehrtheit und Selbstbestimmung in die Unterrichtspläne von Grundschulen, weiterführenden Schulen und Universitäten aufgenommen und jeweils anhand altersgerechter Materialien gelehrt werden.

Bisher wurden die Riten der Eltern immer mehr geheiligt als die Rechte der Kinder. In den Glaubensgemeinschaften, die MGM als religiösen Brauch praktizieren, muss die Veränderung von innen kommen. Geeignet sind Programme, die spirituelle Grundsätze von Güte, Schutz von Kindern und Ablehnung von Gewalt mit modernen Menschenrechtsauffassungen verbinden und die Vorstellung vertreten, dass die Reinheit des Körpers nicht verletzt werden muss, um die Reinheit der Seele zu garantieren.

Am besten beschreibt die Bedeutung dieses Kampfes für die körperliche Unversehrtheit aller Kinder vielleicht die jüdische Feministin Miriam Pollack:

> „Das Thema der Beschneidung von Jungen und Mädchen darf nicht auf einen Wettstreit des Leidens reduziert werden. Die Genitalverstümmelung wirft umfassendere und grundlegendere Fragen auf als die, welches Geschlecht mehr darunter gelitten hat. [...] Wenn wir die Beschneidung in Frage stellen, stellen wir damit die Grundsatzfrage, was Menschlichkeit bedeutet. Sie bedeutet, dass wir das Recht unserer Kinder auf ihre Körper anerkennen. [...] Die Beschneidung in Frage zu stellen ist revolutionär, denn es erfordert von uns und ermög-

> licht es uns, die Sexualität unserer Kinder als Teil ihres unantastbaren Erbes zu validieren und zu begrüßen. Die Beschneidung in Frage zu stellen bedeutet auch immer, traditionelle Vorstellungen von Heiligkeit anzufechten. Das Heilige neu zu definieren, das ist die Aufgabe, die uns zu Beginn des 21. Jahrhunderts erwartet."[54]

Fazit

Für die männliche Beschneidung gelten dieselben Prinzipien und Gesetzmäßigkeiten der Menschenrechte, aufgrund derer die weibliche Beschneidung verurteilt wird. Was fehlt ist der Wille, diese anzuwenden und durchzusetzen.

Um eine Welt zu schaffen, in der die Rechte aller Kinder geachtet werden, müssen wir die in unserer Kultur verwurzelten Vorurteile überwinden, welche die körperliche Unversehrtheit von Mädchen für schützenswert hält, sich jedoch nicht um die von Jungen kümmert.

Um die medizinischen Praktiken auszurotten, die dieses Recht des Kindes auf körperliche Unversehrtheit nicht achten, müssen Menschenrechtsvertreter ÄrztInnen über die Rechte aufklären, die sie verletzen, wenn sie im Dienste dieser gesellschaftlichen Bräuche handeln. ÄrztInnen müssen eine führende Rolle bei der aktiven öffentlichen Aufklärungsarbeit übernehmen, um dem Wunsch der Gesellschaft nach solchen Verstümmelungen entgegenzuwirken. Um religiöse Riten oder Stammesbräuche zu verändern, welche die körperliche Unversehrtheit verletzen, müssen Regierungs- und Nicht-Regierungsorganisationen sowie Einzelpersonen den Verfechtern des sozialen Wandels innerhalb dieser Kulturen moralische, technische und finanzielle Unterstützung geben.

Letztendlich stellt sich nicht die Frage, ob Genitalbeschneidung bei beiden Geschlechtern ausgerottet werden sollte, sondern wie wir sie erfolgreich bekämpfen können, ohne dabei die betroffenen Menschen und Kulturen abzuwerten.

Übersetzung aus dem Englischen: Mirja Nissen

---

[53] Pollack, M., 1996

Literaturnachweis

Ad Hoc Working Group of International Experts on Violations of Genital Mutilation/Ecumenics International, 1995: Child Victims of Genital Mutilation (table). www.noharmm.org/HGMstats.htm

Aldeeb Abu-Sahlieh, Sami A., 2001: Male and Female Circumcision Among Jews, Christians and Muslims, Warren Center, Shangri-La Publications.

Al-Mannawi, Muhammad Abd-al Ra'uf, 1995: Fayd al-qadir sharh al-jami' al saghir, Beirut, Dar al-ma'rifah.

Boyle, G. J.; Bensley, G. A., 2001: Adverse Sexual and Psychological Effects of Male Infant Circumcision. In: Psychological Reports 88. www.cirp.org/library/psych/boyle5/

Boyle, G.; Goldman, R.; Svoboda, S.; Fernandez, E., 2002: Male Circumcision: Pain, Trauma and Psychosexual Sequelae. In: Journal of Health Psychology 7(3). www.cirp.org/library/psych/boyle6/

Calderone, M. S., 1983: Fetal Erection and its Message to us, Sex Information and Education Council of the U.S. In: SIECUS-Report, Mai-Juli.

Circumcision vs. Child Health, Breastfeeding and Maternal Bonding, www.cirp.org/library/birth/ (Index Seite der Webseite „Circumcision Information and Resource Pages“, 06.08.2003)

Cold, C. J.; Talor, J. R., 1999: The Prepuce. In: British Journal of Urology 83 (Suppl. 1).

Comfort, A., 1967: The Anxiety Makers: Some Curious Preoccupations of the Medical Profession, Camden, Thomas Nelson.

DeMeo, J.: The Geography of Male and Female Genital Mutilations. In: Densniston, G. C.; Milos, M. F. (Hrsg.), 1997: Sexual Mutilations: A Human Tragedy, New York, Plenum Press.

Doctors Opposing Circumcision: Male Health & Genital Care (table).

http://faculty.washington.edu/gcd/DOC/altern.html (Webseite der Organisation D.O.C., Tabelle von Tim Hammond, Mai 1997)

Donovan, B.; Bassett, I.; Bodsworth, N. J., 1994: Male Circumcision and Common Sexually Transmissible Diseases in a Developed Nation Setting. In: Genitourinary Medicine 70 (Großbritannien) , Oktober 1994.

Eilberg-Schwartz, H., 1992: Circumcision: What it Meant, What it Means, In: Moment, Februar 1992, S. 32-33.

Fleiss, P. M.; Hodges, F. M.; Van Howe, R. S., 1998: Immunological Functions of the Human Prepuce. In: Sexually Transmitted Infections, 74(5), Oktober 1998.

Glass M., The New Testament and Circumcision. www.cirp.org/pages/cultural/glass1/

Goldman, R., 1997: Circumcision: The Hidden Trauma, Boston, Vanguard.

Hammond, T., 1999: A Preliminary Poll of Men Circumcised in Infancy or Childhood. In: BJU International 83 (Suppl. 1), Januar 1999, S. 85-92.

Hodges, F.; Svoboda, J.; VanHowe, R., 2002: Prophylactic Interventions on Children: Balancing Human Rights with Public Health. In: Journal of Medical Ethics (28)1, Februar 2002. www.cirp.org/library/ethics/hodges3/

Hutchinson, J., 1891: On Circumcision as Preventive of Masturbation, Archives of Surgery 2, S. 267-268.

Immerman, R. S.; Mackey, W. C., 1998: A Proposed Relationship Between Circumcision and Neural Reorganization. In: Journal of Genetic Psychology 159.

Johnson, A., 1860: On An Injurious Habit Occasionally Met with in Infancy and Early Childhood. In: The Lancet 1, 07.04.1860.

Kirkey, S., 1997: Circumcision Is Assault, Ethicist Says. In: Montreal Gazette, 18.10.1997, A9.

Koso-Thomas, O., 1987: The Circumcision of Women: A Strategy for Eradication, London, Zed Books.

Laibow, R., 1991: Circumcision and its Relationship to Attachment Impairment. In: Syllabus of Abstracts of the Second International Symposium on Circumcision, San Francisco, 30.04.1991.

Laumann, E. O.; Masi, C. M.; Zuckerman, E. W., 1997: Circumcision in the United States: Prevalence, Prophylactic Effects and Sexual Practice. In: Journal of the American Medical Association 277.

Lightfoot-Klein, H., 1989: Prisoners of Ritual, New York, Harrington Park Press.

Lightfoot-Klein, H., 2002: Secret Wounds, Bloomington 1st Books.

Lilienfeld, A.; Graham, S., 1958: Validity in Determining Circumcision Status by Questionnaire as Related to Epidemiological Studies of Cancer of the Cervix. In: Journal of the National Cancer Institute (21).

Maguire, P., 1998: Coping with Loss: Surgery and Loss of Body Parts. In: British Medical Journal (316), 04.04.1998.

Maimonides, M., 1190 (Jahr der Fertigstellung): The Guide of the Perplexed. 1881 übersetzt von: Friedländer, M., New York, Hebrew Publishing.

Maimonides, M., 1190 (Jahr der Fertigstellung): The Guide of the Perplexed. 1963 übersetzt von: Pines, S., Chicago, University of Chicago Press.

Megafu, U., 1983: Female Ritual Circumcision in Africa. In: East African Medical Journal (40).

Miller, A., 1990: Banished Knowledge: Facing Childhood Injuries, New York, Doubleday.

Miller, A., 1993: Breaking Down the Wall of Silence, New York, Meridian.

Money, J.; Davidson, J., 1983: Adult Penile Circumcision: Erotosexual and Cosmetic Sequelae. In: Journal of Sex Research, 19.08.1983.

Morris, D., 1985: Body Watching, Crown Publishing, New York.

Mothibeli, T., 1994: Shock Claims for Schools on Circumcision. In: Weekend Star, Johannesburg, August 1994.

National Center for Health Statistics, 1999. www.cirp.org/library/statistics/USA/

Numbers, R. In: Gollaher, D. L., 2000: Circumcision: A History of the World's Most Controversial Surgery, New York, Basic Books, back cover.

O'Hara, K.; O'Hara, J., 1999: The Effect of Male Circumcision on the Sexual Enjoyment of the Female Partner. In: BJU International 83 (Suppl. 1), January 1999. www.cirp.org/library/anatomy/ohara/

Paige, K. E., 1978: The Ritual of Circumcision. In: Human Nature, Mai 1978.

Pollack, M., 1996: Defining What is Sacred. In: Abstracts from the Fourth International Symposium on Sexual Mutilations.
www.nocirc.org/symposia/fourth/pollack.html

Prescott, J. W., 1989: Genital Pain vs. Genital Pleasure: Why the One and not the Other?, The Truth Seeker (1).

Schlossberger, N. M.; Turner, R. A.; Irwin Jr., C. E., 1991: Early Adolescent Knowledge and Attitudes About Circumcision: Methods and Implications for Research. In: Journal of Adolescent Health (12).

Smith, J.: Male Circumcision and the Rights of the Child. In: Bulterman, M.; Hendriks, A.; Smith, J. (Hrsg.), 1998: To Baehr in Our Minds, Essays in Human Rights from the Heart of the Netherlands, Netherlands Institute of Human Rights (SIM)/Utrecht, University of Utrecht.
www.cirp.org/library/legal/smith/

Taylor, J. R.; Lockwood, A. P.; Taylor, A. J., 1996: The Prepuce: Specialized Mucosa of the Penis and its Loss to Circumcision. In: British Journal of Urology 77.

Taylor, P., 1995: Circumcision Rituals Cause Illness, Death. In: Seattle Times, 05.02.1995.

Toubia, N., 1994: FGM and the Responsibility of Reproductive Health Professionals. In: International Journal Gynecology & Obstetrics 46.

VanHowe, R.; Svoboda, J.; Dwyer, J.; Price, C., 1999: Involuntary Circumcision: the Legal Issues. In: BJU International 83 (Suppl. 1), Januar 1999.
www.cirp.org/library/legal/vanhowe5/

Wallerstein, E., 1980: Circumcision: An American Health Fallacy, New York, Springer.

Werker, P. M. N. et al., 1998: The Prepuce Free Flap: Dissection Feasibility Study and Clinical Application of a Super-Thin New Flap. In: Plastic & Reconstructive Surgery 102(4), September 1998.

Wiedeman, E., 1997: Wahlen in Zeiten der Cholera. In: Spiegel 22, Dezember 1997.

Williams, N.; Kapila, L., 1993: Complications of Circumcision. In: British Journal of Surgery 80(10), Oktober 1993, S. 1231-1236.

Organisationen

Attorneys for the Rights of the Child (Berkley, USA)
www.arclaw.org

Circumcision Information and Resource Pages
www.cirp.org (sehr gut für Recherchen geeignet)

Info-Circoncision (Montréal, Kanada)
www.infocirc.org (Englisch, Französisch)

International Symposia on Circumcision, Sexual Mutilations and Genital Integrity
www.nocirc.org/symposia/ (zweijährige Konferenzen)

Israeli Association Against Genital Mutilation
P.O. Box 56178, Tel Aviv 61561, Israel
E-Mail: zoossmann@hotmail.com

Jews Against Circumcision (Gründung in den USA)
www.jewsagainstcircumcision.com

Kahal Group (Israel)
und www.kahal.org

National Organization of Circumcision Information Resource Centers
(San Anselmo, Kanada)
www.nocirc.org (Internationale Organisation für die Integrität der Genitalien)

NOCIRC of Germany
http://members.aol.com/Pillcock/ (Deutsch)

National Organization to Halt the Abuse and Routine Mutilation of Males
(San Francisco, USA)
www.noharmm.org

Students for Genital Integrity (gegründet in San Fransico, USA, hier ansässig an verschiedenen Orten)
www.studentsforgenitalintegrity.org

Videos über Beschneidung
www.circumcisionvideos.com

Christina Bauer und Marion Hulverscheidt

Die Lust im Verborgenen – zum feministischen Verständnis des weiblichen Wollustorgans

> „Es war unbeschreiblich und sündhaft süß. Und als wir beide zurück zur Normalität fanden, hatte ich die gloriose Entdeckung meiner magischen, süßen kleinen Knospe gemacht. [...] Das war was gewesen! Und dieses Ding, dieses knospenartige Ding ... Ich nahm ein Stück Papier, schrieb eine Frage darauf und reichte es weiter zu dem Mädchen. Ich beobachtete, wie sie die Notiz in ihrem Schoß öffnete und sie las. Sie lächelte. Dann nahm sie auch ein Stück Papier, schrieb etwas darauf und ließ es an mich weiter geben. Ich öffnete es in meinem Schoß und fand darin die Antwort auf meine Frage: ‚Das war deine Klitoris!'"[1]

Historisch-gesellschaftlicher Zusammenhang

Die Klitoris als zentrales Organ sexueller Lust für die Frau wurde in unserem Kulturkreis sehr lange weitgehend verschwiegen oder übersehen. Was nicht benannt wird, gerät in Gefahr, nicht mehr wahrgenommen und erlebt zu werden. Es kann nur noch eigenständig von Frauen entdeckt werden, wie es z. B. die ghanaische Schriftstellerin Amma Darko beschreibt.

Historisch betrachtet entwickelte sich eine vom Modell Mann ausgehende Sichtweise auf die weiblichen Sexualorgane, was dazu führte, dass diese oft einzig und allein unter dem Gesichtspunkt ihrer Funktion für die männliche Sexualität beschrieben wurden: Die Vagina war somit für den männlichen Penis der Zugang in das Innere des weiblichen sexuellen Körpers, die Klitoris, wenn frau Glück hatte, ein „kümmerlicher kleiner Rest scheinbar männlicher Sexualität."[2]

Auf diese Weise entstand eine dualistische Sicht der weiblichen Sexualorgane, die auch von dem Begründer der Psychoanalyse Sigmund Freud übernommen wurde.[3] Die unselige Diskussion um den klitoralen, angeblich unreifen und den vaginalen, wie er vorgab, erwachsenen Orgasmus hat viele Frauen bis in die 1970er Jahre hinein in ihrer Sexualität tief verunsichert und

---

[1] Darko, A., 1996, S. 74
[2] zur Nieden, S., 1994, S. 86
[3] vgl. Freud, S., 1905

war Ausgangspunkt normativer Erwartungen an Frauen hinsichtlich ihrer Sexualität. Es ist das Verdienst von Masters und Johnson und ihrer empirischen Forschung, als erste diese Vorstellung als Ideologie entlarvt zu haben.[4] Sie und andere Sexualwissenschaftler beschrieben stattdessen die genitale sexuelle Funktionseinheit der Frau.

Ein vorurteilsfreier Blick auf die anatomische und entstehungsgeschichtliche Entwicklung des Embryos hätte dies schon früher deutlich machen können. Das hatte auch die Psychoanalytikerin Lili Fleck erkannt, als sie schrieb: Bei der Frau „sind die gleichen Muskeln wie beim männlichen Orgasmus beteiligt."[5] Damit vertritt sie die These der biologistischen Gleichwertigkeit und trifft sich in ihrer Kritik an der traditionellen Sichtweise mit den Feministinnen.

Die von der Frauenbewegung durch Selbstuntersuchung und eigene Beobachtung gewonnenen Erkenntnisse über die weibliche Sexualität und deren anatomische und physiologische Gegebenheiten wurden inzwischen durch die sexualmedizinische Forschung bestätigt.[6] Mittlerweile hat auch die universitäre Medizin diese Erkenntnisse mit einer Zeitverzögerung von 25 Jahren anerkannt und durch eigene Untersuchungen verifiziert.[7] Die Forschungsergebnisse der australischen Anatomin Helen O'Connell sind mittlerweile breiter bekannt und werden auch in Lehrmodellen und Aufklärungsbroschüren vermittelt.[8]

Entwicklungsgeschichte

Die embryonale Entwicklung des Menschen verläuft die ersten acht Wochen gleich, erst danach trennt sie sich auf. Die Ausbildung der weiblichen und männlichen Sexualorgane geht aus von einer der weiblichen Morphologie ähnlichen, aber bipotenten Anlage. Jeder Mensch, im Stadium des Embryos, kann potenziell sowohl das eine als auch das andere Geschlecht entwickeln.

[4] vgl. Masters, W. H.; Johnson, V. E., 1967

[5] Fleck, L., 1977, S. 57

[6] The Boston Women's Health Collective (Hrsg.), 1971; deutsche Erstausgabe: Unser Körper, unser Leben Rowohlt Verlag, Reineck 1980

[7] vgl. O'Connell et al., 1998

[8] Vgl. SOMSO-Modell der weiblichen Sexualorgane MS 5/2: http://www.somso.de/anatomie/becken/sexualaufklaerung/ms-52/; Méritt, L. 2012, sowie der Dokumentarfilm Vulva 3.0 Zwischen Tabu und Tuning von Claudia Richarz und Ulrike Zimmermann, Berlin 2014; vgl. Hulverscheidt, M. 2014

In der Regel wird nur eine Möglichkeit ausgebildet. Aus den im Embryo vorhandenen beiden Vorformen der Sexualorgane entwickelt sich ohne weiteren Hormoneinfluss das weibliche Geschlecht. Für die Ausbildung des Geschlechtsorgans des Mannes ist zusätzlich die Anwesenheit von Androgen, dem männlichen Geschlechtshormon, erforderlich. Unter dessen Einfluss vermännlichen die bipotenten Geschlechtsanlagen. Die tatsächlichen körperlichen Unterschiede sind also geringer als bisher angenommen.

Die Sexualorgane von Mann und Frau entwickeln sich also aus denselben embryonalen Strukturen, entsprechend dem Prinzip der Homologie. Dies ist die Grundlage für die prinzipiell ähnliche sexuelle Funktionsweise beider Geschlechter.

Das weibliche Wollustorgan

Wir möchten die dualistische Sichtweise auf die weiblichen Sexualorgane als Klitoris und Vagina verlassen und ganzheitlich vom einem weiblichen Wollustorgan als sexueller funktioneller Einheit sprechen.[9]

Dieses Wollustorgan umfasst anatomisch Muskeln, Bänder, Schwellgewebe und Gefäße sowie sehr gut mit Nerven versorgte Häute im Bereich der Klitoris, der Vagina, des Damms, der unteren Harnröhre und der Gebärmutter. Nur die Klitorisknospe sowie die inneren und äußeren Lippen, also ein sehr kleiner Teil dieses Organs, ist überhaupt von außen sichtbar. Verborgen bleiben die ausgeprägten Strukturen, die mit dazu gehören. Sie liegen im Inneren des Körpers: Klitorisschaft und Klitorisschenkel, Harnröhrenschwellgewebe, Dammschwellgewebe, Scheidenvorhof und die Scheidenvorhofschwellkörper.

Bei steigender sexueller Erregung schaffen diese Organbestandteile die körperliche Voraussetzung für das Erleben sexueller Lust und den Orgasmus. Aus Schwellung, Weitung und vermehrter Feuchtigkeit entsteht die lustvolle Vergrößerung des Wollustorgans.[10] Es ist damit der zentrale Ort sexueller Lust, jedoch nicht die einzige Quelle sinnlichen Begehrens.

Selbstuntersuchung

[9] In der kulturwissenschaftlichen Forschung hat sich mittlerweile der Begriff Vulva für das weibliche Wollustorgan etabliert, vgl. Gsell 2001 und Sanyal 2009.

[10] Operative Eingriffe insgesamt haben wegen der damit verbundenen Narbenbildung die Folge, dass sich Gewebe nicht mehr in der ursprünglichen Art und Weise ausdehnen und vergrößern kann.

In medizinischen Büchern wird die äußere Klitoris symmetrisch dargestellt.[11] In Selbstuntersuchungskursen, die in Feministischen Frauengesundheitszentren angeboten werden, erfahren Frauen, dass allerdings kaum eine Klitoris derart idealtypisch gewachsen ist. Im Gegenteil: Genau wie ein Gesicht ist jede Klitoris individuell sehr unterschiedlich und ausdrucksfähig. Auch Erregung ist ihr anzusehen.

Nur der kleinste Teil der Klitoris ist von außen sichtbar. Betrachtet frau im Spiegel ihren Venusbereich, sieht sie, wie die äußeren oft behaarten Lippen und die inneren Lippen den Bereich der Öffnung schützend umschließen. Die inneren Lippen laufen vorn zu einem Bändchen zusammen und bilden über der empfindlichen Knospe eine Art Kapuze – wie ein umgedrehtes V (siehe Abb. 1).

Zieht frau die inneren Lippen seitlich auseinander, werden die Harnröhrenöffnung und der Eingang zur Vagina sichtbar. Die Harnröhrenöffnung ist häufig sehr klein und liegt versteckt zwischen der Knospe und dem Vaginaleingang. In der Öffnung zur Vagina kann frau manchmal schon die Falten der inneren Vaginalwand sehen. Etwa zwei Fingerbreit vom äußeren Rand gelegen werden kleine Häutchen im Spiegel sichtbar, die den inneren Eingang der Vagina umranden. Das sind Reste des Hymens, bekannt als „Jungfernhäutchen". Am hinteren Ende der inneren Lippen verbindet das Venushäutchen die beiden Lippen miteinander. Hier beginnt der Damm.

Bei der Selbstuntersuchung tastet frau Muskeln und Schwellgewebe unter der Haut. Von unten gesehen liegt die Klitoris dem großen Beckenbodenmuskel auf. Der Beckenknochen bildet eine dreieckige Öffnung, dessen Spitze das Schambein bildet. Entlang der seitlichen Beckenknochen verlaufen zwei schmale, lange Muskelpaare, die Sitzbeinschwellgewebemuskeln. Verbunden werden diese beiden Stränge durch zwei Muskelstränge, die sich am Damm treffen, die oberflächlichen queren Dammmuskeln. Sie bilden den Boden des spitzen Dreiecks. Ein drittes Muskelpaar, die Schwellgewebemuskeln, verläuft innerhalb des Dreiecks von der Klitorisknospe unter den äußeren Lippen bis zum Damm. Diese drei Muskelpaare liegen unmittelbar unter der obersten Haut- und Fettschicht (siehe Abb. 2).

[11] vgl. Moore, L. J.; Clarke A. E., 1995

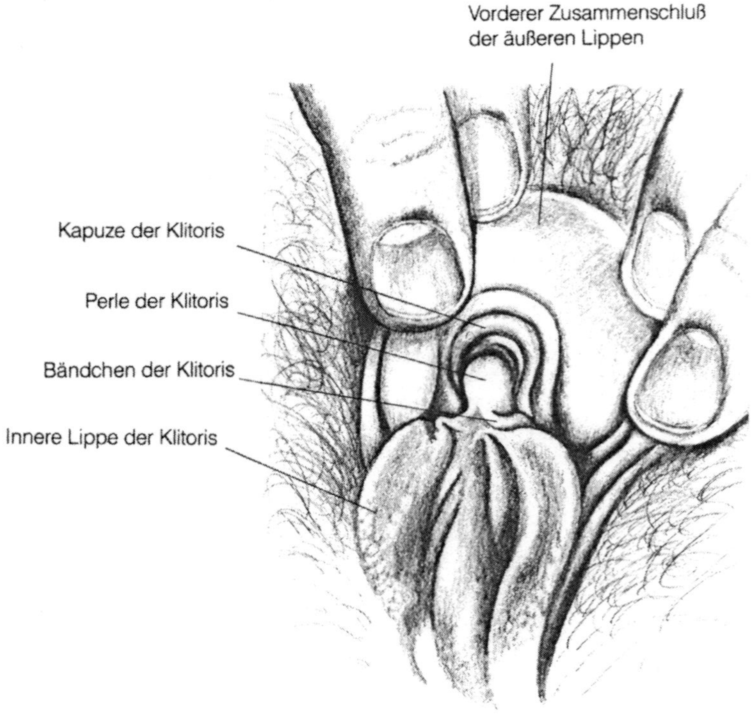

Die Perle der Klitoris

Abb. 1

Der Klitorisschaft ist oberhalb der Knospe zu tasten. Schaft und Schenkel sind lange, dünne Bänder aus festem Gewebe. Der Schaft ist wiederum an einem Halteband befestigt, das unter der Epiphyse (einer mittig gelegenen Vertiefung im Schambein) entlang läuft. Die Gebärmutter ist über zwei runde Bänder mit der Klitoris verbunden. Sie setzen am Schwellgewebemuskel an und verlaufen an beiden Seiten der inneren Lippen entlang zur Gebärmutter.

Das Schwellgewebe hat die Aufgabe, das ansonsten weiche Gewebe größer und elastischer werden zu lassen. Es besteht aus gekräuselten Blutgefäßen. Bei Erregung verengen sich die Adern durch die Muskelkontraktion, das Blut staut sich und das Gewebe wird fest (siehe Abb. 3).

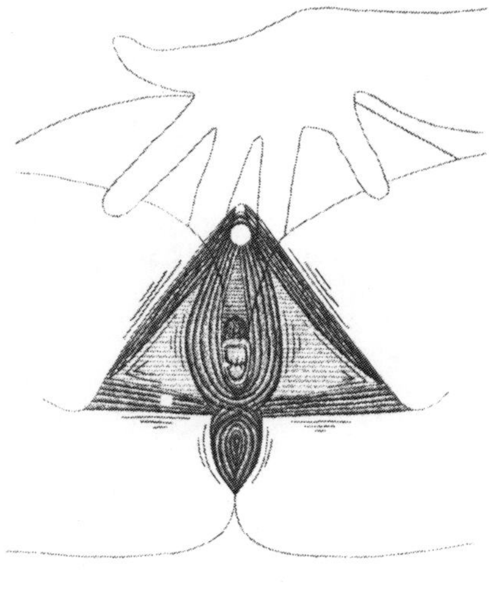

Abb. 2
Die Klitorismuskeln

Um die untere Harnröhre herum liegt das weiche Harnröhrenschwellgewebe. Es verbindet die untere Vagina und die untere Harnröhre fest miteinander. Von der Vagina aus ist es zu tasten: hinter dem Schambein als eine etwas rauhe Stelle. Eingebettet in das Schwellgewebe liegen zwei Drüsenpaare: die Skeneschen Drüsen und die Bartholinischen Drüsen. Sie sind vermutlich mitverantwortlich für die Befeuchtung der Schleimhäute und den so genannten Freudenfluss.[12] Dieser Begriff beschreibt die Beobachtung mancher Frauen, dass sie unter bestimmten Bedingungen während des Orgasmus einen plötzlichen Ausstoß von Sexualsekret zeigen, was einer weiblichen Ejakulation gleichkäme. Schulmedizinisch wird dies bisher bestritten.

Die Wurzel der Klitoris, das Vaginavorhofschwellgewebe ist eher elastisch als weich. Es beginnt unterhalb der Knospe und erstreckt sich entlang der äußeren Lippen unter den oberflächlichen queren Damm-Muskelsträngen entlang bis zum Damm.

Tastet frau in Richtung Darm, findet sie das Dammschwellgewebe. Es ist etwa fingerdick und hat eine rauhe Oberfläche.

Zusammenfassung

Das weibliche Wollustorgan ist ebenso komplex und aktiv, wie wir es vom männlichen Sexualorgan mit großer Selbstverständlichkeit denken. Dass das Wissen über die körperlichen Grundlagen weiblicher Sexualität in unserer Kultur weitgehend verdrängt und verschwiegen wird, stellt eine subtile Form der Verstümmelung weiblicher Sexualität dar. Indem wir das bisher Verschwiegene und Verborgene betrachten und erkunden, können wir uns aus der patriarchalischen Kultur des Verschweigens befreien und zu einer bewussten Wahrnehmung unserer weiblichen Sexualität gelangen.

---

[12] vgl. zur Nieden, S., 1994; Sevely, J., 1988

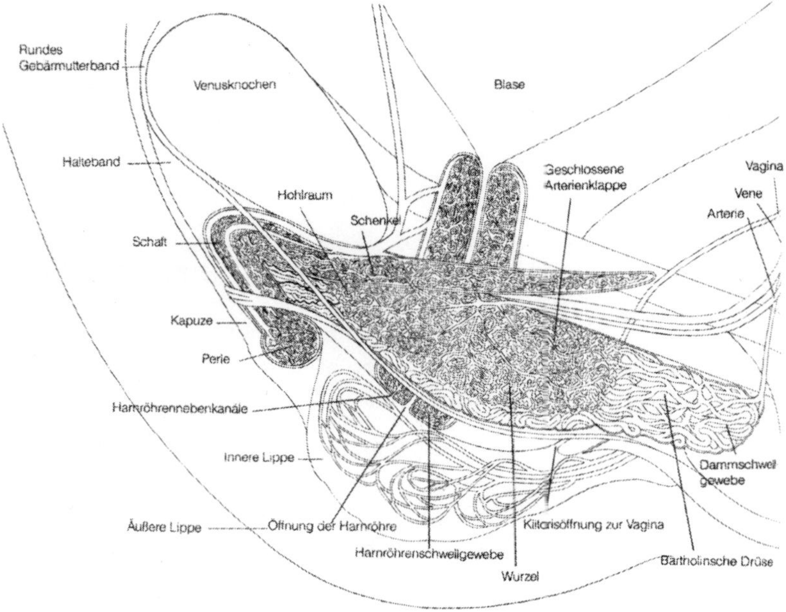

Querschnitt der nichterregten Klitoris

Abb. 3

Literaturnachweis

Darko, Amma, 1996: Spinnweben, Schmetterling-Verlag, Stuttgart.

Fleck, Lili, 1977: Weiblicher Orgasmus, die sexuelle Entwicklung der Frau psychoanalytisch gesehen, Kindler-Verlag, München.

Föderation der Feministischen Frauen Gesundheitszentren (Hrsg.), 1997: Frauenkörper – neu gesehen, Orlanda Frauenverlag, Berlin.

Freud, Sigmund, 1905: Drei Abhandlungen zur Sexualtheorie, Deuticke, Leipzig.

Gsell, Monika, 2001: Die Bedeutung der Baubo. Zur Repräsentation des weiblichen Genitales. Frankfurt am Main, Basel.

Hulverscheidt, Marion 2014: Aufklärung 3.0. Zur Anatomie des weiblichen Lustorgans. In: Dr. med. Mabuse 213, S. 54-55.

Masters, William H.; Johnson, Virgina E., 1967: Die sexuelle Reaktion, Akademische Verlagsgesellschaft, Frankfurt.

Méritt, Laura (Hg.), 2012: Frauenkörper neu gesehen. Ein illustriertes Handbuch. Orlanda-Verlag Berlin.

Moore, Lisa Jean; Clarke Adele E., 1995: Clitoral Conventions and Transgression: Graphic Representations in Anatomy Texts, 1900-1991, In: Feminist Studies 21, Nr. 2, S. 255-301.

zur Nieden, Sabine, 1994: Weibliche Ejakulation: Variationen zu einem uralten Streit der Geschlechter, Beiträge zur Sexualforschung Band 70, Enke-Verlag, Stuttgart.

Sevely, Josephine, 1988: Evas Geheimnisse, Neue Erkenntnisse zur Sexualität der Frau, Knaur Verlag, München.

O'Connell, Helen et al., 1998: Anatomical Relationship between Urethra and Clitoris, In: Journal of Urology, Band 159, S. 1892-1897.

Sanyal, Mithu, 2009: Vulva. Die Enthüllung des unsichtbaren Geschlechts. Wagenbach Verlag Berlin.

The Boston Women's Health Book Collective (Hrsg.), 1971: Our Bodies, Ourselves, Simon and Schuster, New York.

Abbildungen aus: Frauenkörper – neu gesehen, 1997

Abb. 1: Die Perle der Klitoris (Abb. 3.2, S. 35)

Abb. 2: Die Klitorismuskeln (Abb. 3.26, S. 52)

Abb. 3: Die vergrößerte Abbildung der Klitoris im nicht erregten Zustand. Bei sexueller Erregung schwillt die gesamte Klitoris erheblich an und verändert sich damit bedeutend. (Abb. 3.32, S. 56)

Anhang

Materialien zur Thematik der weiblichen Genitalverstümmelung

Im Folgenden finden Sie eine Auswahl verschiedener Materialien zur Thematik der weiblichen Genitalverstümmelung. Zur besseren Einordnung sind diese nach Rubriken geordnet. Diese Liste ist keinesfalls als erschöpfend zu betrachten. Es handelt sich überwiegend um Quellenverweise, die sich zum Einstieg in das Thema eignen.

Weitere Hinweise zum Thema sowie auf Literatur und sonstige Materialien finden Sie auf der TERRE DES FEMMES-Homepage (www.frauenrechte.de).

Bei Anfragen nach Referentinnen für Vorträge und Seminare wenden Sie sich gern an die Bundesgeschäftsstelle von TERRE DES FEMMES.[1]

(Fach-)Publikationen

Asefaw, Fana: *Weibliche Genitalbeschneidung: Hintergründe, gesundheitliche Folgen und nachhaltige Prävention.* Helmer 2008 (ISBN 3897412683)

Dirie, Waris: *Schmerzenskinder*. Berlin 2005. (ISBN 3548368867)

Dirie, Waris: *Schwarze Frau, weißes Land.* München 2010. (ISBN 9783426275351)

Dirie, Waris: *Safa. Die Rettung der kleinen Wüstenblume.* Knaur HC 2014 (ISBN 3426655349)

Graf, Janna: Weibliche Genitalverstümmelung aus Sicht der Medizinethik. Hintergründe - ärztliche Erfahrungen - Praxis in Deutschland.

Groult, Benoîte, 2002: *Ödipus' Schwester*, Droemer Knaur, München.

Hulverscheidt, Marion, 2002: *Weibliche Genitalverstümmlung*. Diskussion und Praxis in der Medizin während des 19. Jahrhunderts im deutschsprachigen Raum, Dissertation, Mabuse, Frankfurt.

[1] TERRE DES FEMMES, Menschenrechte für die Frau e. V., Brunnenstraße 128, 13355 Berlin, Tel.: 030/40504699-0, Fax.: 030/40504699-99, E-Mail: info@frauenrechte.de

Khady: *Blood Stains. A Child of Africa Reclaims Her Human Rights.* Frankfurt am Main. (ISBN: 3981386302)

Kirchenamt der Evangelischen Kirche Deutschlands (EKD) (Hrsg.), 2000: *Genitalverstümmelung von Mädchen und Frauen.* Eine kirchliche Stellungnahme, EKD Texte 65, Hannover.

Korn, Fadumo: *Schwester Löwenherz. Eine mutige Afrikanerin kämpft für Menschenrechte.* München 2009. (ISBN 9783466308507)

Kuring, Diana: *Weibliche Genitalverstümmelung in Eritrea. Regionale Erklärungen, nationale Ansätze und internationale Standards.* Saarbrücken 2008. (ISBN 3836484617)

Levin, Tobe Hrsg.: *Empathy and Rage. Female Genital Mutilation in African Literature.* Banbury, Oxfordshire (ISBN: 0955507944)

Lightfoot-Klein, Hanny, 2003: *Der Beschneidungsskandal*, Orlanda, Berlin.

Lightfoot-Klein, Hanny: *Der Beschneidungsskandal.* Berlin 2003. (ISBN 3936937028)

Mende, Janne: Begründungsmuster weiblicher Genitalverstümmelung. Zur Vermittlung von Kulturrelativismus und Universalismus, 2011

Peller, Annette, 2002: *Chiffrierte Körper – Disziplinierte Körper*. Female Genital Cutting. Rituelle Verwundung als Statussymbol, Weißensee, Berlin.

Prolongeau, Hubert: *Undoing FGM. Pierre Foldes, the Surgeon who Restores the Clitoris.* Frankfurt am Main (ISBN: 3981386310)

Rahman, Anika; Toubia, Nahid, 2000: *Female Genital Mutilation. A Guide to Laws and Policies*, Zed Books, Rainbo, CRLP, London, New York.

Rosenke, Marion, 2000: *Die rechtlichen Probleme im Zusammenhang mit der weiblichen Genitalverstümmelung*, Dissertation, Peter Lang, Frankfurt.

Rust, Rebekka: *Beschneidung im Geheimbund. Weibliche Genitalbeschneidung in Sierra Leone aus kulturwissenschaftlicher Sicht.* Marburg, 2007. (ISBN 3828894534)

Sanyal, Mithu: *Vulva. Die Enthüllung des unsichtbaren Geschlechts*. Wagenbach 2009. (ISBN: 3803136296)

Schnüll, Petra/TERRE DES FEMMES (Hrsg.), 1999: *Weibliche Genitalverstümmelung. Eine fundamentale Menschenrechtsverletzung*, Göttingen.

WHO, 1998: *Female Genital Mutilation*. An Overview, Genf.

Surftips

TERRE DES FEMMES Projekt CHANGE
http://www.change-agent.eu/

Integra- Netzwerk
http://www.netzwerk-integra.de/

GIZ- Deutsche Gesellschaft für Internationale Zusammenarbeit
http://www.giz.de/fachexpertise/html/6190.html

WHO- Weltgesundheitsorganisation
http://www.who.int/reproductivehealth/topics/fgm/en/

Bundesärztekammer
http://www.bundesaerztekammer.de/downloads/Empfehlungen_Genitalverstuemmelungen_20134.pdf

EuroNet-FGM
http://euronetfgm.eu

End FGM
http://www.endfgm.eu

Romane

Abdi, Nura, 2003: *Tränen im Sand*, Lübbe, Bergisch-Gladbach.

Dirie, Waris, 2002: *Wüstenblume*, Heyne, München.

Dirie, Waris, 2002: *Nomadentochter*, Blanvalet, München. Dirie, Waris: *Brief an meine Mutter*. Berlin 2007. (ISBN 3550078767)

Hirsi Ali, Ayaan: *Mein Leben, meine Freiheit.* München 2006. (ISBN 3492250866)

Kassindja, Fauziya: *Niemand sieht dich, wenn du weinst.* Blessing 1998. (ISBN 3896670808)

Kassindja, Fauziya, 2002: *Niemand sieht dich, wenn du weinst*, Goldmann, München.

Khady/Cuny, Marie-Thérèse: *Die Tränen der Töchter. Eine afrikanische Frau bricht ihr Schweigen.* Augsburg 2006. (ISBN 3898973689)

Korn, Fadumo: *Geboren im großen Regen. Mein Leben zwischen Afrika und Deutschland.* Reinbek 2004. (ISBN 3499237989)

Wacker, Jürgen: *Isaaks Schwestern.* Berlin/Bonn 2011 (ISBN 9783939721352)

Walker, Alice: *Sie hüten das Geheimnis des Glücks.* Rowohlt 1995. (ISBN: 3499136600)

Ausstellungen

Fotoausstellung: „Bildung statt Beschneidung“
Eine Ausstellung mit Fotos von Ulla Barreto und Melanie Feuerbach über die Arbeit des TERRE DES FEMMES Projektes CAFGEM6 in Kenia. Für eine Buchung wenden Sie sich bitte an: Ulla Barreto, E-Mail: BarretoTDF@aol.com

Fotoausstellung: „Sprecht über das Unaussprechliche“
Ausstellung mit Fotos von Cordula Kropke und Texten von Kerstin Kilanowski über die Arbeit gegen FGM in Gambia.

Fotoausstellung: „Gefangene des Rituals“
Ausstellung mit Fotos und Texten von Hanny Lightfoot-Klein.

Beide Ausstellungen sind auszuleihen bei:
Cordula Kropke, Rothestr. 66, 22765 Hamburg, Tel.: 040/45 00 306,
Fax: 040/46 00 88 26, E-Mail: ck@cordulakropke.de und www.cordulakropke.de

Wanderausstellung „Sie versprachen mir ein herrliches Fest“
Eine Ausstellung von TERE DES FEMMES, für eine Buchung wenden Sie sich bitte an ausstellungen@frauenrechte.de

Filme

Beliefs and Misbeliefs

Ein Film des IAC[2]. Dauer: 43 Minuten (Englisch). Das IAC hat weitere Filme herausgegeben.

Bintou à Paris

Ein Aufklärungsfilm von Kirsten Johnson und C.A.M.S.[3] aus dem Jahr 1994. Dauer: 17 Minuten (Französisch).

Bolokoli. Mädchenbeschneidung in Mali

Eine Dokumentation von Rita Erben und dem BMZ aus dem Jahr 2000. Dauer: 30 Minuten.

Fadumo

Ein Film von Yvonne Rüchel-Aebersold, Dauer: 10 Minuten, 2004

Handful of Ash

Ein Film von WADI e.V., Dauer: 50 Minuten, Verfügbar in Englisch, 2013

Hiobs Lied

Ein Film von Sigrid Dethloff und Renate Bernhard, Dauer: 55 Minuten, 2007

Leben mit dem Schmerz

Ein Film von Ursula Biermann (NAFGEM), Verfügbar in Deutsch und Suaheli, 2006

Maimouna- la vie devant moi

Ein Film von Fabiola Maldonado, Dauer: 60 Minuten, Verfügbar in Französisch mit deutschen, englischen, französischen und spanischen Untertiteln, 2006

Mit meiner Tochter nicht

Ein Film von Valentin Thurn, Dauer: 41 Minuten, Verfügbar in Deutsch, Französisch, 2007

---

[2] IAC: Inter-African Committee, vgl. hierzu auch den Artikel von Nina Wöhrmann zu internationalen Initiativen gegen FGM in diesem Buch, Anm. d. Red.

[3] C.A.M.S.: Commission pour l'Abolition des Mutilations Sexuelles, vgl. hierzu auch den Artikel von Nina Wöhrmann zu internationalen Initiativen gegen FGM in diesem Buch, Anm. d. Red.

Moolaadé- Bann der Hoffnung
Ein Film von Ousmane Sembène, Dauer: 120 Minuten, Verfügbar in Bambara, teilweise Französisch mit deutschen und französischen Untertiteln, 2004

The Cut
Ein Film von Beryl Magoko, Dauer: 43 Minuten, Verfügbar in Deutsch, Englisch, Französisch, Kiswahili ist geplant (Stand Sommer 2014)

The Secret Pain
Ein Film von Mette Knudsen, Dauer: 75 Minuten, Untertitel verfügbar in: Arabisch, Französisch, Kiswahili, Kreolisch, Dänisch und Englisch, 2006

Warrior Marks
Ein Film von Alice Walker und Prathiba Parmar aus dem Jahr 1993. Dauer: 51 Minuten (Englisch mit deutschen Untertiteln).

Wenn Bäume Puppen tragen
Ein Film von Katholisches Filmwerk GmbH, Dauer: 14 Minuten, 2010

Wüstenblume
Ein Film von Sherry Hormann, Dauer: 122 Minuten, Verfügbar in Deutsch und Englisch, 2009

Weitere Materialien

Boyle, Elizabeth Heger: *Female Genital Cutting. Cultural Conflict in the Global Community.* Baltimore/London 2002. (ISBN 0801870631)

TERRE DES FEMMES e.V. (Hrsg): *Unterrichtsmappe Weibliche Genitalverstümmelung.* Tübingen 2007. (ISBN 3938623141)

Hinweis zur Aktualität dieser Publikation

Weibliche Genitalverstümmelung wird seit mindestens 5000 Jahren praktiziert und seit weniger als 50 Jahren systematisch weltweit bekämpft. Dadurch sind die meisten Fakten in diesem Buch leider nach wie vor aktuell und relevant. Dennoch konnten seit der Erstauflage einige Verbesserungen für Betroffene und effektivere Präventionsmöglichkeiten für Gefährdete bewirkt werden. So unterzeichneten 2012 alle Mitgliedsstaaten der Vereinten Nationen die Resolution zur Abschaffung weiblicher Genitalverstümmelung. In Deutschland wurde mit § 226a ein eigener Straftatbestand „weibliche Genitalverstümmelung" im Strafgesetzbuch verankert und ÄrztInnen können eventuelle Schwierigkeiten bei der Behandlung einer genitalverstümmelten Patientin über den ICD-10-DE abrechnen, was zu einer besseren Versorgungslage beiträgt.

Außerdem beachtet die internationale Gemeinschaft mehr und mehr, dass weibliche Genitalverstümmelung längst nicht nur auf dem afrikanischen Kontinent verbreitet ist, sondern auch in Südostasien und im Nahen Osten akzeptiert und praktiziert wird.

Eine vollständige Überarbeitung aller Beiträge war organisatorisch und finanziell nicht möglich. Daher sind die meisten Beiträge Nachdrucke von 2003.[4] Die Liste der Materialien wurde aktualisiert und auf der Website frauenrechte.de finden Sie immer die neusten Fakten und zeitgemäße Hintergrundinformationen zum Thema weibliche Genitalverstümmelung und unserem Engagement dagegen.

Wer sich engagieren möchte, ist herzlich eingeladen, sich der TERRE DES FEMMES Arbeitsgruppe anzuschließen und sich regelmäßig mit den Expertinnen und Interessierten dort auszutauschen. Wer dafür keine Zeit hat, kann unsere Arbeit durch Spenden unterstützen und so dazu beitragen, dass wir weiterhin Lobby- und Öffentlichkeitsarbeit, Unterstützung für Betrof-

[4] Aktualisiert wurden: Weibliche Genitalverstümmelung in Afrika, „Exzesse vermeiden" – weibliche Genitalverstümmelung in Indonesien, Gesundheitliche Folgen der weiblichen Genitalverstümmelung, Es gibt nichts Besseres als Wissen, Selbstermächtigung durch Bildung – Mädchenrechte stärken gegen Beschneidung in Sierra Leone, TERRE DES FEMMES: aktiv gegen weibliche Genitalverstümmelung, Strafrechtliche Regelungen in europäischen Staaten, Rechtliche Regelungen gegen Genitalverstümmelung in Afrika, (K)ein Asyl für Frauen – Genitalverstümmelung im Spiegel verwaltungsgerichtlicher Rechtsprechung, Medizingeschichte: Weibliche Genitalverstümmelung im Europa des 19. Jahrhunderts, Die Lust im Verborgenen – zum feministischen Verständnis des weiblichen Wollustorgans

fene, Prävention für Gefährdete und Informationen für Fachpersonal anbieten können.

TERRE DES FEMMES Spendenkonten

Deutschland
Ethikbank
Kto-Nr. 311 6000
BLZ 830 944 95
IBAN DE88 8309 4495 0003 1160 00
BIC GENODEF1ETK

Schweiz
Thurgauer Kantonalbank
Kto-Nr. 500.012.479
Postscheckkonto 85-123-0
IBAN CH74 0078 4000 5000 1247 9
BIC KBTGCH22

Österreich
Sparkasse Bregenz
Kto-Nr. 49759
BLZ 20601
IBAN AT24 2060 1000 0004 9759
BIC SPBRAT2BXXX

Glossar

Damm: Bereich zwischen dem Scheideneingang und dem Anus, bestehend aus Haut, Schwellgewebe und Muskeln.

Defibulation: Die Defibulation bezeichnet die notwendige Auftrennung der verschlossenen Vagina (v. a. bei infibulierten Frauen) zur Ermöglichung des Geschlechtsverkehrs und einer physiologisch normalen Geburt.

Ethnie: (aus dem Griechischen *ethnos:* Volk, Nation) ist eine familienübergreifende Gruppe, die sich selbst eine kollektive Identität zuschreibt und/oder von außen als Gruppe definiert wird. Der Begriff ist weiter gefasst als der der Nation.

Exzision: Form von FGM. Dieser Begriff bezeichnet die teilweise oder vollständige Amputation der Klitoris einschließlich der teilweisen oder kompletten Entfernung der inneren Labien (Schamlippen).

FGC: Female Genital Cutting
Entfernung der äußeren weiblichen Geschlechtsorgane (Klitoridektomie, Exzision, Infibulation).
Um einen Mittelweg zwischen der Verharmlosung einer Verstümmelung durch den Begriff Female Circumcision (weibliche Beschneidung) und der emotionalen Verletzung der Betroffenen durch den Begriff Female Genital Mutilation (weibliche Genitalverstümmelung) zu finden, sind in der letzten Zeit eine Reihe weiterer Termini in der Diskussion um FGM aufgetaucht, darunter FGC. Dieser Begriff kann nicht richtig ins Deutsche übersetzt werden, vielleicht am ehesten mit „Weiblicher Genitalschnitt".[1]

---

[1] to circumcise = beschneiden (verharmlosend im politischen Sinne, aber respektvoll gegenüber Betroffenen); to cut = schneiden (Versuch der Prägung eines neutralen Begriffes), to mutilate = verstümmeln (wird von Betroffenen oft als verletzend empfunden).

FGM: Female Genital Mutilation, Weibliche Genitalverstümmelung
Entfernung der äußeren weiblichen Geschlechtsorgane (Klitoridektomie, Exzision, Infibulation). Die Bezeichnung wurde von afrikanischen Aktivistinnen geprägt, die den Begriff der weiblichen Beschneidung als verharmlosend und irreführend ablehnten, da er unangebrachte Assoziationen zur männlichen Vorhautbeschneidung weckt. Er hat sich heute international durchgesetzt. Allerdings muss dieser politisch geprägte Begriff in bestimmten Zusammenhängen vorsichtig verwendet werden, da sich Frauen und Mädchen, die bereits eine FGM erlitten haben, durch diesen Terminus angegriffen und verletzt fühlen können.

Fistel: Abnormer röhrenförmiger Gang, der von einem Hohlorgan oder einem – eventuell krankhaft bedingten – Hohlraum ausgeht und an der Körperoberfläche ausmündet (äußere Fistel) oder nur im Inneren des Körpers verläuft (innere Fistel) und eventuell mehrere innere Organe verbindet (kommunizierende Fistel). Ein Beispiel für eine kommunizierende Fistel ist die Blasen-Scheiden-Fistel oder die Mastdarm-Scheiden-Fistel.

Infibulation: Form von FGM. Bei einer Infibulation wird die Klitoris teilweise oder vollständig entfernt (manchmal wird sie auch verschont) sowie die inneren Labien (Schamlippen) und die inneren Schichten der äußeren Labien (teilweise auch vordere Anteile der äußeren Labien) amputiert. Anschließend werden die beiden blutigen Innenseiten der Vulva so miteinander vernäht oder mit anderen Hilfsmitteln zusammengefügt, dass die verbliebene Haut zu einer Brücke aus Narbengewebe über der Vaginalöffnung und dem Ausgang der Harnröhre zusammenwächst.

Inkontinenz: Unvermögen, Urin oder Stuhl willkürlich zurückzuhalten.

Klitoridektomie: Form von FGM. Bei einer Klitoridektomie wird die Klitoris teilweise oder vollständig entfernt.

Reinfibulation: Eine Reinfibulation bezeichnet das erneute Vernähen des losen Gewebes nach einer Geburt, oft bis auf eine winzige Öffnung. Damit wird der Zustand einer Infibulation wiederhergestellt.

Schwellkörper: Strukturen im Bereich des weiblichen und männlichen Genitale, die von einem dichten Netz von Blutgefäßen durchzogen sind. Bei ansteigender Lust gelangt viel Blut in diese Strukturen. Der Druck steigt. Die Strukturen gewinnen an Volumen. Durch den gestiegenen Druck wird der Abfluss des Blutes verhindert. Erst wenn die Erregung nachlässt, öffnen sich die Drosselungsgefäße wieder.

Trauma: Verletzung, Wunde, Gewalteinwirkung in körperlicher oder psychischer Hinsicht.

Urogenitaltrakt: bezeichnet die Gesamtheit der Geschlechtsorgane (z. B. Vagina, Vulva, Gebärmutter, Eierstöcke) und der Harnorgane (z. B. Nieren, Harnröhre, Harnleiter, Blase).

Vagina: Die Vagina (Scheide) verbindet das äußere weibliche Genitale mit der Gebärmutter. Sie ist der Ort des Geschlechtsverkehrs und gleichzeitig Endabschnitt des Gebärmutterkanals.

Vaginismus: Ende des 19. Jahrhunderts in die Diskussion eingebrachter Begriff, der den Zustand eines Paares beschrieb, das ungewollt kinderlos blieb, weil die Frau nicht zum Geschlechtsverkehr fähig war. Bezeichnet heute einen Scheidenkrampf, der ein unüberwindbares Hindernis für den Geschlechtsverkehr darstellt.

Vulva: Medizinische Bezeichnung der Gesamtheit der äußeren weiblichen Geschlechtsorgane wie große und kleine Schamlippen (Labien), Vestibulardrüsen (Bartholinsche Drüsen), Klitoris und Venushügel (Mons pubis).

Zyste: durch eine Gewebskapsel abgeschlossener, ein- oder mehrkammriger Gewebshohlraum mit dünn- oder dickflüssigem Inhalt.

Abkürzungsverzeichnis

Staaten, Organisationen

AGISRA	Arbeitsgemeinschaft gegen internationale sexuelle und rassistische Ausbeutung
AIDOS	Assoziazione Italiana Donne per lo Sviluppo
APGWA	Association For Promoting Girl's And Women's Advancement in The Gambia
BAFL	Bundesamt für die Anerkennung ausländischer Flüchtlinge
BMZ	Bundesministerium für wirtschaftliche Zusammenarbeit und Entwicklung
BRD	Bundesrepublik Deutschland
BWHAFS	Black Women's Health & Family Support
CAFGEM	Community Against Female Genital Mutilation
C.A.M.S.	Commission pour l'Abolition des Mutilations Sexuelles
CBO	Community-based organization
CDC	Centers of Disease Control
CEDAW	Convention on the Elimination of All Forms of Discrimination Against Women
DAFI	Deutsch-Afrikanische Fraueninitiative
DED	Deutscher Entwicklungsdienst
DDR	Deutsche Demokratische Republik
DR Kongo	Demokratische Republik Kongo (Ex-Zaire)
EU	Europäische Union
FIDE	Arbeitsgemeinschaft Frauengesundheit in der Entwicklungszusammenarbeit der Deutschen Gesellschaft für Gynäkologie und Geburtshilfe
FORWARD	Foundation for Women's Health, Research and Development
G.A.M.S.	Groupe Femmes pour l'Abolition des Mutilations Sexuelles et autres Pratiques Traditionelles affectant la Santé des Femmes et des Enfants
G.R.A.F.	Gesellschaft für die Rechte afrikanischer Frauen

GTZ	Deutsche Gesellschaft für Technische Zusammenarbeit
IAC	Inter-African Committee on Traditional Practices Affecting the Health of Women and Children
IEC	Information, Education, Communication
(I)NTACT	Internationale Aktionen gegen die Beschneidung von Mädchen und Frauen
IPU	Inter-Parliamentary Union
MYWO	Maendeleo Ya Wanawake Organization
NAFGEM	Network Against Female Genital Mutilation
NGO	Non-governmental organization
NOHARMM	National Organization to Halt the Abuse and Routine Mutilation of Males
PATH	Program for Appropriate Technology in Health
Rainbo	Research, Action & Information Network for Bodily Integrity of Women
TDF	TERRE DES FEMMES – Menschenrechte für die Frau
UK	United Kingdom, Vereinigtes Königreich Großbritannien und Nordirland
UN, UNO	United Nations, Vereinte Nationen
UNICEF	United Nations Children's Fund, Kinderhilfswerk der Vereinten Nationen
UNDP	United Nations Development Program, Entwicklungsprogramm der Vereinten Nationen
USA	United States of America, Vereinigte Staaten von Amerika
WHO	World Health Organization, Weltgesundheitsorganisation
WIN	Women's International Network

Begriffe

Abb.	Abbildung
AG	Arbeitsgemeinschaft
Anm. d. Ü.	Anmerkung der Übersetzerin
Anm. d. Red.	Anmerkung der Redaktion
ARD	Erstes Deutsches Fernsehen
B.P.	Boîte postale, Postfach

CDU	Christlich Demokratische Union
CSU	Christlich Soziale Union
e. V.	eingetragener Verein
f., ff.	folgende, fortfolgende
FDP	Freie Demokratische Partei
FGM	Female Genital Mutilation, weibliche Genitalverstümmelung
FGC	Female Genital Cutting, weiblicher Genitalschnitt
Franc CFA	Franc Communauté Financière Africaine (Zahlungsmittel in Teilen Afrikas)
frz.	französisch
gGmbH	gemeinnützige Gesellschaft mit beschränkter Haftung
griech.	griechisch
HIV/AIDS	Human Immunodeficiency Virus / Acquired Immunodeficiency Syndrome
Hrsg.	HerausgeberInnen
i. V. m.	in Verbindung mit
kath.	katholisch
MGM	Male Genital Mutilation, männliche Genitalverstümmelung
m. w. H.	mit weiteren Hinweisen
PF	Postfach
P.O. Box	Post-Office Box, Postfach
SPD	Sozialdemokratische Partei Deutschlands
ZDF	Zweites Deutsches Fernsehen

Zu den Autorinnen und Autoren

Asili Barre-Dirie, geboren 1952 in Wajid/Somalia, studierte in Brünn/Tschechien und Hannover. Sie ist promovierte Tierärztin. In Mogadischu/Somalia arbeitete sie als technische Assistentin im Institut für Impfstoffherstellung. In Deutschland war sie u. a. wissenschaftliche Angestellte in verschiedenen Instituten für Tierzucht und Tierverhalten der Bundesforschungsanstalt für Landwirtschaft. Asili Barre-Dirie ist Mitbegründerin des Vereins Deutsch-Ogadenische Freundschaft e. V. und von FORWARD Germany e. V., dessen Zweite Vorsitzende sie ist. Zur Zeit koordiniert sie ein Projekt der EU gegen FGM in Nord-Europa. Sie hält nicht nur Vorträge und Seminare zu diesem Thema, sondern auch zur Situation afrikanischer Frauen. Über dieses Engagement hinaus ist sie Mitglied bei *Soroptimist international – Club Peine*. Asili Barre-Dirie ist verheiratet und hat drei Kinder.

Christina Bauer, geboren 1959, ist Fachärztin für psychotherapeutische Medizin und Psychosomatik, niedergelassen in eigener Praxis, und verfügt über eine Traumatherapie-Ausbildung. Sie besitzt Erfahrung mit bikultureller Thematik und ist aktives Mitglied im bundesweiten Arbeitskreis Frauengesundheit (AKF).

Inge Baumgarten, geboren 1963, promovierte im Fach Ethnologie an der Universität Heidelberg, mit den Schwerpunkten Medizinische und Soziale Anthropologie sowie Gender Studies. Nach Forschungsaufenthalten in Indien und Nepal begann sie 1997 ihre Mitarbeit bei der Deutschen Gesellschaft für Technische Zusammenarbeit (GTZ). Seit Anfang 2000 leitet sie das Projekt „Förderung von Initiativen zur Überwindung der weiblichen Genitalverstümmelung (FGM)“. Dieses Projekt wird von der GTZ im Auftrag des Bundesministeriums für wirtschaftliche Zusammenarbeit und Entwicklung (BMZ) durchgeführt und unterstützt Initiativen in Ländern West- und Ostafrikas bei ihrem Engagement zur Beendigung von FGM.

Regine Bouèdibéla-Barro, geboren 1946, arbeitet in Berlin als Verwaltungsangestellte und ist dort zur Zeit Frauenvertreterin. Sie ist seit 1993 ehrenamtlich für TERRE DES FEMMES aktiv und war im Verein von 1995 bis 1996 im Vorstand tätig. Seit vielen Jahren pflegt sie ehrenamtlich über regelmäßige Aufenthalte in Burkina Faso den Kontakt zum dortigen TERRE DES FEMMES-Projekt gegen genitale Verstümmelung.

Christa Choumaini, geboren 1959, ist Heimerzieherin mit Schwerpunkt interkultureller und integrativer Pädagogik sowie Mediatorin. Seit 14 Jahren ist sie aktives Mitglied im IAF-Verband binationaler Familien und Partnerschaften und seit über sechs Jahren eine der ehrenamtlichen Betreuerinnen des TERRE DES FEMMES-Projektes gegen FGM in Tansania. Regelmäßig besucht sie das Projekt und bietet vor Ort Beratung und Unterstützung an.

Emanuela Finke, geboren 1968, ist seit 2000 Mitarbeiterin des GTZ Sektorprojektes „Förderung von Initiativen zur Überwindung der weiblichen Genitalverstümmelung (FGM)“. Sie studierte Sozialwissenschaften an der Universität Göttingen und arbeitete zwei Jahre für den Deutschen Entwicklungsdienst (DED) in Guinea.

Tim Hammond, geboren 1956, ist Menschenrechtsaktivist. Er war u. a. in der Friedensbewegung aktiv, engagierte sich im Kampf gegen AIDS, setzte sich für Schwulen-, Lesben-, Kinder- und Frauenrechte ein und beschäftigte sich mit Männergesundheit. 1990 war er Mitbegründer der *National Organization of Restoring Men*, einem internationalem Netzwerk von Gruppen, die beschnittenen Männern, die eine Vorhautwiederherstellung anstreben, Beratung anbieten. 1992 gründete er die *National Organization to Halt the Abuse and Routine Mutilation of Males*, eine Organisation, die sich für die Beendigung männlicher Beschneidungsbräuche durch Aufklärung von Männern einsetzt. Tim Hammond hat die 1995 entstandene Videodokumentation *Whose Body, Whose Rights?* produziert, die die Auswirkungen einer sexuellen Verstümmelung in der Kindheit auf Männer untersucht. Seine bahnbrechende Untersuchung über die Auswirkungen einer männlichen Beschneidung im Kindesalter „A Preliminary Poll of Men Circumcised in Infancy or Childhood“ wurde 1999 im British Journal of Urology veröffentlicht.

Marion Hulverscheidt, geb. 1970, Ärztin und Medizinhistorikerin, lebt in Kassel. Zahlreiche Veröffentlichungen zur Geschichte der weiblichen Genitalverstümmelung und zum Diskussionsfeld der Genitalmodifikation. 18 Jahre aktive Mitfrau bei Terre des Femmes in der Arbeitsgemeinschaft gegen Genitalverstümmelung, Mitglied bei FORWARD.

Regina Kalthegener, geboren 1960, Rechtsanwältin in Berlin. Sie gehörte u. a. von 1995 bis 1998 dem Bundesvorstand von TERRE DES FEMMES an. Sie vertrat bis 2012 als Lobbyistin die Ziele des Vereins gegenüber der Bundesregierung und dem Bundestag. Von 1996 bis 2000 war sie gewähltes Mitglied des Koordinierungskreises des FORUM MENSCHENRECHTE und zwei Jahre dessen Sprecherin. Sie ist Mitglied der djb-Strafrechtskommission, arbeitete in EU-Projekten mit und veröffentlichte zahlreiche Artikel zu Frauen- und Menschenrechten, Genitalverstümmelung, geschlechtsspezifischer Verfolgung und Asyl, Zwangsheirat sowie zu Frauenhandel und Kinderprostitution.

Natalie Klingels-Haji Haji, geboren 1969, ist Erzieherin, Sozialpädagogin und Mediatorin. Sie absolvierte mehrmonatige Praktika in SOS-Kinderdörfern in Kenia und Tansania und recherchierte im Rahmen ihrer Diplomarbeit in Gambia zum Thema FGM. Unter anderem arbeitete sie am Aufbau und der Entwicklung des TERRE DES FEMMES-Projektes NAFGEM in Tansania mit. Seit über sechs Jahren hält sie ehrenamtlich den Kontakt und bietet während regelmäßiger jährlicher Arbeitsaufenthalte vor Ort Beratung und Unterstützung an.

Tobe Levin Freifrau von Gleichen, geboren 1948, erwarb 1979 ihren Doktor an der Cornell University in vergleichender Literatur. Seitdem arbeitet sie als Professorin an der *University of Maryland in Europe* und als Lehrbeauftragte an der Johann-Wolfgang-Goethe-Universität in Frankfurt. Sie engagiert sich bereits seit 1977 gegen FGM. Tobe Levin ist aktives Mitglied von TERRE DES FEMMES. 1998 gründete sie zusammen mit anderen die Organisation FORWARD Germany, dessen Erste Vorsitzende sie ist. Darüber hinaus ist sie Schriftführerin des Europäischen Netzwerkes zur Prävention von FGM. Tobe Levin ist Autorin zahlreicher Artikel zur genitalen Verstümmelung und Herausgeberin der Zeitschrift *Feminist Europa. Review of Books.*

Veronika Kirschner, geboren 1983 ist Politikwissenschaftlerin und unterstützt die Organisation AIM als ehrenamtliche Projektkoordinatorin von TERRE DES FEMMES. Sie kennt Rugiatu Turay und AIM seit einem längeren Aufenthalt in Sierra Leone im Jahr 2007 und besucht die Organisation seitdem regelmäßig. Beruflich ist sie derzeit im Bereich der entwicklungspolitischen Bildungsarbeit tätig.

Katharina Kunze, geboren 1982, war von 2013 bis April 2015 Referentin zu weiblicher Genitalverstümmelung bei TERRE DES FEMMES. Sie hat Ethnologie, Philosophie und Gender Studies studiert, ist viel gereist und hat sich feministisch engagiert. Ihre Abschlussarbeit hat Katharina Kunze über die Ressourcen, die den Erfolg von Frauenrechtsorganisationen bedingen und ihren effektiven Einsatz geschrieben. Bei TERRE DES FEMMES hat sie sich verstärkt der weiblichen Genitalverstümmelung in Asien (vor allem Indonesien) gewidmet.

Gabriela Lünsmann, geboren 1967, ist als Rechtsanwältin seit 1995 im Migrationsrecht tätig. Sie ist Mitbegründerin der „Kanzlei Menschen und Rechte" www.menschenundrechte.de in Hamburg. Die überregional tätige Kanzlei berät und vertritt Menschen bei allen rechtlichen Problemen im Zusammenhang Krankheit und Behinderung sowie bei Diskriminierung wegen des Geschlechts, des Alters, der Behinderung oder der sexuellen Orientierung.

Sabine Müller, geboren 1961, ist promovierte Fachärztin für Frauenheilkunde. Sie studierte in Hamburg und Berlin. Außerdem besitzt sie Zusatzausbildungen in Sexualmedizin und Psychosomatik. Seit 1995 ist sie im Berliner Familienplanungszentrum „Balance" angestellt und widmet sich dort u. a. den Problemen genitalverstümmelter Patientinnen. Sabine Müller ist Mitbegründerin von DAFI e. V. Sie veröffentlichte zahlreiche Artikel in den Bereichen Genitalverstümmelung und Psychosomatik sowie zum Thema Partnerschaftsprobleme. Im Jahr 2002 übersetzte sie das Buch *Der Beschneidungsskandal* von Hanny Lightfoot-Klein.

Dr. Idah Nabateregga, geboren am 22.02.1980 in Jinja/Uganda, hat 2004 einen „Bachelor of Arts" mit den Schwerpunkten Religion, Geschichte und Philosophie an der Makerere Universität, Kampala/Uganda absolviert. Im

Dezember 2008 schloss sie ihr Masterstudium in Friedens- und Konfliktforschung an der Otto von Guericke Universität Magdeburg ab und promovierte im Oktober 2010 an derselben Universität, mit dem Projekt „Vergleichsstudie zur Praxis weiblicher Genitalverstümmelung und Abschaffungsmethoden in Kenia, Ghana und Ägypten". Seit April 2015 ist sie die Referentin für weibliche Genitalverstümmelung bei TERRE DES FEMMES, Menschenrechte für die Frau e.V. Sie engagiert sich für Kinder- und Frauenrechte und ist seit Jahren in diesem Bereich tätig.

Solange Nzimegne-Gölz, geboren 1968 in Bangoua/Kamerun, studierte Medizin in Leipzig und Berlin. 1997 promovierte sie zum Thema Lebensqualität von HIV-Infizierten. Sie erwarb zudem ein Diplom in Öffentlicher Gesundheit und Tropenmedizin. Solange Nzimegne-Gölz beriet zwei Jahre lang MigrantInnen im Interkulturellen Frauenzentrum in Berlin und arbeitet seit 2001 als Ärztin in einem Praxiszentrum. Sie engagierte sich darüber hinaus bei DAFI e. V. und gründete 2001 die Organisation G.R.A.F. Seit 1998 gestaltet sie Sendungen zu Migration und Frauen im Offenen Kanal Berlin.

Comfort I. Ottah ist Krankenschwester, Hebamme und mobile Gesundheitsberaterin (Health Visitor). Die studierte Theologin arbeitet für FORWARD Großbritannien.

Ahmed R. Ragab, geboren 1950, hat ein Medizinstudium mit Schwerpunkt Geburtshilfe und Gynäkologie abgeschlossen. Er erwarb einen Europäischen Master in Bioethik sowie einen Masterabschluss in Angewandter Bevölkerungsforschung und einen Doktortitel in Reproduktiver Gesundheit an der Exeter University in Großbritannien. Darüber hinaus studierte er an der Medizinischen Hochschule in Oslo und legte dort einen Abschluss zu sozialen Aspekten der Frauengesundheit ab. Zur Zeit hat Ragab eine Assistenzprofessur zu Reproduktiver Gesundheit an der Al-Azhar Universität in Kairo/Ägypten inne. In der Vergangenheit arbeitete er bereits als Berater im Bereich Reproduktive Gesundheit und Entwicklungsländer, vor allem Afrika, für nationale und internationale Organisationen, wie die WHO und UNICEF. Erst vor kurzem beendete er für UNICEF eine Studie über Genitalverstümmelung in Somalia. Außerdem forschte er zum Thema in Oberägypten, hier in Zusammenarbeit mit der ägyptischen Gesellschaft für Familienplanung und

UNICEF. Im Moment arbeitet er an einem Buch über die genitale Verstümmelung für die WHO, das demnächst in Arabisch erscheinen wird.

Berhane Ras-Work, geboren 1939 in Äthiopien, studierte mit Schwerpunkt Entwicklungspolitik und Internationale Beziehungen. Noch im Heimatland arbeitete sie als Koordinatorin einer äthiopischen Frauenorganisation und als Leiterin eines Rehabilitationszentrums. Später wurde sie Sprecherin einer speziellen Arbeitsgruppe der Vereinten Nationen zu traditionellen Praktiken, die der Gesundheit von Frauen und Kindern schaden. Sie war darüber hinaus Generalsekretärin der *International Movement for Fraternal Union Among Races and Peoples*. Seit 1984 ist sie Präsidentin des Inter-African Committee.

Gritt Richter, geboren 1972, leitete von 1998 bis 2004 als Referentin im Bundesbüro von TERRE DES FEMMES in Tübingen den Fachbereich der weiblichen Genitalverstümmelung. In dieser Zeit veröffentlichte sie im Namen von TDF u. a. die vorhergehende Auflage des vorliegenden Buches und war selbst Mitautorin. Nach ihrer Tätigkeit für TDF absolvierte Gritt Richter einen European Master in International Humanitarian Assistance. Anschließend war sie von 2006 bis 2009 als FGM-Fachberaterin für den DED in Bamako/ Mali, wo sie u. a. malische NROs und das FGM-Programm der malischen Regierung sowie die Aktivitäten deutscher EZ-Organisationen unterstützte. In Deutschland zurück, engagierte sie sich von 2009 bis 2010 als Mitarbeiterin im GIZ-Projekt „Überwindung der weiblichen Genitalverstümmelung“ weiterhin gegen die Praktik. Seit 2011 arbeitet Gritt Richter für das Büro von Plan International Frankreich in Paris im Bereich Förderung und Schutz von Kinderrechten.

Abdou Karim Sané, geboren 1955 in Tambacounda/Senegal, lebt seit 1986 in Hannover. Er ist Vorsitzender des 1992 gegründeten Freundeskreises Tambacounda, Verein zur Vermittlung afrikanischen Kulturgutes und zur Förderung von Entwicklungsprojekten in Afrika e. V. Hier initiiert und organisiert er Veranstaltungen und Projekte in Hannover und im Senegal, u. a. zu den Themen nachhaltige Entwicklung, antirassistische Arbeit und FGM. Abdou Karim Sané war über mehrere Jahre hinweg Mitglied und Vorsitzender des Ausländerbeirats in Hannover. Darüber hinaus vertrat er die Stadt bei der UNO-Weltkonferenz gegen Rassismus, Rassendiskriminierung und Fremdenfeindlichkeit in Durban/Südafrika im Jahr 2001. Seitdem ist er Mitglied im Bundeskoordinationskreis der Arbeitsgruppe Durban Follow-Up im Forum gegen Rasissmus und Menschenrechte. In diesem Zusammenhang wurde in Hannover das Projekt „Tisch der Kulturen" entwickelt, das seit drei Jahren an unterschiedlichen Orten stattfindet und ein Zeichen setzen will für ein friedliches und gleichberechtigtes Zusammenleben.

Rakieta Sawadogo-Poyga, geboren 1960 in Ouahigouya/Burkina Faso, erhielt ein Stipendium für die ehemalige DDR, wo sie in Ost-Berlin Wirtschaft studierte und nach 1989 ein Zusatzstudium in diesem Fach abschloss. Noch während ihrer Studienzeit engagierte sie sich beim Aufbau von zwei Vereinen zur Förderung der deutsch-burkinischen Partnerschaft. Nach ihrem Studium kehrte sie in die Hauptstadt ihres Heimatlandes, nach Ouagadougou, zurück und begann als Administratorin in einem Projekt der GTZ zur integrierten Waldbewirtschaftung zu arbeiten. Hier ist sie auch heute noch tätig. Neben ihrer beruflichen Tätigkeit gilt ihr ganzes Engagement der Arbeit gegen die genitale Verstümmelung. 1998 gründete sie deshalb Bangr Nooma, einen gemeinnützigen Verein, dessen Präsidentin sie bis heute ist und der sich zum Ziel gesetzt hat, die weibliche Genitalverstümmelung zu beenden. Frau Poyga ist verheiratet und hat zwei Kinder.

Petra Schnüll, geboren 1965, Referentin in der Klinik für Allgemein-, Viszeral- und Kinderchirurgie der Universitätsmedizin Göttingen, tätig in Forschungsadministration und Wissenschaftsmanagement. Studium der Ethnologie, Soziologie, Publizistik und Kommunikationswissenschaft an der Georg-August-Universität Göttingen. Seit 1996 aktives Mitglied bei TERRE DES FEMMES e. V., 1997 – 1999 Mitglied des Vorstands, 2004 – 2005 Vorstandsvorsitzende, Spezialistin zum Thema weibliche Genitalverstümmelung. Veröffentlichungen unter anderem zu weiblicher und männlicher Genitalverstümmelung. 1999 zusammen mit TERRE DES FEMMES Mitherausgeberin und -autorin der Textsammlung *Weibliche Genitalverstümmelung. Eine fundamentale Menschenrechtsverletzung*.

Binta J. Sidibe, geboren 1955, hat einen Baccalaureat (Bachelor) in Geschichte und Soziologie. Sie arbeitet als Leiterin von APGWA in Gambia, widmet sich der Ausbildung von Frauen und Mädchen und wird häufig zu internationalen

Konferenzen und Kursen zu den Themen Genitalverstümmelung und Frauen und Entwicklung eingeladen. 1998 wurde ihr Engagement mit dem Menschenrechtspreis von Amnesty International gewürdigt.

Basilla Urasa, geboren 1942, hat ein Diplom der britischen Oxford University in öffentlicher und sozialer Verwaltung und ein Lehrzertifikat der Universität von Dar-es-Salaam/Tansania. Sie arbeitete im tansanischen Ministerium für die Entwicklung des Gemeinwesens und war dort zuständig für ländliche Entwicklung, insbesondere jedoch für die Belange von Frauen und Kindern. Seit 1999 ist sie Koordinatorin des Netzwerks gegen Genitalverstümmelung NAFGEM in Moshi, Tansania.

Virginia Wangare-Greiner wurde 1959 in Kenia geboren und hat eine Ausbildung als Sozialarbeiterin absolviert. Seit sie vor 16 Jahren nach Deutschland kam, engagiert sie sich für die Integration von AfrikanerInnen in unserer Gesellschaft. 1996 gründete sie Maisha e. V., einen Verein afrikanischer Frauen mit derzeit etwa 300 Mitgliedern bundesweit, der sich für die Interessen der in der BRD lebenden Afrikanerinnen stark macht. Virginia Wangare-Greiner leitet seit dem Jahr 2001 eine Gesundheitsberatung für afrikanische Frauen, Männer und Familien in Frankfurt, die sich auch im Bereich FGM einsetzt. Ihr außergewöhnliches Engagement für Völkerverständigung wurde 2002 mit dem Integrationspreis der Stadt Frankfurt gewürdigt.

Linda Weil-Curiel ist Rechtsanwältin in Paris. Neben ihrer beruflichen Tätigkeit engagiert sie sich seit langem für die Anerkennung der Rechte von Frauen und Kindern. Linda Weil-Curiel setzt sich – heute im Namen der Organisation C.A.M.S – in Frankreich und im Ausland gegen die genitale Verstümmelung ein. Als Rechtsanwältin tritt sie vor französischen Gerichten für die Opfer von Verstümmelungen ein. Für ihren Einsatz wurde der Organisation 1995 der Menschenrechtspreis der Französischen Republik verliehen. Linda Weil-Curiel engagiert sich darüber hinaus in der *Ligue du Droit International des Femmes*, gegründet mit Simone de Beauvoir, im Kampf gegen das Tragen des Schleiers und islamischer Kleidung in der Schule wie auch im Berufsleben. Sie beteiligte sich weiterhin in der Vergangenheit am Kampf der Bewegung *Mères d'Alger*, die sich gegen die organisierte Entführung von Kindern vor allem durch algerische Väter wandte. Dieses Engagement führte schließlich zur Unterzeichnung einer Konvention zwischen Frankreich und Algerien, die diese Praktik stark eindämmte. Linda Weil-Curiel machte sich auch stark gegen die Diskriminierung von Frauen im Sport – vor allem im Zusammenhang mit den Olympischen Spielen.

Nina Wöhrmann, geboren 1978, studiert an der Universität Münster Ethnologie, Soziologie und Regionalwissenschaft Lateinamerikas. Sie ist Mitglied bei TERRE DES FEMMES und absolvierte 2003 ein dreimonatiges Praktikum im Referat Genitalverstümmelung. Beim Inter-African-Committee Dodoma in Tansania sammelte sie 2001 Erfahrungen im Aktionsbereich gegen FGM. Weitere Auslandserfahrungen machte sie bei Aufenthalten in Namibia und Ruanda, wo sie die Arbeit verschiedener Organisationen begleitete. Nina Wöhrmann engagierte sich u. a. auch ehrenamtlich bei einer Beratungsstelle für MigrantInnen in Münster.

Über TERRE DES FEMMES – Menschenrechte für die Frau e. V.

TERRE DES FEMMES (TDF) ist eine gemeinnützige Menschenrechtsorganisation für Frauen. Laut der "Allgemeinen Erklärung der Menschenrechte" von 1948 haben Frauen und Mädchen das Recht, selbstbestimmt, frei und in Würde zu leben.

TDF setzt sich für diese Menschenrechte ein und unterstützt Frauen und Mädchen durch internationale Vernetzung, Öffentlichkeitsarbeit, gezielte Aktionen, persönliche Beratung und Förderung von einzelnen Projekten im Ausland.

Mit Lobbyarbeit auf politischer Ebene, Information der breiten Öffentlichkeit und Angeboten für spezielle Zielgruppen arbeitet TERRE DES FEMMES an einem Bewusstseinswandel, denn patriarchale Strukturen benachteiligen und diskriminieren Frauen überall auf der Welt.

Der Verein wurde 1981 in Hamburg gegründet. Seit 1990 gibt es eine Geschäftsstelle mit hauptamtlichen Mitarbeiterinnen. Im Jahr 2011 ist die gesamte Bundesgeschäftsstelle von Tübingen nach Berlin umgezogen, um effektivere Lobbyarbeit bei Ministerien und PolitikerInnen zu leisten.

Zur Zeit hat TERRE DES FEMMES rund 2700 Mitglieder. Viele Frauen engagieren sich ehrenamtlich einzeln oder in Städtegruppen und Arbeitsgruppen. In Zusammenarbeit mit der Bundesgeschäftsstelle organisieren die Aktiven Infoveranstaltungen und -stände, Medien- und Lobbyarbeit, Vorträge und Unterschriftenkampagnen und machen auf Menschenrechtsverletzungen an Frauen aufmerksam.

Werden Sie Mitglied bei TERRE DES FEMMES e. V. oder spenden Sie für Frauenrechte weltweit.

TERRE DES FEMMES Spendenkonten

Deutschland
Ethikbank
Kto-Nr. 311 6000
BLZ 830 944 95
IBAN DE88 8309 4495 0003 1160 00
BIC GENODEF1ETK

Schweiz
Thurgauer Kantonalbank
Kto-Nr. 500.012.479
Postscheckkonto 85-123-0
IBAN CH74 0078 4000 5000 1247 9
BIC KBTGCH22

Österreich
Sparkasse Bregenz
Kto-Nr. 49759
BLZ 20601
IBAN AT24 2060 1000 0004 9759
BIC SPBRAT2BXXX

Sofortauskünfte unter: Tel.: 030/40504699-0
E-Mail: info@frauenrechte.de
www.frauenrechte.de